U0238668

西藏自治区第六次国家卫生服务调查报告

扎西达娃　主编

山东大学出版社

SHANDONG UNIVERSITY PRESS

·济南·

图书在版编目(CIP)数据

西藏自治区第六次国家卫生服务调查报告 / 扎西达
娃主编. — 济南：山东大学出版社,2021.9
　ISBN 978-7-5607-6838-0

　Ⅰ.①西⋯　Ⅱ.①扎⋯　Ⅲ.①卫生服务－调查报告－
西藏　Ⅳ.①R197.1

　中国版本图书馆 CIP 数据核字(2021)第 177231 号

策划编辑　徐　翔
责任编辑　毕文霞　蔡梦阳
封面设计　张　荔
_____

出版发行　山东大学出版社
社　　址　山东省济南市山大南路 20 号
邮政编码　250100
发行热线　(0531)88363008
经　　销　新华书店
印　　刷　山东蓝海文化科技有限公司
规　　格　787 毫米×1092 毫米　1/16
　　　　　25.25 印张　564 千字
版　　次　2021 年 9 月第 1 版
印　　次　2021 年 9 月第 1 次印刷
定　　价　98.00 元
_____

《西藏自治区第六次国家卫生服务调查报告》
编 委 会

总顾问　格桑玉珍　西藏自治区卫生健康委员会党组副书记、主任

顾　问　许培海　时任西藏自治区卫生计生委副主任（援藏干部）

　　　　闫　冰　时任西藏自治区卫生计生委副主任（援藏干部）

　　　　欧珠罗布　西藏大学附属阜康医院副院长/教授

　　　　吴翔天　时任西藏自治区卫生计生委规划信息处兼财务审计处处长（援藏干部）

　　　　肖　红　时任西藏自治区卫生计生委规划信息处副处长兼卫生信息中心主任

　　　　丹增朗杰　西藏自治区卫生信息中心副主任

主　编　扎西达娃

副主编　拉巴桑珠

编　委　（以姓氏笔画为序）

丁亚丽	扎西达娃	扎西措姆	扎西德吉
邓仁丹	央宗	四郎曲扎	达珍
达娃卓玛	曲拉	任建委	次松
次仁央宗	次旦卓嘎	李启雯	李嘉琪
拉巴桑珠	卓玛次仁	周毛措	索曲
熊海			

序

本报告由西藏大学医学院扎西达娃教授总负责,20 余名教师和研究生组成编写组共同执笔完成。该报告基于西藏自治区第六次国家卫生服务调查数据形成。调查从 2018 年开始,2019 年完成数据库锁定,2020 年形成报告初稿,2021 年定稿。我与扎西达娃教授 2013 年通过邮件讨论工作认识,工作正是当时开展的西藏自治区第五次国家卫生服务调查,我们计划一同到那曲市实地调研,后来由于有其他安排,我未能成行,但我们仍然保持了网络联系。直至 2014 年世界卫生政策会议在开普敦召开,我们才第一次见面。此次为扎西达娃教授牵头的"大部头"报告写序源自相识的缘分。

卫生服务调查可为制定正确的卫生政策和发展规划提供科学依据。该项目就西藏自治区的卫生服务现状展开深入调查,涵盖 7 个地级市、24 个县、60 个乡镇、13102 位居民、1910 名医务人员,涉及全区所有地市、37.5% 的县、8.6% 的乡镇和 11.6% 的全区卫生技术人员。调查范围之广,在西藏和平解放 70 年来再创新高。

依托调查,该报告从医疗卫生服务的需求侧、供给侧展开。需求侧的分析主要涉及报告的第一篇。第一篇包括了十一个章节,分别从全区居民的健康状况、医疗卫生服务需求和满意度等方面展开,突出了重点人群分析,包括妇女儿童、老年人、低收入人群的医疗卫生需求与利用。供给侧包括报告的第二篇和第三篇。第二篇是对供给侧机构层面的分析,第三篇是对供给侧人员层面的分析,都重点围绕卫生人员展开,也涉及其他卫生资源配置。机构层面分析侧重"量",人员层面分析侧重"感知"。本报告不仅细致地梳理了全区卫生服务的发展现状,还围绕这些发现,基于西藏自治区的区情和医疗卫生事业的发展,提出了卫生服务体系和卫生政策的完善建议。

整个报告系统、具体和深入地分析了西藏自治区卫生服务的特点和规律,是西藏自治区卫生服务调查的又一"里程碑"。本报告在详尽记录了全区卫生健康事业发展的同时,也为西藏自治区医药卫生体制改革的深入和政策完善提供了科学依据,相信这些成果在未来西藏自治区相关政策的总结和完善上,将持续产生重要价值,是"健康西藏"建设的重要献礼。

是为序。

四川大学华西公共卫生学院

2021 年 9 月于华西坝

前　言

如果对一项研究能够有持续的关注和倾注，那么不仅能够有很多新的发现，而且对于提高研究者的能力大有裨益。基于此，我们研究团队在2013年参与"西藏自治区第五次国家卫生服务调查扩点项目"（相关研究成果已正式出版，并在2021年获得了西藏自治区科学技术奖一等奖）之后，又于2018年完成了西藏自治区第六次国家卫生服务调查，并撰写了本报告。

从两次大样本量的调查中，我们不断有新的发现。有很多发现是鼓舞人心的，同时也发现了一些问题。对于这些问题，我们提出了有针对性的建议，希望对政策决策者能有所帮助。

通过两次调查，我们研究团队在项目前期设计、现场调查、数据分析、报告撰写等方面均有心得和收获，我们希望这样的研究能够持续开展，也希望还是由我们去完成"西藏自治区第七次国家卫生服务调查"和相关研究报告。

需要说明的是，在撰写本报告时，国家的卫生服务调查总报告尚未出炉，相关结果无法进行横向比较。

本研究得到了西藏自治区卫生健康委员会的大力资助和协助，在现场调查过程中得到了各样本点的积极配合。本书在撰写过程中得到了四川大学华西公共卫生学院潘杰教授、张菊英教授以及山东大学医药卫生管理学院李顺平教授、西南民族大学经济管理学院旦增遵珠博士等专家的指导和帮助，在此一并向以上单位和个人表示诚挚的谢意。

由于编写者水平有限，本书定有不少瑕疵，望读者批评与指正。

西藏大学医学院

西藏大学中国藏学研究所（珠峰研究院）"健康西藏智库"团队

2021年9月

目录

第一篇 西藏自治区家庭健康状况分析

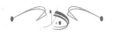

第二篇　西藏自治区卫生机构现状分析

第三篇　西藏自治区医务人员执业状况分析

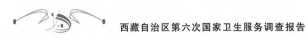

第一篇　西藏自治区家庭健康状况分析

第一章 概 述

一、背景

国家卫生服务调查始于 1993 年，每 5 年进行一次，是我国最大规模的通过需方调查了解居民健康信息的综合性调查。在 2018 年之前，卫生服务调查已经进行了 5 次，以往的调查结果已被广泛应用于我国各级卫生管理和决策之中，对制定卫生事业发展政策、规划和合理配置资源、调控供求关系、提高决策水平产生了重要影响，同时也促进了卫生改革与发展。卫生服务调查工作的开展，也推动了卫生领域科学调查研究的发展，具有一定的国际影响力。

拉萨市城关区和墨竹工卡县是国家确定的西藏自治区两个卫生服务调查点（以下简称"国家点"），前四次在西藏自治区的调查主要在以上两个区（县）完成。2013 年国家进行第五次卫生服务调查时，西藏大学医学院欧珠罗布教授团队在美国中华医学基金会（China Medical Board，CMB）的支持下，承担了西藏自治区卫生服务调查扩点项目（CMB 11－086，西藏自治区卫生服务调查与体系建设研究项目），全面系统地掌握了西藏自治区卫生服务供需双方的基线数据，为西藏自治区卫生政策的制定提供了强有力的数据支撑。

2018 年是第六次国家卫生服务调查进行年。与前一次相同，西藏自治区第六次国家卫生服务调查项目调查点由国家点和扩点区县两个部分组成。国家点现场调查由拉萨市城关区和墨竹工卡县卫生和计划生育委员会（以下简称"卫计委"）组织当地基层医务人员完成。西藏自治区卫计委通过公开竞标的方式确定了由西藏大学医学院承担"西藏自治区第六次卫生服务调查扩点项目"。最后，由西藏大学医学院完成了西藏自治区所有调查点的数据整理和分析工作，并撰写了工作报告。

二、目的

本次国家卫生服务调查工作以习近平新时代中国特色社会主义思想为指导，认真贯彻落实党的十九大精神，充分了解群众健康状况、卫生服务需求及利用水平特征、医疗保障制度的覆盖人群和保障水平以及群众就医费用、经济负担、就医感受等，为推动实施"健康西藏"战略、深化医药卫生体制改革提供数据支持。

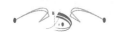

三、调查对象及时间

(一)调查对象

本次调查是全区性的抽样调查,抽样方法是多阶段分层整群随机抽样。调查样本覆盖全区所有 7 个地市,涉及 24 个县区、60 个乡镇(社区)、161 个村(居委会)。家庭健康调查抽样单位是户,在每个国家点和扩点样本村(居委会)中分别随机抽取 60 户、20 户,全区一共抽取 4 200 户。由于在部分扩点样本村(居委会)超量完成了调查,实际调查 4 234 户,共 13 102 人。调查对象为被抽中住户中的常住人员。

(二)调查时间

本次现场调查时间为 2018 年 9 月初至 10 月中旬。

四、调查方法

由参加过国家培训的西藏大学医学院教师对所有指导员和调查员进行统一培训,培训合格后的调查员对样本户中所有常住人口进行面对面逐一询问调查,指导员负责调查的组织、协调和核查工作。两个国家点现场调查工作由当地基层医务人员承担,扩点 22 个区县现场调查由西藏大学医学院教师和学生进行。西藏自治区卫计委统计信息中心和西藏大学医学院分别负责国家点和扩点区县的质量控制工作。

五、调查内容

家庭健康调查表由家庭一般情况、个人情况、6 岁及以下儿童情况、15～60 岁女性情况、60 岁及以上老年人情况五部分组成,主要内容包括:

(1)城乡居民人口与社会经济学特征。

(2)城乡居民卫生服务需要,主要包括健康状况的自我评价、居民两周内患病、慢性病患病情况。

(3)城乡居民卫生服务需求与利用,主要包括疾病治疗、需求未满足程度及原因、居民利用基本公共卫生服务情况、门诊和住院服务利用类型、门诊和住院服务利用水平及费用、居民的就医满意度。

(4)城乡居民医疗保障,主要包括不同医疗保险制度的覆盖程度、补偿水平以及居民对医疗保障制度的利用。

(5)妇女、儿童、老年人等重点人群卫生健康服务利用情况等。

六、分析方法

(一)统计分组

同其他地区一样,西藏自治区城乡二元经济结构、自然环境、社会发展存在巨大差

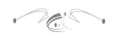

异,因此在分析数据时按城乡、地市进行分类。

1. 城乡分类

本次数据分析时,被调查人口户籍类型分为"城镇"和"农牧区","城镇"为城镇居民,"农牧区"为农民和牧民。

2. 地市分类

调查样本涵盖西藏自治区所有 7 个地市,因此在分析数据时,根据需要按不同的行政区,即按拉萨市、日喀则市、山南市、林芝市、昌都市、那曲市和阿里地区来进行分类。

（二）统计分析方法

本研究采用描述性研究方法对调查数据进行现状描述和变化趋势分析,比较 2013 年与 2018 年西藏城乡之间、地市之间以及不同人群之间的卫生服务需要、需求、利用及其影响因素。

1. 现状描述

现状描述包括总体状况,不同地市之间、不同人群之间(老年人口、低收入人群等)的卫生服务需要、需求、利用的情况,重点疾病(高血压病和糖尿病)的管理和治疗情况。

2. 不同特征人群的差异比较

本研究中涉及的主要指标将在城乡之间、地市之间、性别之间、年龄组之间进行比较。

3. 变化趋势分析

将本次调查结果与 2013 年西藏自治区第五次国家卫生服务调查主要结果进行比较,分析全区城市、农村之间不同人群卫生服务需要、需求、利用及其影响因素的变化情况。

七、研究内容

本部分内容分为 11 个章节:

第一章为概述,简要介绍本次调查背景、本报告分析方法和研究内容。

第二章为调查人口基本情况,详细介绍样本家庭经济情况、生活条件,调查人口的社会学基本特征、卫生服务可及性等。

第三章为居民健康状况及卫生服务需要,介绍调查样本中 15 岁及以上居民对自我健康状况的评价,分析调查地区居民两周患病和慢性病患病的特点及其变化趋势。

第四章为居民医疗服务需求和利用,分析居民基本医疗和公共卫生服务利用的特点,包括利用水平、就医行为、医疗费用以及服务需求未满足的程度及原因等。

第五章为居民医疗服务满意度,分析门诊和住院患者就医过程满意度,描述居民对医疗服务的总体满意度及居民不满意的方面主要有哪些。

第六章为重点慢性病管理和健康影响因素,通过对调查地区居民的健康体检、体育锻炼、刷牙、吸烟、饮酒等生活方式和健康行为的了解,重点描述分析高血压病和糖尿病

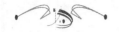

的健康管理现状以及慢性病管理情况。

  第七章为妇女儿童卫生保健,分析 15～64 岁已婚妇女孕产期保健、分娩及费用,分析 6 岁以下儿童计划免疫、儿童保健情况。

  第八章为老年人口卫生服务需要、需求和利用,对 60 岁及以上老年人口的健康状况、失能照料、卫生服务等进行分析。

  第九章为低收入人口卫生服务需要、需求和利用,对低收入人群健康状况,卫生服务需要、需求和利用以及经济负担等情况进行分析。

  第十章为参保人口卫生服务利用,对西藏自治区目前主要的三类医疗保险与卫生服务利用情况进行分析。

  第十一章为主要发现和政策建议,描述本次研究中的主要发现和主要问题,并提出有针对性的政策建议。

第二章　调查人口基本情况

本章对调查对象的人口学基本特征进行了描述;通过对调查家庭的基本生活环境包括饮用水、卫生设施、家庭收入及支出等情况的询问,了解调查家庭的一般情况;通过对基本医疗保险和商业保险的参保情况的调查,描述医疗保障的覆盖率;通过对就医距离、到达最近医疗卫生机构所需的时间、就医机构的描述,了解卫生服务的可及性。

第一节　调查人口基本特征

一、调查人口规模

本次调查涉及西藏自治区的 7 个地市、24 个县(区)、60 个乡镇(社区)、161 个村(居委会)。总共有 4 234 户,其中农牧区 3 149 户,农牧区中包括农业和牧业,城镇 1 076 户,其他 9 户。共调查 13 102 人,其中 10 443 人为农牧区户口,2 644 人为城镇户口,其他户口 15 人;15 岁及以上居民有 10 501 人。在被调查住户中,户均人数是(5.7±3.0)人,户均常住人口数是(4.1±2.3)人。本次调查的城乡分布是按照户口性质划分,本次调查将还未上户的户口类型划为其他。详见表 2-1-1。

表 2-1-1　　　　　　　　　　　调查规模和调查人口情况

项目	合计	城镇	农牧区	其他
调查总户数/户	4 234	1 076	3 149	9
调查人口数量/人	13 102	2 644	10 443	15
家庭人口规模/(人/户)	5.7±3.0	4.5±2.6	5.8±3.0	4.5±2.6

注:"其他"指还未上户的户口类型。

西藏各地市调查样本的分布中,拉萨市、昌都市、日喀则市 3 个市的样本量在全区调查样本中排在前三位。详见表 2-1-2。

表 2-1-2 各地市调查人数构成情况表

调查样本	拉萨市	日喀则市	山南市	林芝市	昌都市	那曲市	阿里地区
调查人数/人	3 402	2 830	1 110	753	2 844	1 592	571
构成比/%	26.0	21.6	8.4	5.7	21.7	12.2	4.4

二、调查人口性别构成

调查人口中,男性 6 213 人,占 47.4%,女性 6 889 人,占 52.6%,男女性别比(女性为 100)为 90。被调查者中城镇居民的男女性别比是 81,农牧区的男女性别比是 92,无论在城镇还是农牧区,调查地区女性的比例均高于男性。2013 年西藏自治区第五次卫生服务调查的男女性别比为 92,城乡性别分布也是女性高于男性,与本次调查结果情况一致。详见表 2-1-3。

表 2-1-3 调查人口性别构成

性别	合计		城镇		农牧区		其他	
	人数	百分比/%	人数	百分比/%	人数	百分比/%	人数	百分比/%
男性	6 213	47.4	1 184	44.8	5 022	48.1	7	46.7
女性	6 889	52.6	1 460	55.2	5 421	51.9	8	53.3
性别比(女性为 100)	90		81		92		87	

三、调查人口年龄构成

在被调查的 13 102 人中,中青年调查对象所占比例最高,前三位的年龄段依次为 45~54 岁、25~34 岁、35~44 岁,其中 45~54 岁年龄段所占比例最高,占 17.9%,而 2013 年西藏自治区第五次卫生服务调查的年龄构成中 25~34 岁年龄段比例最高,占 17.0%。本次调查中 65 岁及以上人口比例是 8.9%,基本与 2013 年 8.5% 的比例持平。按照 65 岁及以上人口的比例超过 7.0% 作为老龄化社会的标准,根据本调查,西藏自治区已进入了人口老龄化社会。详见表 2-1-4。

表 2-1-4 调查人口年龄构成

年龄段/岁	合计		城镇		农牧区		其他	
	人数	百分比/%	人数	百分比/%	人数	百分比/%	人数	百分比/%
0~4	1 238	9.4	168	6.4	1 063	10.2	7	46.7
5~14	1 363	10.4	290	11.0	1 073	10.3	0	0.0
15~24	1 091	8.3	227	8.6	863	8.3	1	6.7

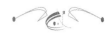

续表

年龄段/岁	合计		城镇		农牧区		其他	
	人数	百分比/%	人数	百分比/%	人数	百分比/%	人数	百分比/%
25～34	2 206	16.8	389	14.7	1 816	17.4	1	6.7
35～44	2 204	16.8	447	16.9	1 756	16.8	1	6.7
45～54	2 348	17.9	529	20.0	1 818	17.4	1	6.7
55～64	1 481	11.3	339	12.8	1 139	10.9	3	20.0
≥65	1 171	8.9	255	9.6	915	8.8	1	6.7

如图 2-1-1 和图 2-1-2 所示,从年龄结构来看,调查对象中以中青年居多,与 2013 年调查的调查人口年龄结构一致,以 45～54 岁居民所占比例最高。

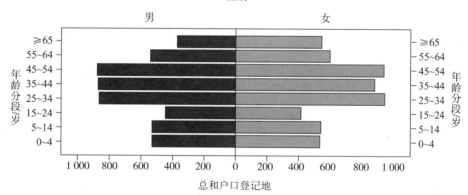

图 2-1-1　农牧区调查人口年龄别性别分布图

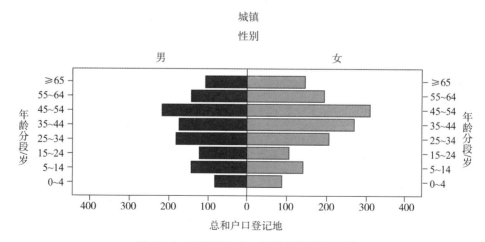

图 2-1-2　城镇调查人口年龄别性别分布图

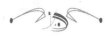

四、15 岁及以上居民婚姻状况

西藏自治区 15 岁及以上调查人口有 10 501 人,占总调查人口的 80.1%,其中在婚者有 7 953 人,占 75.7%,未在婚(包括未婚、离异、丧偶)者有 2 548 人,占 24.3%。西藏自治区 15 岁及以上居民中城镇在婚者和农牧区在婚者的比例均较高,占 73.0% 和 76.5%。详见表 2-1-5。

表 2-1-5　　　　　　　　15 岁及以上调查人口婚姻状况城乡分布情况

婚姻状况	合计		城镇		农牧区	
	人数	百分比/%	人数	百分比/%	人数	百分比/%
未在婚	2 548	24.3	591	27.0	1 952	23.5
在婚	79 53	75.7	1 595	73.0	6 355	76.5
合计	10 501	100.0	2 186	100.0	8 307	100.0

西藏自治区各地市婚姻状况的分布中,拉萨市、昌都市、日喀则市的未在婚者比例较高,分别是 29.3%、22.1%、19.3%,在婚者比例最高的前三位顺位是拉萨市、日喀则市、昌都市,分别是 25.2%、22.4%、18.4%。详见表 2-1-6。

表 2-1-6　　　　　　　　　不同地市婚姻状况构成情况

地区	合计		在婚		未在婚	
	人数	百分比/%	人数	百分比/%	人数	百分比/%
拉萨市	2 749	26.2	2 003	25.2	746	29.3
日喀则市	2 271	21.6	1 780	22.4	491	19.3
山南市	990	9.4	745	9.4	245	9.6
林芝市	669	6.4	553	7.0	116	4.6
昌都市	2 030	19.3	1 467	18.4	563	22.1
那曲市	1 319	12.6	1 011	12.7	308	12.1
阿里地区	473	4.5	394	5.0	79	3.1
合计	10 501	100.0	7 953	100.0	2 548	100.0

五、15 岁及以上居民受教育程度

被调查的 15 岁及以上居民中"没有上过学"的有 5 042 人,占 48.0%,2013 年的调查中这一比例为 54.9%。此次调查结果显示,城镇和农牧区有较大比例的人口没上过学,并且随着文化程度的升高,人口比例下降,说明调查人口受教育程度普遍较低。男女文

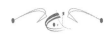

化程度的比较中,女性"没上过学"的比例为 58.3%,远高于男性的 36.4%,但是男女"没上过学"的比例较 2013 年第五次卫生服务调查的 46.9% 和 62.1% 有所降低,说明这一情况在不断改善。详见表 2-1-7。

表 2-1-7 　　　　　　　　　**15 岁及以上调查人口文化程度构成**

文化程度	合计		城镇		农牧区		其他	
	人数	百分比/%	人数	百分比/%	人数	百分比/%	人数	百分比/%
没上过学	5 042	48.0	931	42.6	4 106	49.4	5	62.5
小学	3 496	33.3	560	25.6	2 936	35.3	0	0.0
初中	1 220	11.6	298	13.6	919	11.1	3	37.5
高中	319	3.0	144	6.6	175	2.1	0	0.0
技工学校	18	0.2	4	0.2	14	0.2	0	0.0
中专(中技)	71	0.6	41	1.9	30	0.4	0	0.0
大专	195	1.9	126	5.8	69	0.8	0	0.0
本科	134	1.3	79	3.6	55	0.7	0	0.0
研究生	6	0.1	3	0.1	3	0.0	0	0.0

调查地区 15~24 岁年龄段居民的文化程度相对较高,农牧区大专及以上的学历比例占 10.3%,其他各年龄段"没上过学"和小学学历的比例居多。同时发现,在农牧区 65 岁及以上年龄段人口中,"没上过学"的比例高达 75.1%。详见表 2-1-8。

表 2-1-8 　　　　　　　　**15 岁及以上调查人口年龄与文化程度构成**

年龄分段/岁	受教育程度	城镇		农牧区		其他	
		人数	百分比/%	人数	百分比/%	人数	百分比/%
15~24	没上过学	31	13.7	139	16.1	0	0.0
	小学	26	11.5	212	24.6	0	0.0
	初中	54	23.8	300	34.8	1	100.0
	高中、中技和技工	50	22.0	123	14.3	0	0.0
	大专及以上	66	29.1	89	10.3	0	0.0
25~34	没上过学	125	32.1	663	36.5	0	0.0
	小学	84	21.6	671	36.9	0	0.0
	初中	65	16.7	390	21.5	1	100.0
	高中、中技和技工	48	12.3	59	3.2	0	0.0
	大专及以上	67	17.2	33	1.8	0	0.0

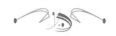

续表

年龄分段/岁	受教育程度	城镇		农牧区		其他	
		人数	百分比/%	人数	百分比/%	人数	百分比/%
35～44	没上过学	208	46.5	993	56.5	0	0.0
	小学	93	20.8	619	35.3	0	0.0
	初中	85	19.0	128	7.3	1	100.0
	高中、中技和技工	34	7.6	13	0.7	0	0.0
	大专及以上	27	6.0	3	0.2	0	0.0
45～54	没上过学	249	47.1	975	53.6	0	0.0
	小学	173	32.7	758	41.7	0	0.0
	初中	55	10.4	67	3.7	1	100.0
	高中、中技和技工	22	4.2	17	0.9	0	0.0
	大专及以上	30	5.7	1	0.1	0	0.0
55～64	没上过学	158	46.6	649	57.0	3	100.0
	小学	115	33.9	455	39.9	0	0.0
	初中	27	8.0	29	2.5	0	0.0
	高中、中技和技工	23	6.8	5	0.4	0	0.0
	大专及以上	16	4.7	1	0.1	0	0.0
≥65	没上过学	160	62.7	687	75.1	1	100.0
	小学	115	27.1	221	24.2	0	0.0
	初中	27	4.7	5	0.5	0	0.0
	高中、中技和技工	23	4.7	2	0.2	0	0.0
	大专及以上	16	0.8	0	0	0	0.0
合计	没上过学	931	42.6	4 106	49.4	5	62.5
	小学	560	25.6	2 936	35.3	0	0.0
	初中	298	13.6	919	11.1	3	37.5
	高中、中技和技工	189	8.6	219	2.6	0	0.0
	大专及以上	208	9.5	127	1.5	0	0.0

注："高中、中技和技工"包含了高中、中专(中技)、技工学校。

六、15 岁及以上居民就业及职业状况分布

在本次调查的城镇居民中,在业者占 65.6%,与 2013 年的 50.1% 相比有大幅提高。2018 年和 2013 年调查结果中,农牧民在业者比例均较高,分别为 81.8% 和 86.7%。西

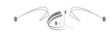

藏自治区无业人口占 15.3%,其中城镇无业人口的比例是 20.8%,高于农牧区的13.8%。与 2013 年的农牧区无业或失业者所占比例相比较,2018 年所占比例较高,为15.3%,而城镇地区无业和失业者比例下降 10.5%,2013 年城镇无业或失业者 33.2% 的比例远高于农牧区的 11.3%。本次调查城乡在校学生的比例分别是 4.8% 和 2.2%,详情见表 2-1-9。

表 2-1-9　　　　　不同年份 15 岁及以上调查人口就业情况构成比对比　　　　　单位:%

就业情况	合计		城镇		农牧区	
	2018 年	2013 年	2018 年	2013 年	2018 年	2013 年
在业	78.4	79.4	65.6	50.1	81.80	86.7
离退休	2.0	2.0	6.9	8.2	0.70	0.4
在校学生	2.7	2.9	4.8	8.5	2.20	1.5
无业或失业	16.9	15.7	22.7	33.2	15.30	11.3

注:因 2013 年将无业和失业两项合并为一项,为了使两次调查具有可比性,在该表内也将这两项合并。

从西藏各地区就业情况的分布中可以得出,在业者比例较高的依次是山南市、林芝市和那曲市,比例分别为 92.6%、88.6% 和 86.7%;无者或失业者比例较高的依次是拉萨市、昌都市和阿里地区,比例分别为 24.0%、23.7% 和 20.9%。详见表 2-1-10。

表 2-1-10　　　　　　　　各地市调查人口就业情况分布表

就业情况	拉萨市		日喀则市		山南市		林芝市		昌都市		那曲市		阿里地区	
	人数	百分比/%	人数	百分比/%	人数	百分比/%	人数	百分比/%	人数	百分比/%	人数	百分比/%	人数	百分比/%
在业	1 813	66.0	1 910	85.1	917	92.6	593	88.6	1 496	73.7	1 143	86.7	365	77.2
离退休	79	2.9	62	2.7	9	0.9	41	6.2	3	0.1	4	0.3	9	1.9
在校学生	198	7.1	18	0.0	2	0.2	1	0.1	50	2.5	16	1.2	0	0.0
无业或失业	659	24.0	281	12.2	62	6.3	34	5.1	481	23.7	156	11.8	99	20.9
合计	2 749	100.0	2 271	100.0	990	100.0	669	100.0	2 030	100.0	1 319	100.0	473	100.0

另外,从所有在业者的职业分布分析来看,在城镇中,其他职业的比例最高,占55.9%,而农牧区绝大多数(83.0%)还是从事农牧业(见表 2-1-11)。可见,西藏农牧区居民仍然以传统农牧业为主,劳动方式和就业渠道相对单一,就业面较窄。

表 2-1-11 15 岁及以上调查人口城乡职业分布表

职业类型	合计		城镇		农牧区		其他	
	人数	百分比/%	人数	百分比/%	人数	百分比/%	人数	百分比/%
公职人员	531	6.3	365	23.0	166	2.4	0	0.0
农牧民	5 811	68.6	127	8.0	5 680	83.0	4	80.0
个体从业者	547	6.5	208	13.1	339	4.6	0	0.0
其他	1 580	18.7	890	55.9	689	10.0	1	20.0
合计	8 469	100.0	1 590	100.0	6 874	100.0	5	100.0

七、调查人口民族情况构成

97.0%的被调查者是藏族,略低于 2013 年调查对象中藏族居民的比例(99.3%)。本次调查汉族的比例为 2.3%,与 2013 年的 0.2%相比,增幅较大。详见表 2-1-12。

表 2-1-12 调查人口民族构成情况

民族	合计		城镇		农牧区		其他	
	人数	百分比/%	人数	百分比/%	人数	百分比/%	人数	百分比/%
汉族	298	2.3	84	3.2	214	2.0	0	0.0
藏族	12 718	97.0	2 534	95.8	10 170	97.4	14	93.3
其他	86	0.7	26	1.0	59	0.6	1	6.7
合计	13 102	100.0	2 644	100.0	10 443	100.0	15	100.0

第二节 居民家庭生活条件

此次调查以家庭户为基本单位,调查了家庭内的每一位成员以及家庭生活条件,包括饮用水的来源、家庭厕所类型、家庭收支情况和家庭生活状况等指标。

一、饮用水来源

在被调查的 4 234 户家庭中,生活饮用水以经过集中净化处理的自来水为主,分别占城乡居民的 69.2%和 49.1%,均低于 2013 年城乡居民报告饮用自来水的比例 92.3%和 70.5%。出现这种结果的原因可能与提问方式变化有关,2013 年调查时尚未明确以自来水是否经过集中净化处理为指标。农牧区仍然有 36.6%的农牧民饮用受保护的井水

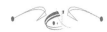

和泉水,而城镇为 16.8%,这一比例均比 2013 年有所提高,说明还需要相关政策的继续
扶持,让更多西藏自治区城乡居民能享受到安全的饮用水。详见表 2-2-1。

表 2-2-1　　　　　　　　　　　调查家庭生活饮用水来源构成情况

饮用水	合计		城镇		农牧区		其他	
	户数	百分比/%	户数	百分比/%	户数	百分比/%	户数	百分比/%
经过集中净化处理的自来水	2 298	54.3	745	69.2	1 545	49.1	8	88.9
受保护的井水或泉水	1 336	31.6	181	16.8	1 154	36.6	1	11.1
不受保护的井水或泉水	259	6.1	88	8.2	171	5.4	0	0.0
收集雨水	2	0.1	0	0.0	2	0.1	0	0.0
江河湖泊沟塘水	166	3.9	39	3.6	127	4.0	0	0.0
其他水源	173	4.1	23	2.1	150	4.8	0	0.0

二、家庭厕所类型

本次调查结果显示,调查家庭厕所类型主要是卫生旱厕、非卫生旱厕和水冲式卫生
厕所,所占比例分别为 25.7%、24.9% 和 22.2%。城镇家庭中以水冲式卫生厕所为主,
占 52.7%。农牧区家庭厕所类型以卫生旱厕和非卫生旱厕为主,分别占 33.7% 和
30.3%。值得注意的是,在城镇仍有 22.6% 的家庭无厕所,而农牧区只有 18.5% 的比例
无厕所。这可能与当地的风俗习惯有关,部分农牧区居民习惯在灌木丛和田间如厕,另
外有可能与部分调查家庭户口性质虽然是城镇但居住在农牧区有关(见表 2-2-2)。由此
说明,无论在农牧区还是城镇,都应加强和推进改水改厕工作,以此改善居民卫生条件,
减少疾病的传播和流行。

表 2-2-2　　　　　　　　　　　调查家庭厕所类型构成情况

厕所类型	合计		城镇		农牧区		其他	
	户数	百分比/%	户数	百分比/%	户数	百分比/%	户数	百分比/%
水冲式卫生厕所	941	22.2	569	52.7	371	11.8	1	25.0
水冲式非卫生厕所	24	0.6	10	0.9	14	0.4	0	0.0
卫生旱厕	1 088	25.7	25	2.3	1 062	33.7	1	25.0
非卫生旱厕	1 055	24.9	99	9.2	955	30.3	1	25.0
公厕	246	5.8	112	10.4	133	4.2	1	25.0
无厕所	827	19.5	244	22.6	583	18.5	0	0.0
其他	53	1.3	20	1.9	33	1.0	0	0.0

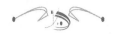

三、家庭收支情况

(一)人均年收入和消费性支出

本次调查结果显示,2018年西藏自治区调查地区居民家庭平均年收入为(43 389.5±58 573.0)元(中位数 27 600.0 元),城乡家庭平均年收入分别是(48 094.4±62 555.8)元(中位数 30 000.0 元)和(46 544.1±60 306.2)元(中位数 30 000.0 元),城镇居民和农牧区居民家庭年均收入差异不大。与2013年西藏自治区第五次卫生服务调查的结果相比,无论是城镇还是农牧区,居民收入都有所提高。西藏自治区家庭人均年收入为(12 400.6±23 296.7)元(中位数 6 666.7 元),其中城镇家庭人均年收入为(13 955.2±24 877.8)元(中位数 7 000.7 元),农牧区家庭人均年收入为(9 676.4±16 452.9)元(中位数 5 625.0 元),城镇家庭人均年收入高于农牧民家庭。与2013年的城乡人均年收入15 023.2 元和 7 356.5 元相比,2013年城镇人均年收入是农牧区的2倍,2018年城镇人均年收入是农牧区的1.4倍,说明城乡收入差异在逐渐缩小,这得益于国家对农牧地区的良好保障政策。

2018年西藏自治区调查地区居民家庭平均年支出是(35 036.2±18 005.1)元(中位数 25 000.0 元),城镇家庭年支出是(37 709.5±46 191.2)元(中位数 25 000.0 元),农牧区家庭年支出是(38 710.7±47 018.7)元(中位数 28 380.0 元),与2013年相比也有所提高。家庭人均年总支出是(9 956.4±18 005.1)元(中位数 6 000.0 元),城镇人均年支出是(10 819.3±18 415.7)元(中位数 6 100.0 元),农村人均年支出是(8 051.8±13 612.9)元(中位数 5 000.0 元)。2013年城镇人均年支出是农村人均年支出的1.8倍,2018年这一指标下降到1.3倍。这些都说明了城乡贫富差异在日益缩小。详情见表2-2-3。

表 2-2-3　　　　　　　　调查家庭人均年收入及年支出　　　　　　　　单位:元

项目	合计		城镇		农牧区	
	均值	中位数	均值	中位数	均值	中位数
人均年收入	12 400.6±23 296.7	6 666.7	13 955.2±24 877.8	7 000.7	9 676.4±16 452.9	5 625.0
人均年支出	9 956.4±18 005.1	6 000.0	10 819.3±18 415.7	6 100.0	8 051.8±13 612.9	5 000.0

(二)家庭消费支出比例

本次调查的 4 324 户家庭的平均年收入为(43 389.5±58 573.0)元。调查地区城乡居民将大部分的收入用于食品的支出,均值为 14 403.8,占 33.2%,比 2013 年的 40.34% 有所下降。城乡居民的医疗性支出占总支出的 14.9%,这在一定程度上得益于西藏较好的医疗保障体系,特别是农牧区医疗制度(西藏的"新型农村合作医疗制度")。值得注意的是,城乡居民的保健支出分别仅有 447.2 元和 302.0 元(见表 2-2-4),说明西藏居民还需提高预防保健意识,相关部门也应加强这一方面的工作,以加强疾病的预防和减轻疾

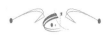

病负担。

表 2-2-4 调查家庭人均消费性支出 单位:元

项目	合计		城镇		农牧区	
	均数	中位数	均数	中位数	均数	中位数
食品	14 403.8±16 151.0	10 000.0	15 890.4±17 777.0	10 000.0	15 696.2±16 855.0	10 000.0
医疗	6 443.7±15 277.2	2 000.0	6 914.0±15 562.0	2 000.0	7418.0±16 547.0	2 400.0
保健	335.3±1 895.5	0.0	447.2±2 338.9	0.0	302.0±1 568.0	0.0

四、家庭生活状况

本次调查中,贫困户和低保户的比例分别是 19.5% 和 10.4%(见表 2-2-5),农牧区贫困户比例较高于城镇,城镇低保户比例比农牧区高,这与 2013 年的情况一致。同时,既是贫困户又是低保户的占比为 23.5%,城乡比例分别是 23% 和 24.9%,比 2013 年的城乡贫困低保户 15.8% 和 15.9% 比例高,这可能跟社会发展以及贫困线和低保线的划分标准不同有关,也可能与近年来国家扶贫攻坚政策落实到位有关。

表 2-2-5 调查地区贫困户和低保户所占比例 单位:%

项目	合计		城镇		农牧区	
	2018 年	2013 年	2018 年	2013 年	2018 年	2013 年
贫困户	19.5	19.3	17.4	18.3	20.2	19.6
低保户	10.4	20.9	16.0	24.7	8.5	19.7

2018 年和 2013 年的调查显示,贫困户和低保户的致贫原因都以"劳动力人口少"为主,两次调查的比例分别是 65.6% 和 66.1%,且两次调查结果基本持平。2018 年调查居民报告显示,城乡致贫的另一大因素是"因疾病损伤影响劳动能力",分别占 24.9% 和 17.8%,说明疾病的预防对脱贫极其重要。"因治疗疾病的花费"而致贫的比例较低,详见表 2-2-6。

表 2-2-6 调查地区致贫原因构成情况

项目	合计		城镇		农牧区	
	人数	百分比/%	人数	百分比/%	人数	百分比/%
因疾病损伤影响劳动能力	196	19.7	67	24.9	129	17.8
劳动力人口少	651	65.6	160	59.5	491	67.8
因治疗疾病的花费	34	3.4	15	5.6	19	2.6
其他	112	11.3	27	10.0	85	11.7

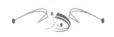

第三节　调查人口参加医疗保险情况

一、基本医疗保险覆盖情况

(一)基本医疗保险参保情况

基本医疗保险包括城镇职工基本医疗保险、城镇居民基本医疗保险、农牧区医疗制度。

本次调查的 13 102 人中,基本医疗保险覆盖人数为 12 720 人,其中男性占 47.4%,女性占 52.6%,总参保率为 97.1%,高于 2013 年西藏自治区第五次卫生服务调查的 95.1%。本次调查中,城镇参保人数是 2 526 人,参保率是 95.5%;农牧区有 10 184 人参保,参保率为 97.5%(按西藏农牧区医疗制度规定,凡是西藏农村户口的居民均可享受农牧区医疗报销制度,只是个人缴费的农牧区居民与未缴费的在报销比例上有所不同,因此此处"参保率"应理解为"筹资率",此结果可能是部分农牧民不清楚自己参加了农牧区医疗制度所致);其他户口性质参保 10 人,参保率为 66.6%。

在各地区参保率的分布中,各地参保率均较高,无明显差异,详见表 2-3-1。

表 2-3-1 　　　　　　　调查地市基本医疗保险参保情况

参保情况	拉萨市	日喀则市	山南市	林芝市	昌都市	那曲市	阿里地区
参保人数	3 198	2 763	1 103	747	2 806	1 543	560
参保率/%	94.0	97.6	99.4	99.2	98.7	96.9	98.1

(二)贫困或低保户居民参加基本医疗保险情况

本次调查共有 2 670 名居民为贫困或低保人员,占调查总人数的 20.4%。所有来自贫困或低保户的居民中,有 2 569 人享受基本医疗保险,覆盖率达到 96.2%,高于 2013 年全国的水平(95.3%)。城镇、农牧区的基本医疗保险覆盖率达到 93.6% 和 97.0%,农牧区高于城镇。本次调查结果显示,不同性别参保率基本持平,男女分别为 96.5% 和 96.0%。

比较不同地区贫困或低保户的基本医疗保险覆盖率,林芝市的覆盖率最高,达到 100%,如图 2-3-1 所示。

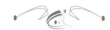

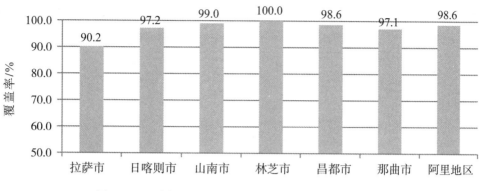

图 2-3-1　不同地区贫困或低保户基本医疗保险覆盖情况

（三）不同类型医疗保险构成

在调查总人口中,基本医疗保险覆盖率达到 97.1％。在城镇地区,有 12.3％的被调查者参加了城镇职工基本医疗保险,37.5％的被调查者参加了农牧区医疗制度,49.2％的被调查者参加了城镇居民医疗保险,0.2％购买了商业保险,0.8％为其他医保。

二、商业医疗保险购买情况

本次调查西藏居民商业医疗保险购买率低,仅有 0.2％,低于 2013 年全国第五次卫生服务调查结果中全国居民商业医疗保险 6.9％的购买率;城镇居民和农牧区居民购买率一致,均为 0.2％;城乡购买率均比 2013 年全国的 7.7％和 6.1％低。此结果说明西藏居民仍然以政府医疗保障为主要的健康保障方式,绝大部分居民还未形成购买商业保险的意识。

第四节　居民医疗卫生服务可及性

影响卫生服务可及性的因素有很多,其中包括住户与最近医疗机构之间的距离、通过最容易得到的交通工具抵达就医地点的时间。

一、调查住户与最近医疗机构之间的距离

本次调查中,调查地区距离医疗卫生机构距离"不足 1 千米"的比例是 43.5％,2013年这一数据为 41.3％,两次调查结果基本持平。本次调查中,"不足 1 千米"的城乡比例分别是 59.9％和 37.9％,城镇优于农牧区。在"超过 5 千米"中,农牧区的比例是19.5％,而城镇只有 8.9％,这与西藏地广人稀的实际情况相符。调查地区农牧民居住相

对分散,交通不便,就医距离是影响居民卫生服务可及性的重要因素。详见表 2-4-1。

表 2-4-1　　　　　　　　调查住户离最近医疗机构的距离分布情况

距离	<1千米		1~1.9千米		2~2.9千米		3~3.9千米		4~4.9千米		≥5千米	
	户数	百分比/%	户数	百分比/%	户数	百分比/%	户数	百分比/%	户数	百分比/%	户数	百分比/%
城镇	644	59.9	183	17.0	85	7.9	45	4.2	23	2.1	96	8.9
农牧区	1 192	37.9	582	18.5	388	12.3	227	7.2	145	4.6	615	19.5
其他	5	55.6	3	33.3	0	0.0	0	0.0	0	0.0	1	11.1
合计	1 841	43.5	768	18.1	473	11.2	272	6.4	168	4.0	712	16.8

二、居民到达最近医疗机构所需的时间

调查地区居民到达最近医疗机构所需时间是衡量一个地区卫生服务可及性的重要指标之一,以 15 分钟内到达最近医疗卫生机构为评价标准。此次调查结果显示,从家到最近医疗卫生机构所需的时间为(12.9±16.1)分钟(中位数 10.0 分钟),达到了 15 分钟内到达最近医疗机构的标准。在各地市间比较中,阿里地区到达最近医疗卫生机构所需时间的均值是(16.9±25.8)分钟,超过了 15 分钟内到达最近医疗机构的标准。详见表2-4-2。

表 2-4-2　　　　不同地市调查家庭到达最近医疗机构所需时间　　　　　单位:分钟

地区	拉萨市	日喀则市	山南市	林芝市	昌都市	那曲市	阿里地区
均数	12.0±14.0	13.3±16.7	12.2±15.3	12.7±15.7	12.2±14.1	15.1±18.6	16.9±25.8
中位数	10.0	10.0	8.0	10.0	10.0	10.0	9.0

以到达最近医疗机构所需时间段划分,15 分钟内能到达的比例最高,占 78.2%,且城乡间差异并不大;但是仍有 21.8% 居民需要超过 15 分钟,甚至需要花费半小时及以上时间才能到达最近的医疗机构,可见医疗服务的可及性尚需提高,详见表 2-4-3。

表 2-4-3　　　　　　　调查家庭到达最近医疗卫生机构所需时间构成

花费时间/分钟	合计		城镇		农牧区		其他	
	户数	百分比/%	户数	百分比/%	户数	百分比/%	户数	百分比/%
≤15	3 311	78.2	849	78.9	2 455	78.0	7	77.8
16~29	431	10.2	118	11.0	311	9.9	2	22.2
≥30	492	11.6	109	10.1	383	12.1	0	0.0

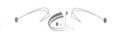

三、居民离家最近的医疗机构

被调查居民离家最近的医疗机构选择较多的是乡镇卫生院,比例是 39.4%。在农牧区,离家最近的医疗机构是乡镇卫生院和村卫生室,分别占 45.3% 和 38.7%,与 2013 年的情况类似(乡镇卫生院:45.2%,村卫生室:35.4%)。城镇地区离家最近机构的选择较为分散,其中比例最大的是诊所,占 25.2%。城镇居民离家最近的医疗机构级别在县级以上的比例比农牧区更高,而较大比例的农牧民离家最近的医疗机构是县级以下的医疗机构。详见表 2-4-4。

表 2-4-4　　　　　　　　　调查居民离家最近的医疗机构构成情况　　　　　　　　　单位:%

医疗机构类型	诊所(卫生所、医务室)	门诊部	村卫生室	社区卫生服务站	社区卫生服务中心	乡镇卫生院	区/县级医院	市区属医院	自治区属及以上医院	民营医院	其他
城镇	25.2	4.2	6.8	4.5	10.7	22.1	17.4	1.4	6.5	0.8	0.4
农牧区	2.4	0.5	38.7	0.4	1.0	45.3	10.4	0.4	0.5	0.4	0.0
其他	0.0	11.1	44.4	0.0	11.1	11.1	0.0	0.0	22.3	0.0	0.0
合计	8.2	1.5	30.6	1.5	3.5	39.4	12.2	0.6	2.1	0.4	0.0

第五节　本章小结

第一,从人口特征来看,调查地区居民年龄以 45～54 岁所占比例最高,65 岁及以上人口所占比例略有增加,说明随着城乡居民经济条件和医疗保障措施的改善,居民健康水平不断提高,人均期望寿命也在延长。

第二,调查地区 15 岁及以上人口受教育程度较低,城镇居民受教育程度高于农牧区,男性居民受教育程度明显优于女性。调查地区 15 岁及以上居民在业状况良好,且与 2013 年第五次卫生服务调查的情况相比,在业率明显上升,这与国家的良好就业政策密不可分。

第三,调查地区居民以饮用经过集中净化处理的自来水为主,但比例并不高,部分农牧民仍在饮用不安全的水。城镇家庭厕所类型多为水冲式厕所,而农牧区家庭以卫生旱厕和非卫生旱厕为主。这说明相关政府部门应着重加强农牧区的改水改厕工作,用以改善居民家庭条件,维护人群的健康。

第四,西藏居民的基本医疗保障情况良好,西藏农牧区医疗制度(新农合)覆盖率接近 100%。研究者认为,未达到 100% 与农牧民不知道相关政策有很大关系,由此说明,还应加大相关政策宣传力度,提高知晓率。

第五,调查地区大部分居民能够在 15 分钟内以最便捷的方式到达最近的医疗机构,

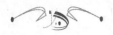

离家最近的医疗机构以乡镇卫生院为主,部分农牧区住户离最近的医疗机构的距离较远,从一定程度上抑制了农牧区居民医疗服务的需求和利用。在农牧区建设良好的交通道路,提高乡镇卫生技术人员的业务能力,对于维护农牧民健康水平,提高卫生服务可及性至关重要。

第三章　居民健康状况及卫生服务需要

本章主要从两周患病情况、慢性病患病情况、居民自我健康评价状况这三个方面来反映调查地区居民的健康状况及卫生服务需要。主要从两周患病率、发病时间、疾病构成、疾病严重程度描述两周患病情况；以慢性病患病率、疾病构成描述慢性病患病情况；以欧洲标准五维生活质量量表（EQ-5D）五个维度及直观式测量表（Visual Analogue Scale/Score，VAS）评分测量来反映居民自我健康评价状况。另外，从本章起，不再对户口类型属于"其他"的15人作明细分析。

第一节　两周患病情况

一、两周患病率

本次调查所定义的"两周患病"，主要从医疗卫生服务需要的角度判断被调查者对疾病的自身感受，其结果来自被调查者的报告，判断患病的依据是调查前两周内有如下任何一种情况发生：①因疾病或损伤前往医疗卫生机构就诊；②因疾病或损伤通过网络咨询过医生；③因疾病或损伤有过服药物或采取了自我医疗的措施；④因身体不适而休工、休学或卧床休息1天及以上的情况。

在具体测量上，用每百人两周内患病人数或者例数（人次数）来表示，本节采取前一种定义，用来表示某一人群的两周患病频率公式如下：

$$两周患病率 = \frac{两周患病人数}{调查总人数} \times 100\%$$

（一）总体情况

本次调查的13 102名居民中，患病人数为2 306人，居民两周患病率为17.6%，城镇地区两周患病率（24.2%）高于农牧区（15.9%）。与2013年相比，居民两周患病率上升了7.0%，城镇和农牧区居民两周患病率分别上升了15.7%和4.9%。这从一定程度上说明西藏城乡居民卫生服务需要量得到释放，也可能与本次调查判断"两周患病"的依据

与第五次卫生服务调查的评判标准有所差别有关。详见表 3-1-1。

表 3-1-1　　　　　　　　　不同年份调查人口两周患病率

项目	合计		城镇		农牧区	
	2018 年	2013 年	2018 年	2013 年	2018 年	2013 年
患病人数/人	2 306	1 558	641	211	1 665	1347
调查总人口/人	13 102	14 752	2 644	2 496	10 443	12 256
两周患病率/%	17.6	10.6	24.2	8.5	15.9	11.0

（二）地市差异

阿里地区居民两周患病率最高（38.2%），其次为林芝市（26.2%），昌都市最低（10.1%）。与 2013 年相比，除昌都市居民两周患病率有所下降外，其他各地市居民两周患病率均提高（见表 3-1-2）。

表 3-1-2　　　　　　不同年份各地市调查人口两周患病率　　　　　　单位:%

地市	2018 年	2013 年
拉萨市	18.5	2.1
日喀则市	20.0	11.2
山南市	20.5	10.7
林芝市	26.2	8.6
昌都市	10.1	17.4
那曲市	11.4	10.9
阿里地区	38.2	28.5

（三）性别差异

本次调查显示，男性两周患病率低于女性；无论男性还是女性，两周患病率均为城镇高于农牧区。其与 2013 年相比，男性和女性居民两周患病率分别上升了 5.4% 和 8.6%（见表 3-1-3）。

表 3-1-3　　　　　　不同年份不同性别调查人口两周患病率　　　　　　单位:%

性别	合计		城镇		农牧区	
	2018 年	2013 年	2018 年	2013 年	2018 年	2013 年
男性	14.6	9.2	19.5	7.4	13.4	9.5
女性	20.4	11.8	28.1	9.3	18.3	12.4

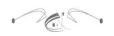

（四）年龄别差异

分析显示,调查地区城乡居民两周患病率基本趋势为随着年龄的增长而增高,且35岁及以上各组间的差别更加明显。除0～4岁年龄组、15～24岁年龄组农牧区居民两周患病率高于城镇外,其他年龄段城镇居民的两周患病率均高于农牧区(见表3-1-4、图3-1-1)。

表 3-1-4	不同年份调查人口年龄别两周患病率				单位:%	
年龄段/岁	合计		城镇		农牧区	
	2018 年	2013 年	2018 年	2013 年	2018 年	2013 年
0～4	9.7	6.7	7.1	3.6	10.2	7.0
5～14	6.3	4.0	9.0	1.8	5.6	4.4
15～24	7.1	4.9	6.6	2.3	7.2	5.4
25～34	11.6	7.4	14.4	4.0	11.0	8.1
35～44	16.1	11.4	21.0	9.4	14.8	11.8
45～54	25.6	14.9	33.8	16.8	23.2	14.4
55～64	30.0	19.7	40.7	13.1	26.9	21.3
≥65	31.5	20.8	47.5	13.9	27.1	22.4

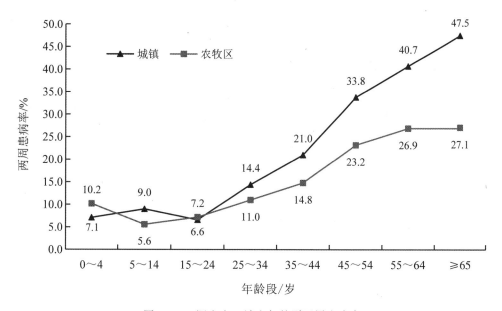

图 3-1-1　调查人口城乡年龄别两周患病率

本次数据与2013年数据比较,45岁以下各年龄组两周患病率小幅上涨;45岁及以上各年龄组两周患病率增幅更为明显(见图3-1-2)。

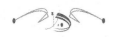

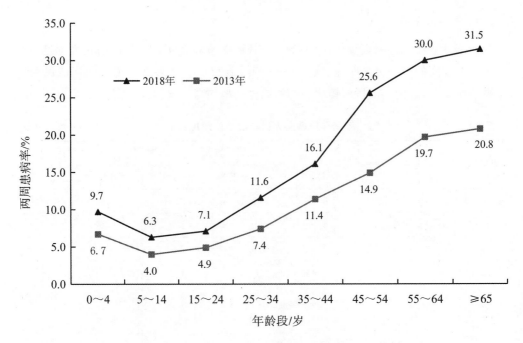

图 3-1-2　不同年份调查人口年龄别两周患病率

(五)文化程度差异

调查结果显示,不同文化程度居民中,未上过学的居民两周患病率最高(23.0%),大专及以上则最低(10.7%)。总体来看,文化程度与两周患病率基本呈负相关,即文化程度越低,两周患病率越高,这与2013年结果基本一致(见表 3-1-5)。

表 3-1-5　　　　　　　　　　西藏调查人口文化程度别两周患病率　　　　　　　　　　单位:%

文化程度	合计		城镇		农牧区	
	2018 年	2013 年	2018 年	2013 年	2018 年	2013 年
没上过学	23.0	15.1	32.5	16.0	20.8	15.0
小学	16.6	10.8	23.8	11.4	15.2	10.6
初中	11.8	5.4	17.1	2.1	10.0	6.5
高中	15.5	2.5	23.6	2.1	8.6	3
大专及以上	10.7	6.9	15.8	4.5	2.3	15.4

(六)就业状况比较

从不同就业状况分析,两周患病率从高到低依次为失业者、离退休人员和无业者,在校生的两周患病率最低。无论就业状况如何,城镇居民的两周患病率均高于农牧区居民,这与2013年西藏自治区不同就业状况城乡居民两周患病率结果相反(见表 3-1-6)。

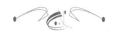

表 3-1-6　　　　　　　　　　　调查人口就业状况别两周患病率　　　　　　　　　　单位:%

就业状况	合计		城镇		农牧区	
	2018 年	2013 年	2018 年	2013 年	2018 年	2013 年
在业	17.9	11.2	22.6	10.2	16.9	11.3
离退休	37.2	16.7	40.7	14.9	28.1	29.6
在校生	3.6	3.3	4.8	2.4	3.1	4.3
失业	41.4	15.1	65.9	7.2	33.6	22.9
无业	28.8	18.4	40.6	10.2	24.1	23.6

二、两周患病发病时间

　　调查地区居民两周患病发病时间构成中,"慢性病持续到两周内"比例最高(67.1%),其次是"两周内新发病"(25.5%),"急性病两周前发生"比例最低(7.4%)。城镇居民两周患病者中,"慢性病持续到两周内"的比例(78.8%)高于农牧区(61.7%)。其与 2013 年数据相比,"慢性病持续到两周内"和"急性病两周前发生"所占的比例均有所上升,而"两周内新发病"的比例有所降低(见表 3-1-7)。

表 3-1-7　　　　　　　　不同年份调查人口两周患病发病时间构成　　　　　　　　单位:%

发病时间	合计		城镇		农牧区	
	2018 年	2013 年	2018 年	2013 年	2018 年	2013 年
两周内新发病	25.5	31.2	15.0	27.5	30.3	31.8
急性病两周前发生	7.4	6.5	6.2	7.1	7.9	6.4
慢性病持续到两周内	67.1	62.3	78.8	65.4	61.7	61.8

三、两周患病疾病构成

(一)疾病系统别两周患病率

　　调查地区居民疾病系统别两周患病率排在前五位的是消化系统(58.5‰)、呼吸系统(41.5‰)、循环系统(36.5‰)、肌肉骨骼和结缔组织(27.3‰)、泌尿生殖系统(10.8‰),城镇地区居民各个疾病系统别两周患病率均高于农牧区居民(见表 3-1-8)。

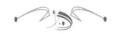

表 3-1-8   调查人口疾病系统别两周患病率

疾病系统	合计		城镇		农牧区	
	人数	患病率/‰	人数	患病率/‰	人数	患病率/‰
消化系统	765	58.5	216	81.7	549	52.6
呼吸系统	543	41.5	201	76.0	342	32.7
循环系统	478	36.5	164	62.0	314	30.1
肌肉骨骼和结缔组织	357	27.3	83	31.4	274	26.2
泌尿生殖系统	141	10.8	43	16.3	98	9.4
其他	121	9.2	33	12.5	88	8.4
神经系统	72	5.5	29	11.0	43	4.1
血液和造血器官	70	5.3	28	10.6	42	4.0
损伤和中毒	65	5.0	28	10.6	37	3.5
眼及眼附属器	35	2.7	8	3.0	27	2.6
内分泌、营养代谢及免疫	25	1.9	7	2.6	18	1.7
传染病	22	1.7	6	2.3	16	1.5
皮肤和皮下组织	20	1.5	5	1.9	15	1.4
精神病	15	1.1	4	1.5	11	1.1
妊娠、分娩病及产褥期并发症	13	1.0	4	1.5	9	0.9
耳和乳突	8	0.6	2	0.8	6	0.6
寄生虫病	7	0.5	2	0.8	5	0.5
恶性肿瘤	5	0.4	2	0.8	3	0.3
良性、原位及动态未定肿瘤	4	0.3	1	0.4	3	0.3
先天异常	4	0.3	1	0.4	3	0.3

(二)疾病别两周患病率

调查地区居民疾病别两周患病率居前五位的疾病分别是高血压、急(慢)性胃肠炎、类风湿性关节炎、胆结石症和胆囊炎、急性鼻咽炎(普通感冒),本次调查地区前五位疾病的顺位与 2013 年调查结果大致相同。排前五位的疾病中,城镇居民除急性鼻咽炎(普通感冒)两周患病率低于农牧区外,其他疾病两周患病率均高于农牧区。其与 2013 年数据相比,排前五位的疾病中,除高血压患病率小幅下降外,其他疾病两周患病率增幅明显(见表 3-1-9、图 3-1-3)。

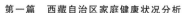
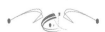

表 3-1-9　调查人口疾病别两周患病率及其构成顺位

序号	疾病名称	合计			城镇			农牧区		
		例数	患病率/‰	构成比/%	例数	患病率/‰	构成比/%	例数	患病率/‰	构成比/%
1	高血压	331	25.3	12.0	125	47.3	14.5	206	19.7	10.8
2	急（慢）性胃肠炎	328	25.1	11.9	79	29.9	9.2	248	23.7	13.0
3	类风湿性关节炎	327	25.0	11.8	134	50.7	15.5	193	18.5	10.2
4	胆结石症和胆囊炎	277	21.2	10.0	89	33.7	10.3	188	18.0	9.9
5	急性鼻咽炎（普通感冒）	239	18.3	8.6	39	14.8	4.5	200	19.2	10.5
6	其他原因	82	6.3	3.0	24	9.1	2.8	58	5.6	3.1
7	其他运动系统疾病	81	6.2	2.9	17	6.4	2.0	64	6.1	3.4
8	其他消化系统疾病	77	5.9	2.8	20	7.6	2.3	57	5.5	3.0
9	流行性感冒	72	5.5	2.6	13	4.9	1.5	59	5.6	3.1
10	肾炎和肾脏病变	69	5.3	2.5	16	6.1	1.9	53	5.1	2.8
11	其他类型心脏病	61	4.7	2.2	17	6.4	2.0	44	4.2	2.3
12	其他血液和造血器官疾病	61	4.7	2.2	38	14.4	4.4	23	2.2	1.2
13	其他神经系统疾患	49	3.7	1.8	15	5.7	1.7	34	3.3	1.8
14	消化性溃疡	34	2.6	1.2	11	4.2	1.3	23	2.2	1.2
15	肺炎	33	2.5	1.2	3	1.1	0.3	30	2.9	1.6
16	体征、症状不明情况	32	2.4	1.2	4	1.5	0.5	28	2.7	1.5

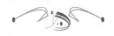

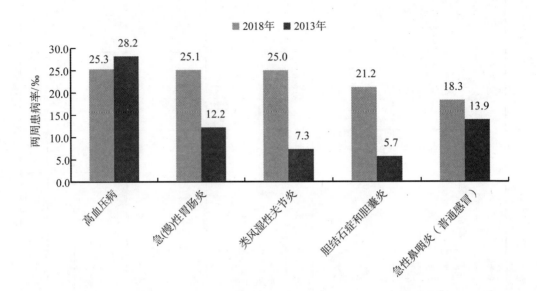

图 3-1-3　不同年份西藏自治区调查人口排前五位的疾病两周患病率

四、两周患病严重程度

(一)两周患病严重程度

调查显示,在两周患病者中,44.9%的患者认为自己所患疾病严重,49.9%的患者认为一般,5.2%认为不严重,其中城镇居民认为自己所患疾病严重的比例略低于农牧区两周患病者(见表 3-1-10)。

表 3-1-10　　　　　　　不同年份调查人口两周患病严重程度构成　　　　　　单位:%

严重程度	合计		城镇		农牧区	
	2018 年	2013 年	2018 年	2013 年	2018 年	2013 年
不严重	5.2	20.7	6.2	20.9	4.7	20.6
一般	49.9	58.3	51.4	61.2	49.2	57.1
严重	44.9	21.0	42.3	17.9	46.2	22.3

(二)两周患病持续时间

2018 年调查地区每千人两周患病天数为 1 780 天,城镇居民每千人两周患病天数(2 692天)明显高于农牧区(1 549 天);与 2013 年相比,每千人两周患病天数增加了 892 天,无论城镇还是农牧区,每千人两周患病天数均有所增加,城镇增幅大于农牧区(见表

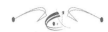

3-1-11)。

（三）卧床情况

调查地区居民两周患病卧床率为 13.2％，城镇居民为 22.7％，农牧区居民为 10.8％。每千人两周卧床天数为 132 天，其中城镇居民天数（277 天）明显高于农牧区（108 天）。与 2013 年相比，每千人两周卧床天数下降了 16 天，农牧区每千人两周卧床天数下降了 55 天，而城镇每千人两周卧床天数增幅明显（见表 3-1-11）。

（四）休工（休学）情况

调查地区居民两周患病休工（休学）率为 7.5％，城镇居民为 7.8％，农牧区居民为 7.2％。两周休工（休学）天数为 959 天，其中农牧区（754 天）明显高于城镇（205 天）；与 2013 年相比，两周因病休工（休学）天数下降 2 074 天，其中农牧区降幅明显（见表 3-1-11）。

表 3-1-11　　　　　　　不同年份调查人口两周患病严重程度

疾病严重程度指标	合计		城镇		农牧区	
	2018 年	2013 年	2018 年	2013 年	2018 年	2013 年
两周患病天数	23 298	13 107	7 117	1 266	16 181	11 841
每千人两周患病天数	1 780	888	2 692	507	1 549	966
两周卧床天数	1 725	2 184	599	184	1 126	2 000
两周卧床率/％	13.2	2.1	22.7	1.2	10.8	2.3
每千人两周卧床天数	132	148	277	74	108	163
两周休工（休学）天数	959	3 033	205	225	754	2 808
两周休工（休学）率/％	7.5	7.8	7.8	14.3	7.2	2.9
每千人两周休工/休学天数	75	206	78	90	72	229

第二节　慢性病患病情况

国家卫生服务调查对"慢性病患病"的定义：通过询问 15 岁及以上被调查者得知，在调查前半年内有经过医务人员明确诊断的各类慢性疾病，包括慢性感染性疾病（如结核等）和慢性非感染性疾病（如冠心病、高血压病等）；或半年以前经医生诊断有慢性病，并在调查前半年内时有发作同时采取了治疗措施（如服药、理疗），或者一直在治疗以控制慢性病的发作等。

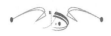
一、15 岁及以上慢性病患病率

慢性病患病率指每百名 15 岁及以上被调查者中慢性病患病的人数或例数。本报告中慢性病患病率均按人数计算,另有说明除外。

(一)患病率及变化

本次调查 15 岁及以上人口为 10 501 人,按患病人数计算,居民慢性病患病率为 41.1%,城镇、农牧区分别为 36.8% 和 42.2%;按患病例数计算,慢性病患病率为 48.9%,城镇、农牧区分别为 44.5% 和 50.0%。无论是按患病人数还是患病例数,农牧区慢性病率均高于城镇,这可能与农牧民保健意识缺乏,对慢性病防治知识掌握不够,且长期从事体力劳动以及营养素摄取不足等有关。与 2013 年相比,慢性病患病率均呈上升趋势,城镇、农牧区的增长幅度相当(见表 3-2-1)。

表 3-2-1　　　　　　　　　　调查 15 岁及以上人口慢性病患病率　　　　　　　　　单位:%

调查时间	合计	城镇	农牧区
按患病人数计算			
2018 年	41.1	36.8	42.2
2013 年	32.9	20.7	35.5
按患病例数计算			
2018 年	48.9	44.5	50.0
2013 年	40.6	25.4	43.8

(二)各地市差异

慢性病患病率在不同地市存在一定差异,阿里地区最高,其次为山南市,拉萨市最低,这可能与各地市生活饮食习惯和社会经济发展水平有关。拉萨市、林芝市和阿里地区的农牧区慢性病患病率低于城镇,而其他地市则相反(见表 3-2-2)。

表 3-2-2　　　　　　　　　　不同地市慢性病患病率　　　　　　　　　单位:%

地市	拉萨市 (n=2 749)	日喀则市 (n=2 271)	山南市 (n=990)	林芝市 (n=669)	昌都市 (n=2 030)	那曲市 (n=1 319)	阿里地区 (n=473)
城镇	27.4	41.1	60.5	57.3	38.9	38.9	64.2
农牧区	14.0	50.3	71.4	53.0	42.6	39.9	56.8
合计	20.0	49.8	60.7	53.7	42.4	39.7	61.1

(三)性别差异

本次调查男性慢性病患病率为 36.3%,低于女性的 45.3%,农牧区男女慢性病患病

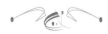

率差异略大于城镇。各地市女性慢性病患病率均高于男性,拉萨市男女差异最小,山南市和那曲市男女差异比较明显(见表3-2-3、表3-2-4)。

表3-2-3　　　　　不同年份15岁及以上调查人口不同性别慢性病患病率　　　　　单位:%

性别	合计		城镇		农牧区	
	2018年	2013年	2018年	2013年	2018年	2013年
男性	36.3	29.3	33.3	20.9	37.0	31.0
女性	45.3	36.0	39.5	20.4	47.0	39.6

表3-2-4　　　　　不同地市15岁及以上调查人口不同性别慢性病患病率　　　　　单位:%

性别	拉萨市	日喀则市	山南市	林芝市	昌都市	那曲市	阿里地区
男性	17.8	44.5	53.1	48.9	37.0	33.4	56.0
女性	21.9	54.8	66.8	58.0	47.5	45.2	65.0

(四)年龄别差异

随着年龄的增长,机体各器官逐渐老化,抵抗力也逐渐下降;同时年龄越大,暴露于各种危险因素的长期作用越多,暴露累积量也越大。本次调查发现,城镇、农牧区的慢性病患病率随年龄的增长而增高,城镇和农牧区65岁及以上老年人口慢性病患病率分别为60.0%和71.9%。45岁以下年龄组,城乡居民慢性病患病率差距较小;45岁及以上年龄组,随着年龄的增长,城乡居民慢性病患病率的差距也逐渐加大(见表3-2-5)。

表3-2-5　　　　　不同年份15岁及以上调查人口年龄别慢性病患病率　　　　　单位:%

年龄段/岁	合计		城镇		农牧区	
	2018年	2013年	2018年	2013年	2018年	2013年
15~24	12.6	10.0	8.4	4.5	13.7	11.0
25~34	23.1	18.6	20.3	9.0	23.7	20.4
35~44	35.2	31.1	32.0	16.1	36.0	34.2
45~54	49.2	41.6	42.3	25.1	51.2	45.4
55~64	62.4	53.0	54.6	35.0	64.8	57.6
≥65	69.3	60.6	60.0	44.8	71.9	64.2

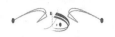

年龄段/岁	合计		城镇		农牧区	
	男性	女性	男性	女性	男性	女性
15～24	11.1	14.3	6.6	10.6	12.4	15.2
25～34	19.1	26.7	18.5	22.0	19.2	27.7
35～44	32.6	37.5	31.6	32.2	32.8	39.1
45～54	43.7	54.1	39.9	44.1	44.6	57.4
55～64	56.8	67.3	48.3	59.3	59.1	69.9
≥65	65.6	71.9	57.4	61.9	68.0	74.6

表 3-2-6 　　　　　　不同性别 15 岁及以上调查人口年龄别慢性病患病率　　　　　　单位:%

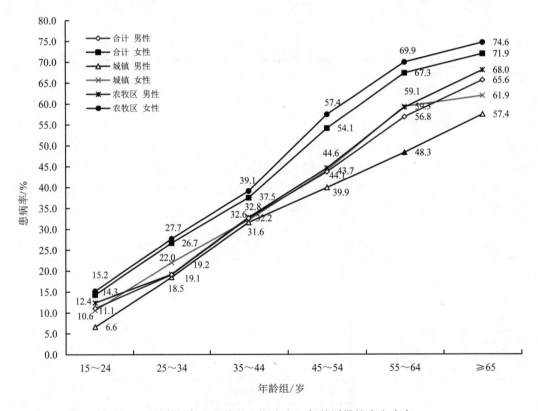

图 3-2-1　不同性别 15 岁及以上调查人口年龄别慢性病患病率

由表 3-2-6 和图 3-2-1 可见,15～24 岁和 35～44 岁年龄组男性与女性慢性病患病率差异不大,其他年龄组差异较大。城镇和农牧区女性各年龄组的慢性病患病率均高于男性。随着年龄的增加,男女各年龄组患病率也随之增加。

拉萨市与其他地市相比,各年龄组慢性病患病率均最低;15～24 岁、45～54 岁、55～64 岁和 65 岁及以上组,阿里地区居民慢性病患病率最高;25～34 岁和 35～44 岁组,山南市居民慢性病患病率最高(见表 3-2-7)。

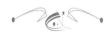

表 3-2-7　　　　　　不同地市 15 岁及以上调查人口年龄别慢性病患病率　　　　　单位:%

年龄段/岁	拉萨市	日喀则市	山南市	林芝市	昌都市	那曲市	阿里地区
15~24	4.0	13.9	29.6	12.8	12.1	19.5	36.4
25~34	6.4	30.8	40.9	21.9	25.3	24.1	40.4
35~44	14.7	39.7	58.9	45.7	34.3	35.4	56.2
45~54	24.8	62.5	62.4	56.7	56.9	49.2	64.3
55~64	36.3	70.4	73.3	81.7	70.3	61.2	83.6
≥65	46.7	77.9	82.1	75.0	70.3	69.4	91.5

(五)民族差异

被调查 15 岁及以上汉族居民的慢性病患病率最低,其次是藏族,其他民族最高。不论男性还是女性,农牧区藏族和汉族的慢性病患病率高于城镇,但其他民族的慢性病患病率城镇高于农牧区(见表 3-2-8、图 3-2-2、图 3-2-3)。

表 3-2-8　　　　　　　　15 岁及以上调查人口民族别慢性病患病率　　　　　　　单位:%

民族	合计	城镇			农牧区		
		合计	男	女	合计	男	女
藏族	41.3	37.0	34.0	39.3	42.5	37.3	47.2
汉族	29.8	23.1	19.1	29.0	32.9	30.0	36.4
其他民族	43.2	59.1	33.3	76.9	37.3	30.0	41.9

注:其他民族包括回族、满族、蒙古族、珞巴族和门巴族。

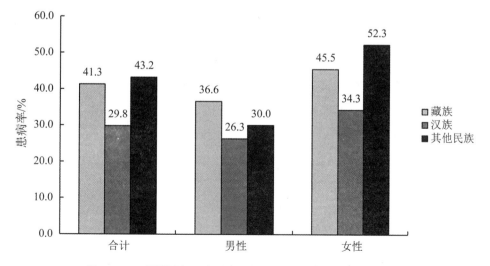

图 3-2-2　不同性别 15 岁及以上调查人口民族别慢性病患病率

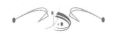

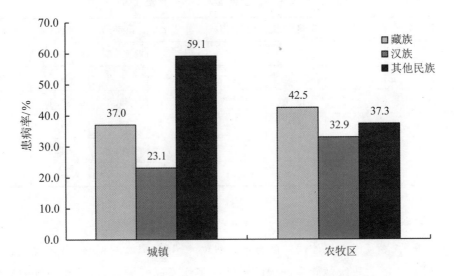

图 3-2-3　城乡 15 岁及以上调查人口民族别慢性病患病率

（六）职业差异

不同职业人群慢性病患病率有所不同，农牧民慢性病患病率最高，个体从业者慢性病患病率最低。农牧区农牧民和其他职业人群慢性病患病率高于城镇，但公职人员和个体从业者慢性病患病率低于城镇；农牧区男性农牧民慢性病患病率高于城镇男性农牧民，其他职业慢性病患病率都低于城镇；农牧区女性农牧民和其他职业女性慢性病患病率高于城镇，女性公职人员和个体从业者慢性病患病率低于城镇（见表 3-2-9、图 3-2-4）。

表 3-2-9　　　　　　　15 岁及以上调查人口不同职业慢性病患病率　　　　　　　单位：%

职业	合计	城镇			农牧区		
		合计	男	女	合计	男	女
公职人员	33.0	36.3	35.6	37.2	25.9	21.8	32.3
农牧民	42.1	31.5	23.0	39.4	42.3	37.0	47.2
个体从业者	26.9	37.0	34.4	39.1	20.6	22.1	18.5
其他	36.3	35.9	35.3	36.4	36.8	33.2	40.3

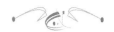

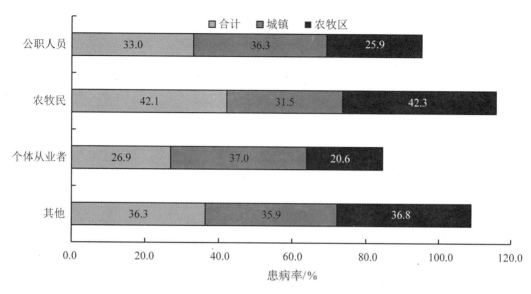

图 3-2-4 城乡 15 岁及以上调查人口职业别慢性病患病率

（七）文化程度差异

调查发现，慢性病患病率随着文化水平的提高而逐渐下降，城镇和农牧区情况都如此。说明文化水平的高低对慢性病有一定的影响，文化水平越高，对自身健康的关注越多，获取健康知识的能力越强，且途径也越多（见图 3-2-5）。

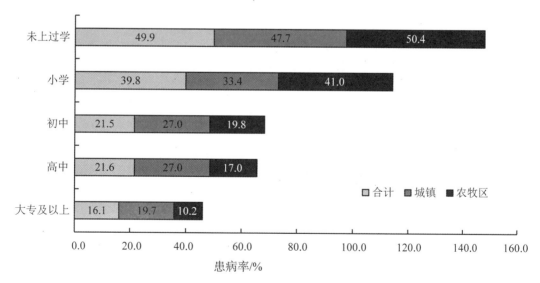

图 3-2-5 城乡 15 岁及以上调查人口文化程度别慢性病患病率

（八）婚姻差异

丧偶者慢性病患病率最高，未婚者最低，不论城乡还是男女都如此。丧偶属于负面

事件,对人的心理和生理都会产生消极影响,由此可能加大了患病的概率(见表 3-2-10)。

表 3-2-10　　　　　　　　15 岁及以上调查人口婚姻别慢性病患病率　　　　　　　　单位:%

婚姻	合计	城乡		性别	
		城镇	农牧区	男	女
未婚	24.5	13.4	27.5	20.6	28.9
已婚	41.7	38.5	42.5	38.4	44.8
丧偶	67.5	61.7	69.2	58.9	70.8
离婚	46.5	50.7	44.5	37.5	49.6
其他	53.5	38.9	58.5	52.9	53.7

(九)经济状况差异

本报告采用莫泰基的低收入人群划分方法,即将调查家庭人均年收入中位数(本调查该数值为 6 666 元)的 50%(3 333 元)作为低收入线,家庭人均年收入在 3 333 元以下定为贫困人群,3 333~5 500 元为低收入,5 501~8 500 元为中等收入,8 501~14 000 元为高收入,14 000 元以上为富裕。不同的经济状况慢性病患病率有所不同,随着经济收入的提高,慢性病患病率在逐渐下降,但富裕人群的慢性病患病率反而比中等收入和高收入人群高,特别是城镇人群,说明经济富裕的人,其健康意识和素养并没有随着物质生活水平的提高而有所增长(见表 3-2-11)。

表 3-2-11　　　　　　　15 岁及以上调查人口不同经济状况慢性病患病率　　　　　　单位:%

经济收入	合计	城镇	农牧区
贫困	24.0	14.0	26.6
低收入	22.1	16.2	23.7
中等收入	18.2	17.6	18.4
高收入	16.0	16.7	15.8
富裕	19.7	35.6	15.5

(十)吸烟、饮酒差异

吸烟是多种慢性病的共同危险因素。本研究发现已戒烟者慢性病患病率高于吸烟者,且差异具有统计学意义($p < 0.05$),这可能与调查对象在患病后改变了原有生活习惯(如戒烟)有关,同时提示被调查人群中二手烟的危害不容忽视。在过去 30 天以前喝过酒者慢性病患病率略高于在 30 天内喝过酒者,没喝过酒者最低,差异具有统计学意义($p < 0.05$)。详见表 3-2-12。

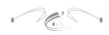

表 3-2-12　　　　　　　**15 岁及以上调查人口吸烟或饮酒慢性病患病情况**

吸烟			饮酒		
吸烟	已戒烟	从不吸烟	喝过,在 30 天内	喝过,在过 去 30 天以前	没喝过
366(27.5%)	175(49.7%)	3 772(42.8%)	946(43.2%)	273(44.9%)	3 094(40.2%)

二、慢性病患病构成

(一)分疾病类别慢性病患病率

按疾病类别分析,慢性病患病率前五位的疾病分别是循环系统疾病、消化系统疾病、肌肉骨骼系统疾病、泌尿生殖系统疾病、呼吸系统疾病。城镇和农牧区前五类疾病排序与总体结果略有不同,城镇排在前五位的依次是循环系统疾病,消化系统疾病,肌肉骨骼系统疾病,血液和造血器官疾病,内分泌、营养和代谢疾病,农牧区排在前五位的依次是消化系统疾病、肌肉骨骼系统疾病、循环系统疾病、泌尿生殖系统疾病、呼吸系统疾病。另外,城镇没有妊娠、分娩病及产褥期疾病,也没有皮肤和皮下组织疾病(见表 3-2-13)。

表 3-2-13　　　　　　　**15 岁及以上调查人口疾病类别慢性病患病率及构成**

慢性病	合计			城镇			农牧区		
	顺位	患病率/%	构成/%	顺位	患病率/%	构成/%	顺位	患病率/%	构成/%
循环系统	1	19.3	31.7	1	61.6	61.5	3	8.2	16.2
消化系统	2	15.9	26.1	2	14.0	14.0	1	16.4	32.5
肌肉骨骼系统	3	10.5	17.3	3	10.9	10.9	2	10.4	20.7
泌尿生殖系统	4	2.6	4.3	7	1.6	1.6	4	2.9	5.8
呼吸系统	5	2.3	3.8	7	1.6	1.6	5	2.5	4.9
血液和造血器官	6	1.9	3.1	4	2.5	2.5	6	1.7	3.4
传染病	7	1.5	2.4	0.8	0.8	7	1.6	3.2	—
眼及附部	8	1.4	2.3	8	0.9	0.9	8	1.5	3
神经系统	9	1.2	2.1	6	1.9	1.9	9	1.1	2.1
内分泌、营养和代谢	10	1.1	1.8	5	2.3	2.3	10	0.8	1.6
其他	11	0.6	0.9	9	0.5	0.5	11	0.6	1.1
损伤和中毒	12	0.5	0.8	0.2	0.2	11	0.6	1.1	—
精神病	13	0.3	0.6	10	0.3	0.3	13	0.3	0.7
耳和乳突	13	0.3	0.6	12	0.1	0.1	12	0.4	0.8

续表

慢性病	合计			城镇			农牧区		
	顺位	患病率/%	构成/%	顺位	患病率/%	构成/%	顺位	患病率/%	构成/%
先天异常	14	0.3	0.5	11	0.2	0.2	12	0.4	0.7
体征、症状和不明确疾病	16	0.2	0.4	11	0.2	0.2	13	0.3	0.5
寄生虫病	15	0.2	0.3	12	0.1	0.1	14	0.2	0.4
恶性肿瘤	15	0.2	0.3	12	0.1	0.1	14	0.2	0.3
妊娠、分娩病及产褥期疾病	17	0.2	0.3	—	0	0	14	0.2	0.4
皮肤和皮下组织疾病	17	0.2	0.3	—	0	0	13	0.3	0.5
良性、原位及动态未定肿瘤	18	0.1	0.1	12	0.1	0.1	15	0	0.1

注:患病率按例数(人次数)计算。

(二)疾病别慢性病患病率

按照疾病别分析慢性病患病率,处于前五位的分别是高血压病、类风湿性关节炎、胆结石症和胆囊炎、急(慢)性胃肠炎、其他类型心脏病。城镇其他血液和造血器官疾病位于第五位,农牧区第五位为其他运动系统疾病,无论城镇还是农牧区,高血压病、类风湿性关节炎、胆结石症和胆囊炎、急(慢)性胃肠炎的患病率均位居前四,提示在今后的慢性病预防和控制工作中,应将这几种慢性病作为防治的重点疾病(见表3-2-14)。

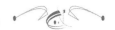

表 3-2-14　15 岁及以上调查人口疾病别慢性病患病率及构成

顺位	合计			城镇			农牧区		
	疾病名称	患病率/%	构成/%	疾病名称	患病率/%	构成/%	疾病名称	患病率/%	构成/%
1	高血压病	14.4	23.7	高血压病	27.3	27.3	高血压病	24.1	14.8
2	类风湿性关节炎	8.0	13.2	类风湿性关节炎	15.0	17.8	类风湿性关节炎	12.8	7.8
3	胆结石症和胆囊炎	6.4	10.4	胆结石症和胆囊炎	10.6	12.5	胆结石症和胆囊炎	10.5	6.4
4	急（慢）性胃肠炎	5.5	9.0	急（慢）性胃肠炎	8.7	10.2	急（慢）性胃肠炎	9.2	5.6
5	其他类型心脏病	1.9	3.1	其他血液和造血器官疾病	3.7	4.4	其他运动系统疾病	3.2	2.0
6	其他运动系统疾病	1.8	3.0	糖尿病	3.3	3.9	其他类型心脏病	2.9	1.8
7	肾炎和肾病变	1.6	2.7	其他缺血性心脏病	3.0	3.6	肾炎和肾病变	2.6	1.6
8	其他消化系统疾病	1.4	2.4	其他类型心脏病	3.0	3.6	其他消化系统疾病	2.4	1.5
9	慢性肝病和肝硬化	1.4	2.2	其他运动系统疾病	2.1	2.5	慢性肝病和肝硬化	3.1	1.9
10	其他血液和造血器官疾病	1.0	1.6	其他神经系统疾病	1.8	2.1	贫血	1.8	1.1
11	贫血	0.9	1.5	椎间盘疾病	1.8	2.1	结核病	1.5	0.9
12	糖尿病	0.9	1.4	肾炎和肾病变	1.8	2.1	消化性溃疡	1.4	0.9
13	其他缺血性心脏病	0.8	1.4	其他消化系统疾病	1.7	2.0	乙型肝炎	1.4	0.8
14	消化性溃疡	0.8	1.4	慢性肝病和肝硬化	1.6	1.9	肺炎	1.3	0.8
15	肺炎	0.8	1.3	消化性溃疡	1.4	1.6	其他循环系统疾病	1.2	0.8
16	结核病	0.7	1.2	癫痫	1.3	1.5	其他神经系统疾病	1.2	0.7
17	乙型肝炎	0.7	1.1	乙型肝炎	0.8	0.9	椎间盘疾病	1.0	0.6

注：患病率率按例数（人次数）计算。

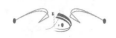

第三节　居民自我健康评价

本次调查采用了 EQ-5D 测量方法,它是国际上广泛应用、标准化的测量健康相关生命质量的量表,适用于大规模人群调查。EQ-5D 主要测量生活质量的五个维度,包括行动能力、自我照顾、日常活动、疼痛(不适)和焦虑(抑郁)。每个维度分为无问题、有中度问题和有重度问题三个层次。关于健康总体状况的评价采用了 VAS 评分法,其中 0 分代表最差,100 分代表健康状况最佳。

一、总体情况

第六次国家卫生服务调查对 10 岁及以上人群都进行了"居民自我健康评价"调查,但是第五次国家卫生服务调查对象为 15 岁及以上人群。因此,为了与 2013 年情况进行比较,以下主要分析了 15 岁及以上人口 EQ-5D 和 VAS 评分状况。调查发现,总体上各维度有问题(有中度和重度问题,下同)的人口比例均较低,大多数维度都在 12% 以下。在各维度城乡居民有问题的比例中,农牧区均略高于城镇。疼痛(不舒服)维度有问题的比例最高,平均达到了 17.2%。另外,VAS 平均分为 69.2±19.4,城镇高于农牧区,但差距不大。详见表 3-3-1。

表 3-3-1　　　　　　　　15 岁及以上调查人口 EQ-5D 总体情况　　　　　　　单位:%

EQ-5D 维度		合计	城镇	农牧区
行动能力	无问题	86.2	87.5	85.9
	有中度问题	13.0	11.8	13.3
	有重度问题	0.8	0.8	0.8
自我照顾	无问题	90.9	91.7	90.7
	有中度问题	8.0	7.2	8.2
	有重度问题	1.1	1.1	1.1
日常活动	无问题	86.7	89.5	86.0
	有中度问题	11.1	8.7	11.7
	有重度问题	2.2	1.7	2.3

续表

EQ-5D 维度		合计	城镇	农牧区
疼痛(不适)	无问题	82.8	83.9	82.5
	有中度问题	15.4	14.6	15.6
	有重度问题	1.8	1.6	1.8
焦虑(抑郁)	无问题	85.5	88.1	85.2
	有中度问题	12.8	10.7	13.3
	有重度问题	1.4	1.3	1.5

二、地区比较

(一)城乡比较

城镇居民 EQ-5D 各维度有问题的比例以疼痛(不适)维度最高,其次是行动能力,自我照顾维度比例最低;农牧区居民 EQ-5D 各维度有问题的比例以疼痛(不适)维度最高,其次是焦虑(抑郁),自我照顾维度有问题的比例最低。与 2013 年相比,2018 年 EQ-5D各维度有问题的比例大都略有上升,这可能提示西藏居民在自我感知方面的期望比 5 年前更高。2018 年城镇 EQ-5D 各维度有问题的比例都比 2013 年高,农牧区除疼痛(不适)维度略有下降外,其余维度都呈上升趋势;城镇各维度增加的幅度较大,尤其是疼痛(不适)和焦虑(抑郁)维度,农牧区各维度的变化相对较小。比较 2018 年与 2013 年城乡居民 VAS 评分发现,2018 年总体 VAS 分数较 2013 年略有下降,农牧区基本同步下降,城镇基本保持不变(见表3-3-2)。

表 3-3-2　　城乡不同年份 15 岁及以上调查人口 EQ-5D 有问题比例和 VAS 评分

健康情况	合计		城镇		农牧区	
	2018 年	2013 年	2018 年	2013 年	2018 年	2013 年
行动能力/%	13.8	12.3	12.5	8.0	14.1	13.3
自我照顾/%	9.1	7.8	8.3	4.6	9.3	8.5
日常活动/%	13.3	11.9	10.5	6.3	14.0	13.1
疼痛(不适)/%	17.2	17.7	16.1	10.2	17.5	19.3
焦虑(抑郁)/%	14.2	10.7	11.9	5.6	14.8	11.8
VAS 评分	69.2±19.4	72.0±16.2	72.0±19.3	72.5±15.8	68.5±19.4	71.9±16.3

(二)各地市比较

对比各地市居民的健康状况发现,EQ-5D 五个维度有问题的比例在不同地区存在一

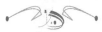

定的差别。总体上,各维度有问题的比例以昌都市最高,拉萨市最低。

在不同维度有问题比例中,除日喀则市以日常活动维度有问题比例最高,昌都市以焦虑(抑郁)维度有问题比例最高外,其余地市都是疼痛(不适)维度有问题比例最高;除那曲市的焦虑(抑郁)维度有问题比例最低外,其余地市自我照顾维度有问题比例最低。VAS 评分拉萨市最高,其次是那曲市,阿里地区最低(见表 3-3-3)。

表 3-3-3　　　　不同地市调查人口 EQ-5D 有问题比例和 VAS 评分

健康情况	拉萨市	日喀则市	山南市	林芝市	昌都市	那曲市	阿里地区
行动能力/%	6.5	13.7	12.8	14.9	20.9	17.0	17.1
自我照顾/%	3.2	8.6	8.9	8.8	15.0	12.4	11.6
日常活动/%	5.1	19.0	11.8	9.1	19.8	13.7	13.1
疼痛(不适)/%	8.0	18.3	18.8	24.2	24.0	17.4	22.8
焦虑(抑郁)/%	4.1	16.3	13.3	19.9	24.3	11.4	19.9
VAS 评分	78.0±14.9	64.9±21.5	68.6±14.2	70.3±14.0	62.8±21.3	71.8±17.2	58.8±23.7

三、性别比较

各维度女性有问题的比例均高于男性。无论男女,疼痛(不适)维度有问题比例最高,自我照顾维度有问题比例最低。男性 VAS 评分高于女性,提示总体上男性居民健康状况优于女性。与 2013 年比较,除疼痛(不适)维度有问题比例略有下降外,男性和女性其余四个维度有问题比例都在上升。2018 年女性 VAS 评分比 2013 年下降的幅度较男性明显(见表 3-3-4)。

表 3-3-4　　　不同性别不同年份 5 岁及以上调查人口 EQ-5D 有问题比例和 VAS 评分

健康情况	男性		女性	
	2018 年	2013 年	2018 年	2013 年
行动能力/%	10.9	10.2	16.3	14.2
自我照顾/%	7.1	5.9	10.8	9.4
日常活动/%	11.1	9.3	15.1	14.1
疼痛(不适)/%	13.1	14.0	20.8	20.9
焦虑(抑郁)/%	10.9	7.5	17.0	13.5
VAS 评分	72.1±18.4	74.3±15.5	66.6±20.0	70.1±16.5

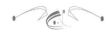

四、年龄别比较

(一)不同年龄段人群五维度有问题的比例

各维度有问题的比例随着年龄的增长而快速上升,特别是行动能力维度和日常活动维度。疼痛(不适)维度有问题的比例在大部分年龄段都处于最高,除65岁及以上年龄组的焦虑(抑郁)维度有问题比例最低外,其余5个年龄段有问题比例最低的都是自我照顾维度。随着年龄的增长,VAS评分逐渐下降,65岁及以上年龄组人群下降尤为明显。

相比2013年,2018年被调查人群所有年龄段焦虑(抑郁)有问题比例均有不同程度上升;55~64岁组除焦虑(抑郁)维度有问题比例上升外,其他各维度有问题比例有所下降;55岁以上人群疼痛(不适)有问题比例明显下降;VAS评分除在15~24岁组2018年较2013年略有上升外,其他各年龄组VAS评分2018年较2013年呈下降趋势(见表3-3-5)。

表 3-3-5　　不同年龄不同年份15岁及以上调查人口 EQ-5D 有问题比例和 VAS 评分

年龄段 /岁	行动能力/%		自我照顾/%		日常活动/%		疼痛(不适) /%		焦虑(抑郁) /%		VAS 评分	
	2018年	2013年	2018年	2013年	2018年	2013年	2018年	2013年	2018年	2013年	2018 年	2013 年
15~24	2.5	2.6	2.4	2.0	3.8	3.0	4.2	4.7	3.5	2.8	80.2±14.9	79.9±13.2
25~34	4.2	3.1	2.9	1.6	4.1	3.2	7.0	7.4	7.8	5.1	75.5±16.5	77.6±13.3
35~44	6.6	6.7	4.1	4.1	6.9	6.4	11.4	13.6	11.6	9.0	72.2±17.4	73.5±15.0
45~54	13.5	11.5	8.1	5.9	12.6	10.6	18.6	19.1	15.5	12.0	67.3±18.0	70.4±15.0
55~64	23.6	26.0	14.4	16.0	21.4	23.0	28.2	32.1	19.9	17.3	62.3±20.0	64.7±15.9
≥65	44.0	42.7	31.5	30.2	42.3	42.7	42.9	46.6	31.1	26.8	54.5±21.3	57.6±16.8

(二)不同年龄人群 VAS 评分

从整个人群来看,分年龄组的VAS评分除15~24岁组外,其他各年龄组均为2018年略低于2013年。不同年龄组VAS评分女性均低于男性(见图3-3-1、图3-3-2)。

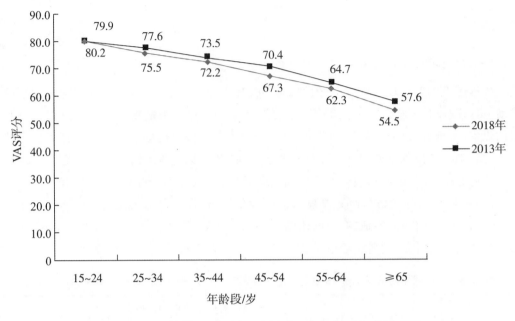

图 3-3-1 不同年份 15 岁及以上调查人口年龄别 VAS 评分情况

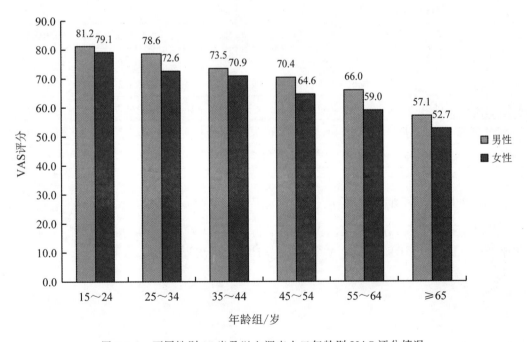

图 3-3-2 不同性别 15 岁及以上调查人口年龄别 VAS 评分情况

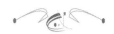

五、不同职业比较

本次调查发现行动能力维度有问题比例在无业者中最高,剩余四个维度有问题的比例均在失业者中最高,VAS 评分也在失业者中最低;在校学生所有五个维度有问题的比例均最低,VAS 评分最高,其次是在业者。其与 2013 年相比,失业者所有五个维度有问题的比例均在上升,在业和无业者除疼痛(不适)稍有下降外,其余四个维度有问题的比例均有上升趋势。2018 年在业、无业和失业者 VAS 评分都比 2013 年低。离退休和在校学生除焦虑(抑郁)维度有问题比例略有上升外,其余四个维度都在下降,VSA 评分较2013 年有所上升。综上所述,说明在业者因工作压力大导致自我健康评价低,无业和失业者因生活压力对自我健康的评价也低,反之离退休和在校学生因为工作和生活压力都不大,所以对自我健康的评价稍高。

关于职业类型,自我照顾维度有问题比例在其他职业里最高,其余四个维度有问题比例均在农牧民中最高;五个维度有问题比例均在个体从业者中最低。VAS 评分在公职人员和个体从业者中偏高,其次是其他职业,农牧民的 VAS 评分最低(见表 3-3-6)。

表 3-3-6　15 岁及以上调查人口不同就业状况、职业类型 EQ-5D 有问题比例和 VAS 评分

项目		行动能力/%	自我照顾/%	日常活动/%	疼痛(不适)/%	焦虑(抑郁)/%	VAS 评分
就业状况	在业	9.9	5.6	8.9	13.5	11.7	71.2±17.7
	离退休	20.3	9.7	16.4	26.6	18.8	68.4±17.0
	在校学生	0	0	0.4	0.7	1.4	85.0±12.0
	失业	31.5	26.8	53.0	39.9	38.1	52.8±24.2
	无业	33.5	26.6	33.6	35.6	26.2	58.4±23.0
职业类型	公职人员	7.9	2.6	3.8	12.1	8.9	77.8±16.5
	农牧民	10.9	5.9	10.1	15.1	12.9	69.8±17.2
	个体从业者	3.7	2	3.1	6.4	8.0	77.5±17.6
	其他	10.1	7.2	9	12.4	10.1	71.2±18.8

注:"在业"包括灵活就业。

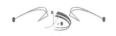

六、不同文化程度比较

表 3-3-7 显示,五个维度有问题的比例均随着文化水平的提高而大幅下降,而 VAS 评分逐渐上升。与 2013 年相比,未上过学和大专及以上文化水平人群各维度有问题的比例都有所下降,小学和中学文化水平者各维度有问题的比例均有所上升;2018 年未上过学和小学人群 VAS 评分较 2013 年低,而大专及以上人群 VAS 评分与 2013 年相比呈上升趋势。详见表 3-3-7。

表 3-3-7　　　15 岁及以上调查人口不同文化程度 EQ-5D 有问题比例和 VAS 评分

文化程度	行动能力	自我照顾	日常活动	疼痛(不适)	焦虑(抑郁)	VAS 评分
没上过学	971(67.2%)	666(69.9%)	936(67.2%)	1 163(64.3%)	941(63.2%)	64.7±20.2
小学	410(28.4%)	233(24.4%)	383(27.5%)	526(29.1%)	435(29.2%)	70.0±18.2
中学	59(4.1%)	52(5.5%)	71(5.1%)	114(6.3%)	105(7.1%)	78.6±15.4
大专及以上	5(0.3%)	2(0.2%)	3(0.2%)	5(0.3%)	7(0.5%)	83.6±12.4
合计	1 445	953	1 393	1 808	1 488	69.2±19.4

注:"中学"包括初中、高中、中职和中技。

七、不同婚姻状况比较

在对不同婚姻状况比较时发现,未婚居民在 EQ-5D 五个维度有问题的比例均低于其他婚姻状况的居民,丧偶者在行动能力、日常生活和焦虑(抑郁)维度有问题的比例均高于其他婚姻状况的居民,其他婚姻状况的居民自我照顾和疼痛(不适)维度有问题的比例最高。未婚者的 VAS 评分最高,丧偶者的 VAS 评分最低,剩下三种婚姻状况 VAS 评分相当。与 2013 年比较,日常活动和焦虑(抑郁)维度有问题比例在五种婚姻状况中均有上升趋势,但丧偶者在行动能力、自我照顾和疼痛(不适)三个维度有问题比例反而有所下降,特别是疼痛(不适)维度。2018 年不同婚姻状况的 VAS 评分较 2013 年均下降。详见表 3-3-8。

表 3-3-8　　　15 岁及以上调查人口不同婚姻状况 EQ-5D 有问题比例和 VAS 评分

婚姻状况	行动能力/%	自我照顾/%	日常活动/%	疼痛(不适)/%	焦虑(抑郁)/%	VAS 评分
未婚	7.7	6.7	9.7	9.3	8.3	75.6±18.7
已婚	13.0	8.1	11.8	16.5	14.0	69.0±19.0
丧偶	33.2	23.2	34.7	37.8	26.7	58.4±20.7
离婚	15.0	10.2	15.0	24.6	20.9	67.4±20.4
其他	28.2	29.6	29.6	39.4	21.1	65.7±15.6

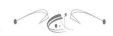

第四节　本章小结

第一,调查地区居民卫生服务需要增加,与 2013 年相比,居民两周患病率和疾病严重程度都有所升高。

第二,调查地区居民两周患病率在不同城乡、地市、性别、年龄段、文化程度、在业状况间都存在差异,且差异具有统计学意义。城镇、阿里地区、女性、65 岁及以上、未上过学、失业者的两周患病率最高。

第三,调查地区居民两周患病类型有所变化,与 2013 年相比,慢性病持续到两周内比例上升了 4.8 个百分点,城镇居民这一比例上升了 13.4 个百分点;居民两周所患疾病大致与 2013 年的结构相同,排前五位疾病中,除高血压病患病率小幅下降外,其他疾病两周患病率增幅明显。

第四,调查地区居民慢性病患病率较 2013 年有所上升,农牧区慢性病患病率高于城镇。慢性病患病率在不同地市、性别、年龄段、职业、文化程度、婚姻、收入状况间存在差异。阿里地区、女性、65 岁及以上、农牧民、未上过学、丧偶者、贫困人群慢性病患病率最高。

第五,慢性病疾病别疾病谱前五位为高血压病、类风湿性关节炎、胆结石症和胆囊炎、急(慢)性胃肠炎、其他类型心脏病。无论城镇还是农牧区,慢性病患病率位居前四的与总体一致,提示在今后的慢性病预防和控制工作中应将这几种慢性病作为防治的重点疾病。

第六,居民自评健康状况,EQ-5D 各维度有问题的比例随着年龄的增长而快速上升。其与 2013 年相比,在城乡、性别上 EQ-5D 各维度有问题的比例均有所上升,而 VAS 评分有所下降。

第四章　居民医疗服务需求和利用

本章通过分析居民患病就诊率、就诊方式、未就诊率、未就诊原因及选择就诊机构等情况,着重介绍调查地区居民医疗卫生服务需求和利用情况。

第一节　两周患病治疗情况

一、两周患病治疗方式

两周患病治疗方式包括两周内就诊、自我医疗和未治疗。两周内就诊是指因疾病或损伤在两周内到医疗卫生机构就诊;自我医疗指调查两周内因病进行自我治疗;未治疗即两周内未采取任何治疗措施。

本次调查的两周患病的居民中,61.4%的患者两周内就诊,59.6%的患者进行了自我医疗,9.9%的患者未采取任何治疗措施。相比2013年,2018年被调查患者两周内就诊比例增长了9.9%。

城镇与农牧区居民两周患病治疗情况与2013年的调查结果相比较,调查地区居民的患病就诊情况有了明显的改善,特别是自我医疗的变化较突出。详见表4-1-1。

表 4-1-1　　　　　　　　不同年份调查人口两周患病治疗方式　　　　　　单位:%

治疗情况	合计		城镇		农牧区	
	2018年	2013年	2018年	2013年	2018年	2013年
两周内就诊	61.4	51.5	54.9	46.9	64.3	52.2
自我医疗	59.6	21.7	66.4	30.8	56.4	20.3
未治疗	9.9	19.8	13.2	13.3	8.3	20.9

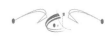

二、两周患病医生指导治疗率

两周患病医生指导治疗率指每百名(或每千名)调查人口中,在医生指导下两周内对疾病有过治疗的病例数。本次调查结果显示,两周患病医生指导治疗率为12.1%,其中,城镇地区为18.0%,农牧区为10.6%,城镇高于农牧区。该结果与2013年的全国水平相比,西藏自治区有待提高医生对患者的指导治疗率。详见表4-1-2。

表 4-1-2 　　　　　　　　　调查人口两周患病医生指导治疗情况

指标	合计	城镇	农牧区
调查人数	13 102	2 644	10 443
患病人数	1 665	485	1 180
医生指导治疗例数	1 579	476	1 103
两周患病医生指导治疗率/%	12.1	18.0	10.6
2013 年全国两周患病医生指导治疗率/%	20.4	24.1	16.8

总体来看,男性患者医生指导治疗率(9.3%)低于女性患者(14.5%)。城镇地区男性与女性患者医生指导治疗率分别为11.5%与23.3%,农牧区分别为8.8%和12.2%,男性略低于女性,与2013年的全国男女接受医生指导特征相一致,提示女性居民患病后更愿意在医生指导下进行治疗(见图4-1-1)。

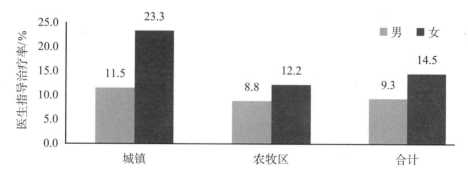

图 4-1-1 　不同城乡、不同性别医生指导治疗率情况

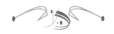

第二节 门诊服务利用情况

一、两周就诊率

两周就诊定义为医生询问过病情、作过诊断或开过处方即为一次就诊;在村卫生室进行连续性注射或输液时,一个疗程算为一次就诊。两周就诊率指每百名(或每千名)调查人口中,两周内因疾病或损伤去医疗卫生机构就诊的人均次数。在医疗卫生服务工作的考核与评估工作中,该指标作为描述当地居民对卫生的利用情况,是评价测算经济效益的产出和卫生服务社会效益的主要指标之一,其计算公式为:

$$两周就诊率 = \frac{居民两周内因病伤保健等去医疗机构就诊次数}{调查人数} \times 100\%$$

(一)整体情况

调查结果显示,调查地区居民两周就诊率为 17.9%,与 2013 年(9.9%)相比,两周就诊率增长了 8.0 个百分点。城镇患者两周就诊率(28.6%)比农牧区(15.2%)高 13.4 个百分点。以上结果表明,西藏地区两周就诊率在过去 5 年有了一定的增长,其中城镇居民两周就诊率增长较明显。详见表 4-2-1。

表 4-2-1 不同年份调查人口两周就诊情况

指标	合计		城镇		农牧区	
	2018 年	2013 年	2018 年	2013 年	2018 年	2013 年
调查人口数	13 102	14 752	2 644	2 855	10 443	11 897
就诊人数	1 546	802	422	99	1 124	703
就诊人次数	2 343	1 460	756	223	1 587	1 237
两周就诊率/%	17.9	9.9	28.6	7.8	15.2	10.4

(二)性别之间比较

总体上,调查地区男性两周就诊率(13.5%)比女性(21.8%)低 8.3 个百分点。城乡之间,城镇女性的就诊率(38.2%)比男性(16.7%)高 21.5 个百分点;农牧区女性(17.4%)比男性(12.8%)高 4.6 个百分点,农牧区不同性别间两周就诊率相差较小。与 2013 年相比,城镇男性和女性两周就诊率都有明显的提高,而农牧区男性和女性两周就诊率相对增长较少。详见表 4-2-2。

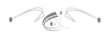

表 4-2-2 不同年份不同性别调查人口两周就诊情况

指标		调查总数		就诊人次数		两周就诊率/%	
		男性	女性	男性	女性	男性	女性
城镇	2018 年	1 184	1 460	198	558	16.7	38.2
	2013 年	1 273	1 582	77	146	6.0	9.2
农牧区	2018 年	5 022	5 421	642	945	12.8	17.4
	2013 年	5 774	6 123	467	770	8.1	12.6
合计	2018 年	6 213	6 889	840	1 503	13.5	21.8
	2013 年	7 047	7 705	544	916	7.7	11.9

（三）年龄之间比较

不同年龄段的居民两周就诊率以 65 岁及以上人群最高，15～24 岁人群最低。不同户口之间进行比较，0～34 岁城乡人群两周就诊率基本相近，35 岁及以上人群城镇户籍人口就诊率高于农牧区人群，65 岁及以上城镇人口就诊率（67.1%）高出农牧区（29.4%）37.7 个百分点。其与 2013 年相比，所有年龄段就诊率都有所提高，可见调查地区居民对疾病早发现、早治疗的观念有了一定的提升。详见表 4-2-3。

表 4-2-3 不同年份调查人口年龄别两周就诊率 单位：%

年龄段/岁	合计		城镇		农牧区	
	2018 年	2013 年	2018 年	2013 年	2018 年	2013 年
0～4	9.3	7.8	8.9	4.7	9.4	8.3
5～14	6.1	4.0	5.9	1.1	6.2	4.7
15～24	5.8	5.8	5.7	2.0	5.8	6.7
25～34	10.8	7.1	12.1	0.9	10.6	8.4
35～44	14.8	9.9	19.5	5.5	13.6	11.2
45～54	27.5	14.7	46.9	18.8	21.9	13.6
55～64	29.2	16.3	46.6	14.5	24.1	16.8
≥65	37.6	16.9	67.1	14.5	29.4	17.6

观察两周就诊率在不同年龄段中的变化趋势发现，总体上，年龄与两周就诊率呈正相关，即年龄越大，两周就诊率越高，尤其是 35 岁之后就诊率有明显提升。详见图 4-2-1。

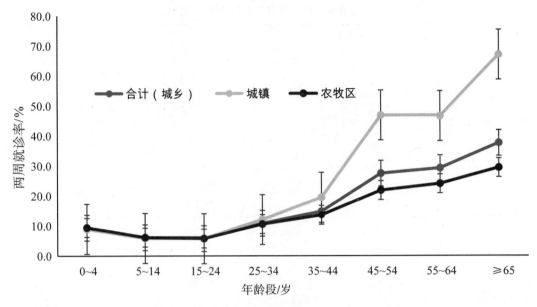

图 4-2-1　调查人口年龄别两周就诊率

（四）不同文化程度之间的比较

调查结果显示,两周就诊率随文化程度的上升而呈下降趋势,两周就诊率最高的是未上过学人群(20.7％),最低的是高中及以上文化程度者(10.8％)。城乡之间有明显的差异,农牧区普遍低于城镇,城镇户口未上过学的患者的两周就诊率是农牧区患者的 2 倍有余。其与 2013 年相比,城乡居民各个文化水平层面患者的两周就诊率都有了明显的上升,其中城镇户口初中文化水平患者的两周就诊率上升了 21.0 个百分点,上升幅度最大。详见表 4-2-4。

表 4-2-4　　　　　　不同年份调查人口文化程度别两周就诊率　　　　　　单位:％

文化程度	合计		城镇		农牧区	
	2018 年	2013 年	2018 年	2013 年	2018 年	2013 年
没上过学	20.7	13.5	34.3	15.6	15.1	13.2
小学	17.0	10.2	27.1	9.6	14.9	10.3
初中	11.3	4.8	22.3	1.3	7.6	6.3
高中及以上	10.8	3.5	10.3	1.5	5.4	8.0

（五）两周就诊者参保情况

两周就诊患者中,74.3％的患者参加了农牧区医疗制度,17.5％的患者参加了城镇居民医疗保险,参加城镇职工医疗保险的人占 5.9％。其与 2013 年相比,城镇职工参加

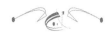

城镇职工医疗保险和城镇居民参加城镇居民医疗保险的比例均有所上升,其中城镇居民参加城镇居民医疗保险比例上升得尤为明显(上升了8.3个百分点),其原因可能与自治区的扶贫搬迁政策和城镇化有关。通过对住院费用和部分特殊病种大额门诊费用补偿机制进行分析发现,59.9%的患者参加了大病统筹的医疗保险,农牧区的参保率高于城镇。详见表4-2-5。

表 4-2-5　　　　　　不同年份调查人口两周就诊者参加医疗保险情况　　　　　　单位:%

医保类型	合计		城镇		农牧区	
	2018 年	2013 年	2018 年	2013 年	2018 年	2013 年
城镇职工医疗保险	5.9	4.7	17.5	32.7	0.5	0.3
城镇居民医疗保险	17.5	9.2	53.7	62.6	0.7	0.9
农牧区医疗制度	74.3	79.1	26.2	7.6	96.6	90.3
其他社会医保	2.0	5.1	1.7	8.9	2.2	3.9
大病医疗保险	59.9	—	38.4	—	69.8	—
商业医疗保险	0.1		0.0		0.2	

(六)不同疾病两周就诊率

调查地区居民两周就诊率排在前五位的疾病依次为急(慢)性肠胃炎(19.0%)、类风湿关节炎(18.5%)、高血压病(16.6%)、感冒(13.1%)及胆石症和胆囊炎(11.6%)。这与2013年的结果相比,类风湿关节炎和高血压病的两周就诊率在城镇患者中的上升幅度较为突出,而农牧区无明显差异。详见表4-2-6。

表 4-2-6　　　　　　　不同年份调查人口疾病别两周就诊率　　　　　　　单位:%

疾病名称	合计		城镇		农牧区	
	2018 年	2013 年	2018 年	2013 年	2018 年	2013 年
急(慢)性胃肠炎	19.0	14.1	18.7	13.1	19.1	14.2
类风湿关节炎	18.5	6.5	30.9	7.1	13.9	6.1
高血压病	16.6	12.2	27.6	9.1	12.5	12.9
感冒	13.1	15.0	6.7	13.1	15.5	15.2
胆石症和胆囊炎	11.6	8.1	13.9	9.1	10.7	8.0

二、两周就诊机构及治疗方式

(一)两周内首次就诊医疗机构

调查地区患病者两周内第一次就诊多在基层医疗卫生机构(诊所、卫生室或卫生站、

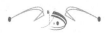

门诊部、卫生院、社区卫生服务中心),占 57.9%,相比 2013 年数据(62.6%)有所降低。这可能一方面与西藏自治区基层医疗卫生机构的医疗服务水平和能力直接相关,另一方面与最近 5 年农牧区到县市级医疗机构之间的交通更加便利有关。患者首次就诊机构排在第二位的是县级医院,占 29.5%,该比例略高于 2013 年的数据(25.3%)。患者首诊机构选择地(市)级以上医院的比例(11.8%)与 2013 年(8.9%)相比,也有小幅上升。

近几年,随着社会经济的快速发展,人们对生活水平的要求越来越高,民众的健康意识也在不断提高,促使医疗服务也变得越来越人性化和专科化。除了大型公立医院和民营医院,市场上逐渐出现了一些服务优化的门诊部(综合、中医、中西医结合、民族医和专科),部分患者为了便利和专科化,开始到门诊部接受首诊,城镇居民的就诊比例(14.0%)高于农牧区患者的就诊比例(5.1%),上述差异的出现可能与门诊部所在的位置有关。详见表 4-2-7。

表 4-2-7　　　　　不同年份调查人口两周患者首次就诊机构构成　　　　单位:%

首诊机构	合计		城镇		农牧区	
	2018 年	2013 年	2018 年	2013 年	2018 年	2013 年
诊所、卫生室(站)	23.6	31.9	29.1	29.3	21.5	32.3
门诊部(综合、中医、中西医)	7.5	—	14.0	—	5.1	—
卫生院、社区卫生服务中心	26.8	30.7	11.6	7.1	32.5	34.0
县级医院	29.5	25.3	22.3	27.3	32.2	25.0
地(市)级及以上医院	11.8	8.9	21.6	27.2	8.2	6.2
其他	0.8	3.2	1.4	9.1	0.5	2.4

(二)就诊治疗方式

在两周就诊的患者人群中,接受藏(中)医服务治疗的比例为 36.4%,略低于 2013 年的全区水平。到藏医医疗机构接受治疗的比例为 34.2%,高于 2013 年西藏自治区的 26.1%,这可能与各级政府执行"每个县建一所独立的藏医医院"政策有关,提高了居民看藏医的可及性。城镇和农牧区患者到藏医医疗机构接受藏医治疗的比例相比 2013 年均有所提升。

从调查地区居民患者就诊接受服务内容来看,排在前三位的分别是开药(95.2%)、疾病诊断、指导(93.1%)和检验、检查(73.5%)。值得一提的是,患者输液利用率下降了 20.9 个百分点,城镇和农牧区均有大幅下降。详见表 4-2-8。

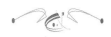

表 4-2-8　　　　　　　　　　不同年份调查人口两周就诊接受服务情况　　　　　　　　单位:%

治疗方式	合计		城镇		农牧区	
	2018 年	2013 年	2018 年	2013 年	2018 年	2013 年
接受藏(中)医服务治疗比例	36.4	44.2	49.8	79.6	31.3	39.3
接受藏医疗机构比例	34.2	26.1	48.8	46.9	28.8	23.2
接受疾病诊断、指导比例	93.1	—	91.5	—	93.8	—
接受检验、检查比例	73.5	—	77.5	—	72.0	—
接受处方开药比例	95.2	—	95.5	—	95.1	—
接受输液治疗比例	26.7	47.6	22.3	46.9	28.4	47.7
接受门诊手术比例	1.6	—	1.9	—	1.5	—
接受其他方式治疗比例	11.0	—	8.8	—	11.8	—

三、两周未就诊情况

两周未就诊率是指两周内因病未去医疗机构就诊的病例数与两周患病总病例数之比,是有效反映居民两周卫生服务利用的指标之一。

(一)城乡比较

本次调查结果显示,调查地区居民两周内身体不适,应就诊但未就诊的比例为38.6%,其中,城镇和农牧区居民未就诊率分别为45.1%和35.7%,相比2013年的调查结果有所下降,其总体未就诊率下降了9.9个百分点,城镇和农牧区分别下降了8.0个百分点和12.1个百分点。可见,近5年西藏自治区居民的健康意识有所提升。详见图4-2-2。

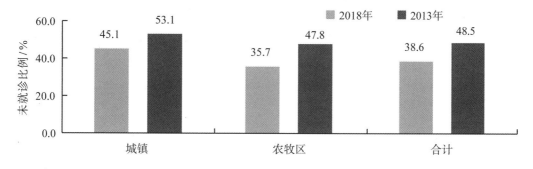

图 4-2-2　不同年份调查人口未就诊比例

若减去两周前急性病发病或者慢性病持续到两周内救治的病例数,本次调查患者中两周内新发病例未就诊比例为22.1%。其中,城镇为21.5%,农牧区为24.8%。两周内新发病例的患者更愿意到医疗机构就诊,且未就诊率均远低于2013年相关数据。详见表4-2-9。

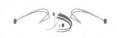

表4-2-9 不同年份调查人口两周新发病例未就诊比例 单位：%

性别	合计		城镇		农牧区	
	2018年	2013年	2018年	2013年	2018年	2013年
男性	22.7	—	32.6	—	20.8	—
女性	21.6	—	20.0	—	22.0	—
合计	22.1	42.9	21.5	44.5	24.8	42.6

（二）不同性别之间

在调查居民中，两周内未就诊比例男性高于女性；城镇中男性高于女性；农牧区男女基本持平。与2013年相比，未就诊比例均有所下降，农牧区下降较明显，尤其是农牧区男性未就诊比下降了14.9个百分点。详见表4-2-10。

表4-2-10 不同年份不同性别调查人口两周未就诊比例 单位：%

性别	合计		城镇		农牧区	
	2018年	2013年	2018年	2013年	2018年	2013年
男性	40.2	51.5	52.2	59.5	35.4	50.3
女性	37.6	46.4	41.2	48.8	35.9	46.0
合计	38.6	48.5	45.1	53.1	35.7	47.8

（三）不同年龄之间

从不同年龄段观察，未就诊比例在55～64岁年龄段最高（44.7%），其次是15～24岁年龄段（42.9%），5～14岁最低（26.4%）。除了0～4岁年龄段，其他年龄段城镇普遍高于农牧区，其中5～14岁年龄段未就诊率城镇高于农牧区28.9%。其与2013的调查结果相比，65岁及以上年龄段两周未就诊比例明显降低，从2013年的55.2%降到37.8%，下降了17.4个百分点。详见表4-2-11。

表4-2-11 不同年份调查人口年龄别未就诊比例 单位：%

年龄段/岁	合计		城镇		农牧区	
	2018年	2013年	2018年	2013年	2018年	2013年
0～4	29.1	23.9	27.3	0.0	29.2	25.3
5～14	26.4	28.9	46.4	33.3	17.5	28.6
15～24	42.9	37.9	53.3	57.1	40.3	36.3
25～34	32.7	48.1	46.0	81.3	28.5	45.0
35～44	39.0	52.5	44.0	68.4	37.2	49.8
45～54	39.3	50.9	45.5	52.1	36.2	50.6
55～64	44.7	53.2	47.8	44.1	43.0	54.7
≥65	37.8	55.2	41.6	43.8	35.7	56.8

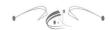

(四)两周未就诊原因

调查结果显示,调查地区居民因病伤未就诊的主要原因排在首位的是自感病轻(33.2%),其次是其他原因(29.2%),经济困难占13.4%。城镇地区因经济困难未就诊比例(15.3%)高于农村地区(11.9%)。与2013年相比,因经济困难未就诊的比例有所下降。详见表4-2-12。

表 4-2-12　　　　　　　不同年份调查人口未就诊原因　　　　　　　单位:%

未就诊原因	合计		城镇		农牧区	
	2018年	2013年	2018年	2013年	2018年	2013年
自感病轻	33.2	27.8	37.3	35.1	30.2	26.7
经济困难	13.4	16.0	15.3	11.7	11.9	16.7
就诊麻烦	4.7	4.8	9.3	2.1	1.3	5.2
没有时间	8.7	27.2	5.9	28.7	10.7	4.5
其他原因	29.2	24.1	22.0	22.4	34.6	13.0

四、两周就诊费用

两周就诊自付费用是指两周内因疾病就诊而产生的费用中自己承担的费用部分,不包括报销及从医疗账户中支出部分。被调查1 546名两周就诊患者中,有109人自付两周就诊费用,平均支付了950.7元,高于2013年西藏自治区平均水平(499.5元),城镇居民因病伤自付费用均值(1 078.5元)高于农牧区(902.6元)。整体上,与2013年相比,患者自己承担的费用有所上升。详见表4-2-13。

表 4-2-13　　　　　　不同年份调查人口两周就诊自付费用情况　　　　　　单位:元

自付费用	合计		城镇		农牧区	
	2018年	2013年	2018年	2013年	2018年	2013年
中位数	140.0	—	200.0	—	120.0	—
均值	950.7	499.5	1 078.5	653.2	902.6	477.6

五、两周患病自我医疗

自我医疗指患者在调查前两周内因病伤未去医疗机构就诊治疗,仅通过自服药物(包括药店购药)或自我医疗(无医务人员指导)、其他理疗等方式对病伤进行治疗。自我医疗比例指每百个两周病例中采取自我医疗的病例数。本次调查结果显示,有59.6%的患者因病伤后选择自我医疗方式,略高于 2013 年西藏自治区的水平(37.2%);城镇居民自我医疗的比例高于农牧区。另外,在采取自我医疗的患者当中,有 23.4% 的患者选择自行服药,农牧区患者采取自行服药的比例高于城镇地区。详见表 4-2-14。

表 4-2-14　　　　　　不同年份调查人口两周患病自我医疗情况　　　　　　单位:%

治疗情况	合计		城镇		农牧区	
	2018 年	2013 年	2018 年	2013 年	2018 年	2013 年
自我医疗	59.6	37.2	66.4	51.9	56.4	34.8
自行服药	23.4	—	21.2	—	24.5	—

在 1 546 名患者中,有 653 名患者采取自行服药的治疗方法,其服用的药物类型中,使用处方药的占 49.8%,使用非处方药的占 20.1%。城镇和农牧区居民采用处方药和非处方药的比例相近。值得注意的是,被调查患者中有一定比例的"不知道"所服药物的情况,说明存在一定的滥用药物的现象,在今后的健康宣教等方面需要引起重视。详见表 4-2-15。

表 4-2-15　　　　　　调查人口两周患病自我治疗情况　　　　　　单位:%

药物类型	合计	城镇	农牧区
处方药	49.8	51.6	49.0
非处方药	20.1	20.4	19.9
两者都有	19.9	19.9	19.9
不知道	10.3	8.1	11.1

第三节　住院服务利用情况

一、住院原因及构成

本次调查结果显示,过去 12 个月内住院的人数为 1 016 人,调查地区居民住院原因占首位的是疾病(70.8%),城乡居民因疾病住院的比例分别占 69.2% 和 71.2%,均低于 2013 年的比例数据(城镇79.3%,农牧区74.6%);其次是分娩,占 19.8%,高于 2013 年西藏水平(占 14.9%),分娩比例上升了 4.9 个百分点,这与西藏自治区大力落实农牧区孕产妇住院分娩优惠政策有一定的关系。住院原因在城乡之间无明显差异。详见表 4-3-1。

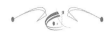

表 4-3-1　　　　　　　　　　　不同年份调查住院患者住院原因

原因		合计		城镇		农牧区	
		2018 年	2013 年	2018 年	2013 年	2018 年	2013 年
住院人数		1 016	860	224	111	792	749
住院原因/%	疾病	70.8	75.2	69.2	79.3	71.2	74.6
	分娩	19.8	14.9	18.3	13.5	20.2	15.1
	损伤中毒	2.9	6.2	4.0	4.5	2.5	6.4
	其他	6.6	3.7	8.5	2.7	6.1	3.9

二、住院率及其变化

住院率是指一年内每百名(或每千名)调查人口的住院人均次数,即调查之日前 12个月内,每百名被调查人的住院人次数,用每百人口一年内住院的人均次数表示,公式如下:

$$住院率 = \frac{12 \text{个月内住院累计人次数}}{\text{调查总人口数}} \times 100\%$$

(一)总体情况

调查地区居民住院率为 9.0%,比 2013 年的 6.7%增长了 2.3 个百分点,其中城镇地区住院率为 9.5%,农牧区为 8.9%,城镇略高于农牧区。城乡居民的住院率与 2013 年数据相比较,城镇和农牧区居民住院率都有增长,城镇增长幅度较大。详见表 4-3-2。

表 4-3-2　　　　　　　　　　　不同年份调查人口住院情况

指标	合计		城镇		农牧区	
	2018 年	2013 年	2018 年	2013 年	2018 年	2013 年
调查人口总数	13 102	14 752	2 644	2 855	10 443	11 897
住院人数	1 016	860	224	111	792	749
住院人次数	1 177	988	250	127	927	861
住院率/%	9.0	6.7	9.5	4.4	8.9	7.2

(二)不同性别之间比较

不考虑分娩住院,其他因素住院比例中,调查地区男性居民住院率(7.1%)低于女性(10.7%),与 2013 年的调查结果相一致。相比 2013 年的数据,男女住院率均有所增长,城镇男女性住院率增长幅度均高于农牧区。详见表 4-3-3。

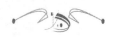
表 4-3-3　　　　　　　　　　　不同年份调查人口分性别住院率　　　　　　　　　单位：%

性别	合计		城镇		农牧区	
	2018 年	2013 年	2018 年	2013 年	2018 年	2013 年
男性	7.1	5.2	8.5	4.0	6.7	5.4
女性	10.7	8.1	10.2	4.8	10.8	8.9

（三）不同年龄段之间比较

调查地区 65 岁及以上年龄段的城乡居民住院率最高（14.7%），5～14 岁年龄段的住院率最低（1.7%）。15～24 岁年龄段农牧区居民的住院率远高于城镇地区，其他年龄段城镇和农牧区居民住院率相差不大。与 2013 年相比，各年龄段住院率均略有提高。详见表 4-3-4。

表 4-3-4　　　　　　　　　　　不同年份调查人口年龄别住院率　　　　　　　　　单位：%

年龄段/岁	合计		城镇		农牧区	
	2018 年	2013 年	2018 年	2013 年	2018 年	2013 年
0～4	4.9	3.8	4.8	1.2	4.9	4.1
5～14	1.7	1.8	2.4	0.3	1.5	2.1
15～24	9.4	6.6	3.5	1.4	11.0	7.9
25～34	11.5	6.1	10.5	4.0	11.7	6.5
35～44	7.4	6.7	8.5	1.8	7.2	8.1
45～54	9.2	7.3	12.5	6.9	8.3	7.4
55～64	12.6	12.5	13.0	12.8	12.5	12.4
≥65	14.7	11.8	14.9	9.0	14.6	12.5

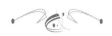

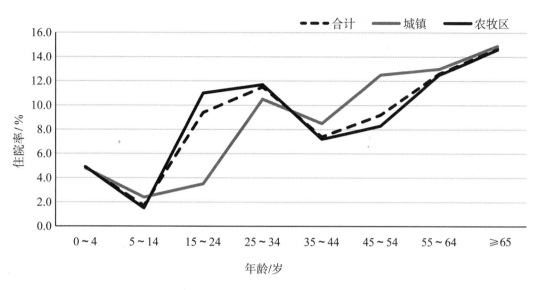

图 4-3-1 调查居民不同年龄段住院率

从图 4-3-1 可见,调查地区不同年龄段的住院率在 4 岁之前较高,5～14 岁明显下降,15 岁开始又上升,上升速度农牧区高于城镇,34 岁开始又下降,到 44 岁开始再次上升,直到 65 岁以上达到峰值。

(四)不同文化程度之间比较

调查结果显示,调查地区居民住院率最高的是未上过学者,占 10.2%;最低的是初中文化水平的居民,占 7.9%;不同文化程度居民的住院率无明显差异。与 2013 年相比,城乡居民的住院率均有所上升,其中高中及以上文化程度者住院率上升幅度相对较高,城镇住院率上升了 7.0 个百分点。详见表 4-3-5。

表 4-3-5 　　　　　　　　不同年份调查人口文化程度别住院率　　　　　　　　单位:%

文化程度	合计		城镇		农牧区	
	2018 年	2013 年	2018 年	2013 年	2018 年	2013 年
没上过学	10.2	9.7	10.7	6.9	10.0	10.1
小学	9.5	6.0	9.2	5.0	9.6	6.3
初中	7.9	5.5	7.7	4.2	8.0	6.0
高中及以上	9.8	4.9	11.0	4.0	8.3	7.0

(五)不同疾病类别住院率

计算某一种疾病类别住院率的公式如下:

$$某一种疾病类别住院率 = \frac{某一种疾病类别在 12 个月内住院累计次数}{调查总人口数} \times 100\%$$

调查地区居民不同疾病类别的住院率排名前五位的分别是消化系统疾病(17.7‰)、

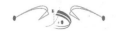

妊娠分娩(15.6‰)、循环系统疾病(10.8‰)、呼吸系统疾病(7.6‰)和肌肉骨骼系统疾病(7.3‰)。城镇地区循环系统疾病的住院率略高于农牧区,而农牧区消化系统疾病、妊娠分娩的住院率略高于城镇地区。除了循环系统和呼吸系统的疾病,其他前三位(消化系统、妊娠分娩和肌肉骨骼)疾病的住院率均高于2013年的全国平均水平。循环系统疾病住院率在城镇和农牧区都有了明显的下降。详见表4-3-6。

表4-3-6　　　　　　　　　不同年份调查人口分疾病类别住院率　　　　　　　　单位:‰

疾病分类	合计		城镇		农牧区	
	2018年(西藏)	2013年(全国)	2018年(西藏)	2013年(全国)	2018年(西藏)	2013年(全国)
消化系统	17.7	10.2	17.4	9.8	17.8	10.5
妊娠分娩	15.6	9.8	12.9	9.5	16.3	10.0
循环系统	10.8	20.4	16.3	21.9	9.4	18.9
呼吸系统	7.6	13.3	6.8	11.5	7.8	15.1
肌肉骨骼	7.3	6.0	10.2	6.1	6.6	5.8
泌尿生殖	6.2	5.4	3.4	5.2	6.9	5.6
损伤中毒	4.1	6.9	4.2	5.8	4.1	7.9
内分泌	0.8	3.5	2.3	4.7	0.4	2.3
恶性肿瘤	0.6	3.9	1.5	4.9	0.4	3.0
良性肿瘤	0.3	2.0	0.0	2.0	0.4	2.0

(六)不同疾病别住院率和构成比

计算某一种疾病别住院率和某一种疾病构成比的公式如下:

$$某一种疾病别住院率 = \frac{某一种疾病在12个月内住院累计次数}{调查总人口数} \times 1000‰$$

$$某一种疾病构成比 = \frac{某一种疾病类别在12个月内住院累计次数}{总住院人数} \times 100\%$$

住院率排在首位的疾病是胆结石症和胆囊炎,其住院率和住院构成比分别为6.5‰和8.5%。2013年住院率排在首位的疾病同样是胆结石症和胆囊炎,但2018年住院率略有下降,这可能与全民的健康素养提高有关。住院率顺位排在第2～5位的分别是肾炎和肾病变(4.5‰)、其他运动系统疾病(4.1‰)、急(慢)性胃肠炎(3.8‰)和其他原因(3.2‰)。

城镇和农牧区居民住院率和构成比排在前五位的疾病略有不同,城镇居民住院率排在前五位的疾病分别是高血压病、急(慢)性胃肠炎、胆结石症和胆囊炎、其他运动系统疾病和其他原因,而农牧区的前五位疾病依次为胆结石症和胆囊炎、肾炎和肾病变、其他运动系统疾病、阑尾疾病和急(慢)性胃肠炎。

住院构成比结果显示,与肌肉骨骼系统和结缔组织疾病相关的其他运动系统疾病住院的构成比与2013年的调查报告相比,有明显上升。详见表4-3-7、表4-3-8。

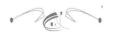

表4-3-7　不同年份调查人口疾病别顺位及住院率

顺位	合计 2018年 疾病名称	住院率/‰	合计 2013年 疾病名称	住院率/‰	城镇 2018年 疾病名称	住院率/‰	城镇 2013年 疾病名称	住院率/‰	农牧区 2018年 疾病名称	住院率/‰	农牧区 2013年 疾病名称	住院率/‰
1	胆结石症和胆囊炎	6.5	胆结石症和胆囊炎	9.4	高血压病	7.9	胆结石症和胆囊炎	13.3	胆结石症和胆囊炎	6.9	急（慢）性胃肠炎	10.0
2	肾炎和肾病变	4.5	急（慢）性胃肠炎	9.4	急（慢）性胃肠炎	6.8	类风湿性关节炎	10.2	肾炎和肾病变	5.3	胆结石症和胆囊炎	8.9
3	其他运动系统疾病	4.1	高血压病	6.4	胆结石症和胆囊炎	4.9	糖尿病	7.1	其他运动系统疾病	3.9	高血压病	7.3
4	急（慢）性胃肠炎	3.8	类风湿性关节炎	5.7	其他运动系统疾病	4.9	急（慢）性胃肠炎	6.1	阑尾疾病	3.4	骨折	5.7
5	其他原因	3.2	骨折	5.2	其他原因	3.8	其他类型心脏病	6.1	急（慢）性胃肠炎	3.1	阑尾疾病	5.4
6	阑尾疾病	3.0	阑尾疾病	5.2	类风湿性关节炎	3.4	阑尾疾病	3.1	其他原因	3.1	类风湿性关节炎	5.1
7	高血压病	2.8	肾炎和肾病变	4.1	肺炎	2.6	其他消化系统疾病	3.1	骨折	2.8	肾炎和肾病变	4.4
8	骨折	2.7	肺炎	3.4	结核病	2.6	下肢静脉曲张	3.1	肺炎	2.5	肺炎	3.7
9	肺炎	2.5	其他消化系统疾病	3.1	骨折	2.3	子宫颈恶性肿瘤	3.1	结核病	2.2	结核病	3.3
10	结核病	2.3	结核病	2.8	肾炎和肾病变	1.5	肠梗阻	2	其他呼吸系统疾病	2.0	其他消化系统疾病	2.9

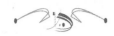

表 4-3-8　　不同年份调查人口疾病别顺位及住院构成比

顺位	合计				城镇				农牧区			
	2018 年		2013 年		2018 年		2013 年		2018 年		2013 年	
	疾病名称	构成比/%	疾病名称	构成比/%	疾病名称	构成比/%	疾病名称	构成比/%	疾病名称	构成比/%	疾病名称	构成比/%
1	胆结石症和胆囊炎	8.5	胆结石症和胆囊炎	8.0	高血压病	9.7	胆结石症和胆囊炎	11.7	胆结石症和胆囊炎	9.2	急（慢）性胃肠炎	8.4
2	肾炎和肾病变	5.9	急（慢）性胃肠炎	8.0	急（慢）性胃肠炎	8.3	类风湿性关节炎	9	肾炎和肾病变	7.0	胆结石症和胆囊炎	7.5
3	其他运动系统疾病	5.4	高血压病	5.5	胆结石症和胆囊炎	6.0	糖尿病	6.3	其他运动系统疾病	5.2	高血压病	6.1
4	急（慢）性胃肠炎	5.0	类风湿性关节炎	4.9	其他运动系统疾病	6.0	急（慢）性胃肠炎	5.4	阑尾疾病	4.5	骨折	4.8
5	其他原因	4.2	骨折	4.4	其他原因	4.6	其他类型心脏病	5.4	急（慢）性胃肠炎	4.1	阑尾疾病	4.7
6	阑尾疾病	3.9	阑尾疾病	4.4	类风湿性关节炎	4.1	阑尾疾病	2.7	其他原因	4.1	类风湿性关节炎	4.3
7	高血压病	3.6	肾炎和肾病变	3.5	肺炎	3.2	其他消化系统疾病	2.7	骨折	3.7	肾炎和肾病变	3.7
8	骨折	3.5	肺炎	2.9	结核病	3.2	下肢静脉曲张	2.7	肺炎	3.3	肺炎	3.1
9	肺炎	3.3	其他消化系统疾病	2.7	骨折	2.8	子宫颈恶性肿瘤	2.7	结核病	2.9	结核病	2.8
10	结核病	3.0	结核病	2.4	肾炎和肾病变	1.8	肠梗阻	1.8	其他呼吸系统疾病	2.7	其他消化系统疾病	2.4

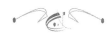

三、住院治疗情况

(一)住院医疗机构的构成

调查结果显示,住院患者去向最多的医疗机构为县级医院(58.5%),其次是地(市)级医院及以上的机构(29.9%),只有4.8%的患者在乡镇卫生院/社区卫生服务中心等基层医疗卫生机构住院。

在不同地市间比较,阿里地区有53.3%的患者于地(市)级医院及以上的机构住院,这可能与当地的医疗条件与调查所选的样本县(噶尔县为地区所在地,革吉县离噶尔县只有120千米)有关。其他地市住院患者主要流向县级医院,而昌都市、拉萨市和林芝市患者选择基层医疗机构住院的比例远低于其他地市。详见表4-3-9。

表 4-3-9　　　　　不同地区调查住院患者住院机构构成　　　　　单位:%

住院机构	合计	拉萨市	日喀则市	山南市	昌都市	林芝市	那曲市	阿里地区
乡镇卫生院/社区卫生服务中心	4.8	1.2	9.7	3.3	0.8	1.5	7.8	6.5
县级医院	58.5	47.1	52.4	69.2	69.2	76.5	64.3	33.7
地(市)级医院及以上的机构	29.9	41.9	35.1	13.3	20.0	16.9	25.6	53.3
其他	6.8	9.9	2.8	14.2	10.0	5.1	2.3	6.5

(二)不同年份住院医疗机构构成

与2013年相比,选择乡镇卫生院/社区卫生服务中心的比例有明显下降,与此同时,过去5年内调查地区居民选择县级医院的比例有明显的上升趋势。城乡居民选择县级医院的比例分别为43.3%和62.8%,相比2013年,分别提升了15.4个百分点和9.0个百分点。详见表4-3-10。

表 4-3-10　　　　　不同年份调查住院患者住院机构构成　　　　　单位:%

住院单位	合计		城镇		农牧区	
	2018 年	2013 年	2018 年	2013 年	2018 年	2013 年
乡镇卫生院/社区卫生服务中心	4.8	10.5	2.7	6.3	5.4	11.1
县级医院	58.5	50.5	43.3	27.9	62.8	53.8
地(市)级医院	18.1	24.7	21.0	22.5	17.3	25.0
自治区级医院	11.8	11.5	19.0	36.9	9.7	7.7
其他	6.8	2.9	13.8	6.3	4.8	2.4

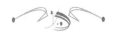

（三）平均入院等候天数

调查地区患者平均入院等候天数为 3.3 天,城镇地区患者平均等候天数(3.7 天)略高于农牧区(3.2 天)。

（四）平均住院天数

调查住院患者平均住院天数为 15.7 天,农牧区高于城镇地区。相比 2013 年,平均住院天数有近 3 天的下降,城镇地区下降幅度高于农牧区。详见图 4-3-2。

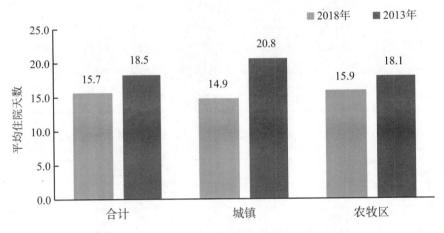

图 4-3-2　不同年份调查住院患者平均住院天数

（五）不同住院机构平均住院天数

乡镇卫生院/社区卫生服务中心平均住院天数为 9.1 天,县级医院为 13.7 天,地(市)级及以上医疗机构为 20.8 天。可见,医疗机构的等级越高,患者的住院天数越多,这与很多研究结果不同,值得进一步研究。详见表 4-3-11。

表 4-3-11　　　　　　调查住院患者在不同级别医疗机构平均住院天数

住院机构	合计	拉萨市	日喀则市	山南市	昌都市	林芝市	那曲市	阿里地区
乡镇卫生院/社区卫生服务中心	9.1	12.0	7.0	8.0	10.0	7.0	9.1	18
县级医院	13.7	11.3	13.8	11.5	15.9	15.3	13.9	12.8
地(市)级及以上医疗机构	20.8	19.5	24.4	14.6	27.9	19.4	22.9	14
其他	15.1	12.5	16.7	16.5	13.3	10.6	39.3	13.5

（六）治疗方式

调查的住院患者中有 25.8% 接受了手术治疗,农牧区手术治疗率(26.2%)略高于城镇地区(24.1%)。相比 2013 年,住院患者接受手术治疗的比例提高了 6.0%,城乡居民

的手术比例均有所提高。详见图 4-3-3。

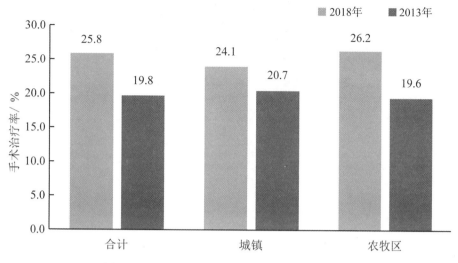

图 4-3-3　不同年份调查住院患者接受手术治疗率

四、转归与出院情况

(一)出院原因及构成

调查住院患者出院原因占首位的是遵医嘱离院(92.2%),其次是未遵医嘱离院(5.3%)。在不同地市间比较,林芝市调查患者遵医嘱离院比例最高,那曲市最低;那曲市调查患者未遵医嘱离院比例最高,林芝市最低;山南市调查患者遵医嘱转院比例最高,昌都市和阿里地区此项数据为零。详见表 4-3-12。

表 4-3-12　　　　　　　　　　　调查住院患者出院原因构成　　　　　　　　　　　单位:%

出院原因	合计	拉萨市	日喀则市	山南市	昌都市	林芝市	那曲市	阿里地区
遵医嘱离院	92.2	91.9	92.7	90.8	93.3	94.9	89.1	92.4
未遵医嘱离院	5.3	5.8	4.0	6.7	5.0	3.7	7.0	6.5
遵医嘱转院	0.8	1.2	0.8	1.7	0	0.7	0.8	0
其他	1.7	1.2	2.4	0.8	1.7	0.7	3.1	1.1

(二)未遵医嘱离院原因

在 1 016 名被调查出院患者中,有 54 名患者未遵医嘱离院。分析其离院原因,主要是经济困难(40.8%),其次是其他(37.0%),排在第三位的是久病不愈(11.1%),有3.7%的出院患者认为医生技术差。在调查问卷中还有医院设施差和服务态度不好两个选项,所有被调查者都没有选择。这是由于各级政府大力投入,医院硬件设施得到了极大改善,这一改善从医疗服务需方调查数据中得到了有力验证。

相比 2013 年,经济困难比例略有下降,农牧区下降了 7.8 个百分点,但是城镇地区不降反升了 8.1 个百分点;其他指标均有所下降,特别是认为病愈比例明显下降,说明患者的健康意识和观念有一定改善。详见表 4-3-13。

表 4-3-13　　　　　　　　不同年份调查住院患者未遵医嘱离院原因构成　　　　　　　　单位:%

自动出院原因	合计		城镇		农牧区	
	2018 年	2013 年	2018 年	2013 年	2018 年	2013 年
久病不愈	11.1	13.6	15.4	8.7	9.8	14.5
认为病愈	7.4	25.2	15.4	30.4	4.9	24.2
经济困难	40.8	46.3	38.5	30.4	41.4	49.2
医生技术差	3.7	—	0.0	—	4.9	—
其他	37.0	15.0	30.8	30.4	39.0	12.1

五、应住院而未住院情况

应住院而未住院是指调查前 12 个月内,被调查者在医疗卫生机构经诊断患有需要住院接受治疗的疾患或病伤,而由于各种原因实际上并未住院治疗的情况。

计算方法如下:

$$未住院比例 = \frac{12 \text{个月内医生诊断需要住院而未住院人次数}}{\text{需住院人次数}} \times 100\%$$

需住院而未住院的次数计算方法为同一种疾病医生连续多次诊断计为 1 次。

(一)总体情况

调查地区居民未住院比例为 8.8%。相比 2013 年,未住院比例上升了 2.8 个百分点,城镇地区上升幅度高于农牧区。详见表 4-3-14。

表 4-3-14　　　　　　　　　　不同年份调查人口未住院比例　　　　　　　　　　单位:%

调查时间	合计	城镇	农牧区
2018 年	8.8	13.4	7.4
2013 年	6.0	3.6	6.4

(二)性别差异

不同性别未住院比例比较接近。不同户籍调查人群中,城镇女性未住院比例高于男性的未住院比例,农牧区则相反。相比 2013 年,总体上男女性别未住院的比例均有所下降,其中农牧区尤为明显,但是城镇地区男女未住院比例有所上升,女性的上升幅度较大,值得关注。详见表 4-2-15。

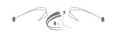

表 4-2-15　　　　　　　不同年份调查人口分性别未住院比例　　　　　　单位:%

性别	合计		城镇		农牧区	
	2018 年	2013 年	2018 年	2013 年	2018 年	2013 年
男性	3.7	4.3	4.8	4.4	3.5	4.2
女性	3.6	7.0	5.6	3.0	3.0	7.6

(三)年龄差异

25～34 岁年龄段的成年人群需住院而未住院的比例最高,其次是 65 及以上的老年人群。其可能的原因是 25～34 岁的人群认为自己拥有良好的健康状况,处于"当打之年",即便生病了也不愿意接受住院治疗。65 岁以上的老年人群拒绝住院的原因有可能是这部分人群觉得自己年事已高而"不想折腾"。大部分年龄段城镇地区需住院而未住院的比例高于农牧区。详见表 4-2-16。

表 4-2-16　　　　　　　调查人口年龄别需住院未住院比例　　　　　　单位:%

年龄组/岁	合计	城镇	农牧区
0～4	0.3	0.8	0.2
5～14	0.4	0.4	0.4
15～24	0.5	0.8	0.4
25～34	3.2	2.8	3.3
35～44	0.7	1.2	0.5
45～54	0.9	2.4	0.5
55～64	0.1	0	0.1
≥65	1.1	2.0	0.9

(四)不同医疗保险形式间差异

参与农牧区医疗制度的患者需住院而未住院的比例为 5.7%,农牧区比例高于城镇。这是因为有部分居民在异地工作和生活,当病伤需要住院时,由于参与医疗保险类型不支持异地结算或对于报销制度不了解,出现了需住院而未住院的现象。详见表 4-2-17。

表 4-2-17　　　　　　　调查人口医保类型别需住院未住院比例　　　　　　单位:%

医保类型	合计	城镇	农牧区
城镇职工医疗保险	0.4	2.0	0
城镇居民医疗保险	1.0	4.8	0
农牧区医疗制度	5.7	3.2	6.4
大病统筹医疗保险	5.0	3.6	5.4

（五）应住院未住院原因

应住院未住院的各种原因，按其占比排序依次为其他原因、经济困难、没有必要、无有效措施、无床位和无时间。

本次数据与 2013 年相比，因无有效措施和无床位未住院的比例有明显的下降，可见近 5 年调查地区医疗资源的供给量和医疗技术水平有了明显改善。另外，城乡居民认为没有必要治疗的比例均大幅上升。详见表 4-3-18。

表 4-3-18　　　　　　　　　　　　调查患者未住院原因　　　　　　　　　　　　单位：%

未住院原因	合计		城镇		农牧区	
	2018 年	2013 年	2018 年	2013 年	2018 年	2013 年
其他原因	47.1	28.6	30.8	33.3	57.1	28.0
经济困难	27.9	32.1	38.5	0.0	21.4	36.0
没有必要	14.7	3.6	15.4	0.0	14.3	4.0
无有效措施	5.9	17.9	7.7	33.3	4.8	16.0
无床位	2.9	10.7	7.7	33.3	0.0	8.0
无时间	1.5	7.1	0.0	0.0	2.4	8.0

六、住院费用

（一）次均住院费用

调查住院患者次均住院费用为 14 752.3 元，城镇地区高于农牧区；住院费用中位数为 7 500.0 元，城镇与农牧区相差不大。调查住院患者日均住院费用为 1 083.4 元，其中位数为 666.6 元，城镇地区均略高于农牧区；次均自付住院费用为 5 055.6 元，其中位数为 2 000.0 元，城镇地区与农牧区相差不大。相比 2013 年，几乎所有费用指标均大幅上涨。详见表 4-3-19。

（二）不同医疗机构次均住院费用

次均住院费用和次均自付住院费用最高的医疗机构是自治区级医院，最低的是乡镇卫生院/社区卫生服务中心。相比 2013 年，除个别指标有下降外，大部分指标均有明显上升。详见表 4-3-20。

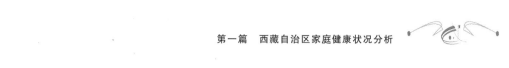

表 4-3-19 不同年份调查住院患者住院费用

单位:元

指标	合计 2018年	合计 2013年	城镇 2018年	城镇 2013年	农牧区 2018年	农牧区 2013年
次均住院费用	14 752.3	9 434.4	17 292.1	13 451.7	14 033.1	8 839.0
住院费用中位数	7 500.0	4 250.0	8 000.0	8 600.0	7 000.0	4 000.0
日均住院费用	1 083.4	565.3	1 290.8	830.4	1 024.8	525.9
日均住院费用中位数	666.6	333.3	777.5	533.3	641.4	322.2
次均自付住院费用	5 055.6	3 675.5	5 206.9	5 025.1	5 013.9	3 475.5
自付住院费用中位数	2 000.0	1 000.0	2 000.0	1 880.0	1 500.0	1 000.0

表 4-3-20 不同年份调查住院患者不同医疗机构住院费用

单位:元

机构类型	次均住院费用 2018年 合计	城镇	农牧区	次均住院费用 2013年 合计	城镇	农牧区	次均自付住院费用 2018年 合计	城镇	农牧区	次均自付住院费用 2013年 合计	城镇	农牧区
乡镇卫生院/社区卫生服务中心	3 974.5	5 550.0	3 749.4	1 510.7	3 360.9	1 332.9	1 396.1	2 480.0	1 267.0	454.8	2 420.0	265.9
县级医院	1 0649.0	15 395.9	9 722.5	6 604.4	10 808.8	6 281.0	3 422.6	3 912.6	3 331.8	2 352.5	2 737.1	2 322.9
地(市)级医院	17 008.3	15 952.9	17 370.3	11 736.7	7 962.4	12 241.3	5 438.3	4 485.1	5 765.3	4 253.6	3 659.2	4 333.1
自治区级医院	35 142.0	27 722.9	39 285.1	20 803.5	19 702.4	21 581.9	13 652.4	8 873.7	16 364.6	9 422.4	7 063.6	11 089.9
其他	16 098.4	13 060.0	18 577.1	12 076.8	16 343.0	10 417.8	5 872.1	5 585.3	6 104.6	8 722.8	11 221.4	7 751.1

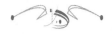

第四节　预防保健服务利用情况

一、健康档案

（一）整体情况

调查 15 岁及以上的 10 501 人中，居民自报已建立健康档案的比例为 63.4%，低于 2013 年全国水平（69.9%），其中农牧区居民建档比例（68.2%）明显高于城镇地区（45.3%）。另外，有 25.7% 的调查人口不知道健康档案是什么或者不清楚他们有无建立健康档案，这有可能与调查地区居民普遍缺乏健康意识以及相关制度宣传不到位有关。近年来，调查地区各区县每年或隔年都会进行全民健康体检，在健康体检的同时建立了居民的健康档案。不少居民义务性地参与体检但并不关心自身的健康状态，与此同时相关医疗部门也未能及时把体检报告传达给体检者，导致居民不知道自己有无健康档案。详见表 4-4-1。

表 4-4-1　　　　　　　　调查 15 岁及以上人口自报健康档案建档情况

健康档案	合计	城镇	农牧区
已建档	6 654（63.4%）	991（45.3%）	5 663（68.2%）
未建档	1 148（10.9%）	436（19.9%）	712（8.6%）
不知道	2 689（25.7%）	759（34.8%）	1 930（23.2%）

注：未统计户籍为"其他"者，下同。

（二）不同地市健康档案建立情况

西藏自治区 7 个地市中，居民自报建立健康档案比例最高的是昌都市（89.3%），其次为山南市（81.3%）和拉萨市（76.8%），而自报建档比例最低的是阿里地区（8.9%）。详见表 4-4-2。

表 4-4-2　　　　　　调查 15 岁及以上人口不同地市自报健康档案建档情况

健康档案	合计	拉萨市	日喀则市	山南市	林芝市	昌都市	那曲市	阿里地区
调查人口数	10 491	2 746	2 270	989	669	2 028	1 317	472
已建档/%	63.4	76.8	47.8	81.3	38.0	89.3	41.8	8.9
未建档/%	10.9	14.5	6.8	16.6	33.0	9.5	0.5	2.5
不知道/%	25.7	8.7	45.4	2.1	29.0	1.3	57.7	88.6

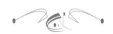

（三）不同性别和年龄段建档率

男性人群自报健康档案建档比例为 64.1%，女性为 62.9%，均低于 2013 年全国男女的健康档案建档率（69.7% 和 70.1%）。不同年龄段建档率无明显差别。详见表 4-4-3。

表 4-4-3　　　　调查 15 岁及以上人口分性别和年龄自报健康档案建档率　　　　单位：%

年龄段/岁	合计	男性	女性
合计	63.4	64.1	62.9
15~24	66.9	64.1	69.9
25~34	64.3	66.7	62.1
35~44	63.5	63.2	63.8
45~54	61.6	62.6	60.7
55~64	63.4	62.1	64.9
≥65	62.2	62.5	62.0

二、签约家庭医生

（一）整体情况

调查居民自报签约家庭医生的比例不及四成，总比例为 39.5%，农牧区签约比例（40.1%）略高于城镇地区（37.1%）。有近 40% 的居民并不知道自己有无签约家庭医生。详见表 4-4-4。

表 4-4-4　　　　　　　　调查 15 岁及以上居民签约家庭医生情况

家庭医生	合计	城镇	农牧区
已签约	4 141(39.5%)	811(37.1%)	3 330(40.1%)
未签约	2 375(22.6%)	588(26.9%)	1 787(21.5%)
不知道	3 975(37.9%)	787(36.0%)	3 188(38.4%)

（二）不同地市居民家庭医生签约情况

调查居民自报家庭医生签约率排在前三位的地市分别是拉萨市（65.5%）、那曲市（45.7%）和山南市（44.9%），阿里地区签约率不足 6.0%。自报家庭医生签约率普遍不理想。详见表 4-4-5。

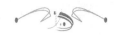

表 4-4-5 不同地市调查 15 岁及以上人口家庭医生签约情况

家庭医生	合计	拉萨市	日喀则市	山南市	林芝市	昌都市	那曲市	阿里地区
调查人口数	10 491	2 746	2 270	989	669	2 028	1 317	472
已签约/%	39.5	65.5	17.0	44.9	22.0	36.2	45.7	5.7
未签约/%	22.6	19.0	12.2	39.7	41.7	41.2	3.3	5.7
不知道/%	37.9	15.5	70.7	15.4	36.3	22.6	51.0	88.6

（三）分性别和年龄别的家庭医生签约情况

调查居民男性和女性自报家庭医生签约比例均为 39.5%。不同性别、不同年龄段的居民家庭医生签约的比例均未达到 50.0%。详见表 4-4-6。

表 4-4-6 调查 15 岁及以上人口分性别和年龄自报家庭医生签约情况 单位：%

年龄段/岁	合计	男性	女性
合计	39.5	39.5	39.5
15~24	41.3	37.7	45.3
25~34	40.5	40.9	40.2
35~44	37.9	38.5	37.4
45~54	39.4	39.8	39.1
55~64	39.6	41.7	37.8
≥65	38.6	36.5	40.1

第五节　本章小结

第一，调查地区居民整体的卫生服务利用水平有所提高。调查居民两周因患病就诊的比例、两周就诊率和过去一年的住院率均有明显增长，而两周因患病未就诊和未治疗的比例均有所下降。

第二，调查地区居民患病首次就医机构的流向并无大的变化，以基层医疗卫生机构为主，城镇居民中不少患者开始流向门诊部。住院机构以县级医疗机构为主，在基层医疗机构（卫生院和社区卫生服务中心）和地市级（或省辖市、直辖市区属）医院住院的比例均在逐步降低。不同的地市间，除了阿里地区的患者主要流向地市级医疗机构外，其他 6 个地市的住院患者都主要流向当地的县级医院。

第三，居民门诊医疗服务利用水平有所提高，5 年来调查地区居民门诊需求未满足的

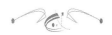

状况有了明显改善,经济困难已不再是导致两周患病者不就诊的主要原因,即便在两周未就诊的原因中因经济困难无法救治的比例有所上升,但是未住院的原因中因经济困难而未住院的比例有明显降低。

第四,消化系统疾病成为威胁调查地区居民健康的主要疾病(2013年为呼吸系统疾病),在两周就诊率的疾病构成中前五位疾病依次为急(慢)性肠胃炎(19.0%)、类风湿关节炎(18.5%)、高血压病(16.6%)、感冒(13.1%)及胆石症和胆囊炎(11.6%);而住院率的疾病构成中前五位疾病依次为胆结石症和胆囊炎(6.5‰)、肾炎和肾病变(4.5‰)、其他运动系统疾病(4.1‰)、急(慢)性胃肠炎(3.8‰)和其他原因(3.2%)。无论农牧区还是总体住院率,胆结石症和胆囊炎均占首位,其可能与调查地区居民高脂肪摄入过多的饮食习惯有关。

第五,调查显示居民预防保健服务利用有待进一步提高。调查地区六成的15岁及以上的居民自报已建立健康档案,其中农牧区高于城镇。随着疾病谱、死因谱的改变以及老龄化社会的加剧,家庭医生签约制度应运而生,并且成为西藏地区近年来全面推广的医疗服务模式。然而西藏地区15岁及以上居民签约家庭医生的比例不到四成,表明此项工作还有很多提升空间。今后,一方面要加强作为这种模式主要推动力量的全科医生的积极性,另一方面要积极宣传家庭签约制度的必要性,努力提高居民签约意愿。

第五章 居民医疗服务满意度

患者满意度是患者接受医疗服务过程中产生的对医院、医疗、服务质量等的综合评价,是患者对整个诊治过程的综合主观感受,可以较为客观地反映医院服务质量的高低。本次调查从候诊时间、机构环境、医护人员态度、医疗费用、总体满意度及不满意原因等方面询问了调查前两周内因伤病就诊的患者和调查前一年住院的患者,以此了解居民对医疗服务的满意度。

第一节 患者对门诊服务的满意度

参与门诊服务满意度的调查对象为调查前两周内就诊的患者,共有 1 546 人。

一、对就诊机构的满意度

(一)对候诊时间的满意度

58.8%的患者认为候诊时间短,其中城镇地区所占比例(50.0%)低于农牧区(62.1%)。其与 2013 年相比,认为候诊时间正常的比例有所升高,认为时间短或时间长的比例均有下降。总体上,城镇就诊者的候诊时间满意度低于农牧区,且在这五年间改善较为明显,表明调查地区的医疗服务可及性得到改善。但城乡存在差异,这可能是一方面众多来自各方的患者集中在城镇医院看病,另一方面城镇居民对于医疗服务要求更高。详见表 5-1-1、图 5-1-1。

表 5-1-1　　　　　　　不同年份调查地区就诊者对候诊时间的满意度　　　　单位:%

候诊时间满意度	合计		城镇		农牧区	
	2018 年	2013 年	2018 年	2013 年	2018 年	2013 年
短	58.8	70.2	50.0	60.6	62.1	71.5
正常	29.1	15.0	34.6	12.1	27.1	15.4
长	12.1	14.8	15.4	27.3	10.8	13.1

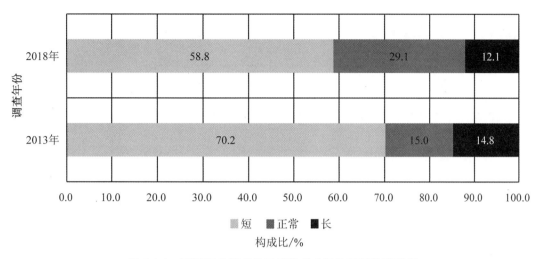

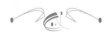

图 5-1-1　不同年份调查地区就诊者对候诊时间的满意度

（二）对候诊机构环境的满意度

患者对候诊机构环境的满意度比较高，认为环境好的所占比例超过八成，认为候诊机构环境差的只有 12 人，占总人数 0.8%。其与 2013 年相比，就诊者对就诊机构环境的满意度情况变化不大，可能与环境满意度"天花板效应"有关。农牧区就诊者对就诊机构环境的满意度高于城镇居民。详见表 5-1-2。

表 5-1-2　　　　　不同年份调查地区就诊者对就诊机构环境的满意度　　　　　单位：%

对就诊机构环境的满意度	合计		城镇		农牧区	
	2018 年	2013 年	2018 年	2013 年	2018 年	2013 年
好	84.8	86.4	82.2	82.8	85.7	86.9
一般	14.5	12.6	17.3	17.2	13.4	12.1
差	0.8	1.0	0.5	0.0	0.9	1.0

二、对医护人员的满意度

87.5% 的患者对医护人员态度表示满意，认为医护人员态度差的只有 18 人（1.2%），患者对医护人员态度的满意度较高，说明调查地区医患关系较好。城乡之间对比无明显差异。详见表 5-1-3。

表 5-1-3　　　　　　　　　调查地区就诊者对医护人员态度满意度　　　　　　　单位：%

对医护人员态度的满意度	合计	城镇	农牧区
好	87.5	87.7	87.4
一般	11.3	11.1	11.4
差	1.2	1.2	1.2

三、对门诊费用的满意度

调查患者认为门诊费用不贵的占 27.6％，比 2013 年增加了 9.2％。整体来看，调查地区居民对门诊费用的满意度有所增加，城镇和农牧区均为如此。城镇地区居民认为门诊费用贵所占比例是农牧区的 2 倍，农牧区居民认为门诊费用不贵所占比例是城镇地区的近 2 倍。这个结果表明，农牧区就诊者对门诊费用的满意度高于城镇地区。这可能与城镇地区医疗费用较高有关。详见表 5-1-4、图 5-1-2。

表 5-1-4　　　　　　　　　调查地区就诊者对门诊费用的满意度　　　　　　　　单位：%

对门诊费用的满意度	合计		城镇		农牧区	
	2018 年	2013 年	2018 年	2013 年	2018 年	2013 年
不贵	27.6	18.4	17.5	13.1	31.4	19.1
一般	50.6	52.9	49.3	46.5	51.1	53.8
贵	21.8	28.7	33.2	40.4	17.5	27.1

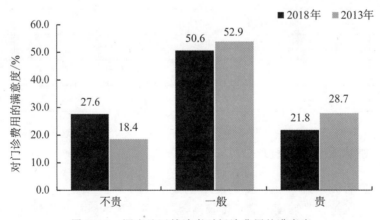

图 5-1-2　调查地区就诊者对门诊费用的满意度

四、对就诊的总体满意度

调查地区患者对就诊总体满意度表示满意的有 1 270 人，占总人数的 82.1％；不满意的有 20 人，占总人数的 1.3％。其与 2013 年调查结果相比，"满意"的略有下降。城乡无明显差异。详见表 5-1-5。

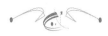

表 5-1-5　　　　　　　　　　调查地区门诊患者对就诊的总体满意度　　　　　　　　　　单位：%

对就诊的总体满意度	合计		城镇		农牧区	
	2018 年	2013 年	2018 年	2013 年	2018 年	2013 年
满意	82.1	83.6	82.2	83.8	82.0	83.6
一般	16.7	14.5	16.6	14.2	16.7	14.6
不满意	1.3	1.9	1.2	2.0	1.3	1.9

五、对门诊服务不满意的原因

患者对门诊服务不满意的主要原因是服务态度（35.0%），其次是其他（25.0%）、药品种类（15.0%）、技术水平（10.0%）和医疗费用（10.0%），对设备条件无人表示不满意。城乡患者不满意的原因构成有明显差异，城镇地区原因较为单一，即 80.0% 的患者对服务态度不满意；而农牧区患者原因较为多样，对服务态度、技术水平、药品种类、医疗费用等均有不满意。此外，其与 2013 年的调查结果相比，对调查地区技术水平的满意度增加明显，尤其是农牧区。以上结果表明，调查地区医疗设备大有改善，基本能够满足居民看病就医需求。在广大农牧区，应丰富药品种类，解决患者买不到药的问题，同时仍需继续提高医务人员的技术水平。详见表 5-1-6、图 5-1-3。

表 5-1-6　　　　　　　　调查地区患者对门诊服务不满意的原因构成　　　　　　　　单位：%

不满意的原因	合计		城镇		农牧区	
	2018 年	2013 年	2018 年	2013 年	2018 年	2013 年
服务态度	35.0	33.3	80.0	50.0	20.0	30.8
其他	25.0	—	20.0	—	26.7	—
药品种类	15.0	—	0.0	—	20.0	—
医疗费用	10.0	13.3	0.0	50.0	13.3	7.7
技术水平	10.0	46.7	0.0	0.0	13.3	53.8
提供不必要服务	5.0	—	0.0	—	6.7	—
设备条件	0.0	6.7	0.0	0.0	0.0	7.7

注：两次卫生服务调查"不满意的原因"内容略有不同。

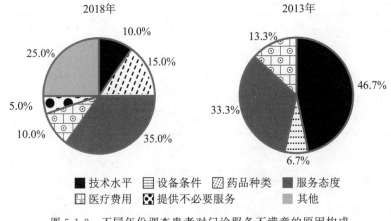

图 5-1-3 不同年份调查患者对门诊服务不满意的原因构成

第二节 患者对住院服务的满意度

本项调查对象为调查前一年内住院治疗的患者,共有 1 016 人。

一、对机构的满意度

本次调查中发现,患者对住院环境的满意度较高,所占比例超过 90%,与 2013 年相比基本持平。城乡间对病房环境的满意度无明显差异。详见表 5-2-1。

表 5-2-1 　　　　　　　　　调查地区住院患者对病房环境的满意度 　　　　　　　　单位:%

对病房环境的满意度	合计		城镇		农牧区	
	2018 年	2013 年	2018 年	2013 年	2018 年	2013 年
好	90.3	90.2	88.8	89.2	90.7	92.0
一般	8.9	7.4	9.8	7.7	8.7	7.0
差	0.8	2.4	1.3	3.1	0.6	1.0

二、对医护人员的满意度

(一)对医护人员态度的满意度

90.8% 的住院者对医护人员态度的评价为好,城镇（92.0%）略高于农牧区（90.4%）,城乡之间无明显差异。详见表 5-2-2。

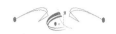

表 5-2-2　　　　　　　调查地区住院患者对医护人员态度的满意度　　　　　　单位:%

对医护人员态度的满意度	合计	城镇	农牧区
好	90.8	92.0	90.4
一般	8.0	5.8	8.7
差	1.2	2.2	0.9

（二）对医护人员解释治疗方案清晰程度的满意度

调查地区 91.1% 的住院患者对医护人员解释治疗方案的清晰程度较为满意,只有 0.9% 的患者表示不满意。其与 2013 年调查结果相比,各项结果无明显变化。详见表 5-2-3。

表 5-2-3　　　调查住院患者对医护人员解释治疗方案清晰程度的满意度　　　单位:%

对解释治疗方案清晰程度的满意度	合计		城镇		农牧区	
	2018 年	2013 年	2018 年	2013 年	2018 年	2013 年
好	91.1	93.1	93.3	91.8	90.5	93.3
一般	8.0	5.7	6.3	6.4	8.4	5.7
差	0.9	1.2	0.4	1.8	1.1	1.0

（三）对医护人员倾听述说病情的认真程度的满意度

调查地区 91.7% 的住院患者认为医护人员倾听述说病情的认真程度为"好",只有 0.7% 的患者认为"差"。农牧区认为"好"的比例略高于城镇地区,无明显差别。详见表 5-2-4。

表 5-2-4　　　调查住院患者对医护人员倾听述说病情的认真程度的满意度　　　单位:%

对医护人员倾听述说病情的认真程度的满意度	合计	城镇	农牧区
好	91.7	91.5	93.3
一般	7.6	8.1	6.0
差	0.7	0.4	0.7

三、住院患者对医疗花费的满意度

25.0% 的住院患者认为住院医疗花费不贵,其中城镇地区(12.5%)低于农牧区(28.6%)。23.0% 的住院患者认为医疗花费贵,其中城镇地区(31.2%)高于农牧区(20.6%)。其与 2013 年调查结果相比,住院患者认为贵的比例降低了 15.0 个百分点。总体来讲,住院患者对医疗花费的满意度有所增加,农牧区满意度高于城镇地区,这可能

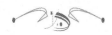

同近年来调查地区不断推进"取消药品零差率"等医改政策有关。详见表 5-2-5、图 5-2-1。

表 5-2-5 　　　　　　　　调查地区住院患者对医疗花费的满意度　　　　　　　单位：%

对医疗花费的满意度	合计		城镇		农牧区	
	2018 年	2013 年	2018 年	2013 年	2018 年	2013 年
不贵	25.0	23.5	12.5	12.6	28.6	25.1
一般	52.0	38.5	56.3	34.2	50.8	39.1
贵	23.0	38.0	31.2	53.2	20.6	35.8

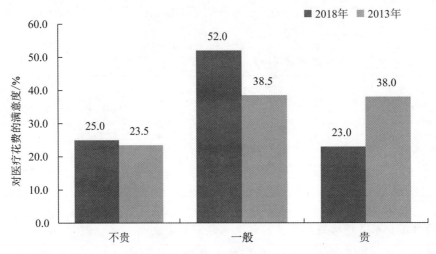

图 5-2-1　不同年份调查地区住院患者对医疗花费的满意度

四、对住院服务的总体满意度

88.6％的住院患者对住院服务总体感觉满意，只有 0.8％的住院者不满意。城镇地区"满意"的比例（84.4％）低于农牧区（89.8％），"不满意"的比例（1.8％）高于农牧区（0.5％）。其与 2013 年比较发现，住院患者对住院服务的总体满意度增长了 7.0 个百分点，城镇地区增加的幅度略大于农牧区。详见表 5-2-6、图 5-2-2。

表 5-2-6 　　　　　　　　调查住院患者对住院服务的总体满意度　　　　　　　单位：%

对住院服务的总体满意度	合计		城镇		农牧区	
	2018 年	2013 年	2018 年	2013 年	2018 年	2013 年
满意	88.6	81.6	84.4	75.7	89.8	82.5
一般	10.6	15.5	13.8	14.4	9.7	15.6
不满意	0.8	2.9	1.8	9.9	0.5	1.9

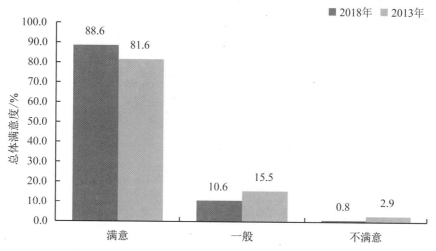

图 5-2-2　不同年份调查地区住院患者对住院服务的总体满意度

五、住院患者对住院服务不满意的原因

住院患者对住院服务不满意的主要原因是服务态度（50.0%），其次是其他（37.5%）和看病手续（12.5%），对医疗费用和技术水平无人表示不满意。其与 2013 年相比，服务态度不满意所占比例明显增加，对提供其他加价项目服务不满意的比例降为 0，说明调查地区已经加强了医院管理，并取得了一定成效，但服务态度问题较为严重，应加强对医务人员的相关培训。详见表 5-2-7、图 5-2-3。

表 5-2-7　　　　　　调查地区住院患者对住院服务不满意的原因　　　　　单位：%

不满意的原因	合计		城镇		农牧区	
	2018 年	2013 年	2018 年	2013 年	2018 年	2013 年
服务态度	50.0	36.0	50.0	54.5	50.0	21.4
其他	37.5	—	50.0	—	25.0	—
看病手续	12.5	—	0.0	—	25.0	—
医疗费用	0.0	24.0	0.0	9.1	0.0	35.7
技术水平	0.0	32.0	0.0	18.2	0.0	42.9
提供其他加价服务项目	0.0	8.0	0.0	18.2	0.0	0.0

注：两次卫生服务调查"不满意的原因"内容略有不同。

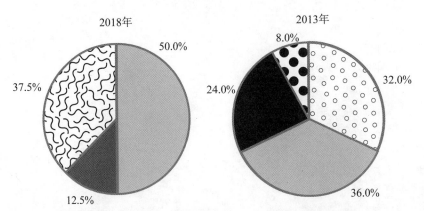

图 5-2-3　不同年份调查地区住院患者对住院服务不满意的原因构成

第三节　本章小结

第一，调查地区患者对就诊总体满意度表示满意的比例为 82.1%，与 2013 年相比变化不大。城乡无明显差异。城镇就诊者的候诊时间满意度低于农牧区，这可能与其所生活的环境有关，在农牧区看病时间充裕且可以自由支配，因此对时间没有太高要求。农牧区就诊者对就诊机构环境的满意度高于城镇居民，这可能与城镇的医疗机构患者流量大、环境拥挤有一定关系。

第二，调查地区患者认为门诊费用不贵的占 27.6%，比 2013 年增加了 9.2%。整体来看，调查地区居民对门诊费用的满意度提高了，城镇地区和农牧区均是如此。患者对门诊服务不满意的最主要原因是服务态度（35.0%），其次是其他（25.0%）、药品种类（15.0%）、技术水平（10.0%）和医疗费用（10.0%）。

第三，88.6% 的住院患者对住院服务总体感觉满意，与 2013 年相比发现，住院患者对住院服务的总体满意度增加了 7.0 个百分点，城镇地区增加的幅度略大于农牧区。住院患者对住院服务不满意的最主要原因是服务态度（50.0%），其次是其他（37.5%）和看病手续（12.5%）。

第四，门诊患者和住院患者对医护人员的服务态度较为不满意，尤其是住院患者更为明显，可能是患者受疾病困扰，易出现焦虑、烦躁不安等不良情绪，因此对医护人员的服务态度较为敏感。

第六章 重点慢性病管理和健康影响因素

本章关注调查人群的重点慢性病及其主要的健康影响因素。通过对调查地区居民的健康体检、体育锻炼、刷牙、吸烟、饮酒等生活方式和健康行为的了解,重点描述分析高血压病和糖尿病的健康管理现状,为相关疾病防治工作的开展提供参考。

第一节 重点慢性病管理

本节主要描述调查人口主要慢性病的患病和管理情况,其中高血压病、糖尿病、其他常见慢性病及地方病的调查对象为 15 岁及以上的调查人口,超重和肥胖的调查对象为 18 岁及以上的调查人口。调查人口的患病情况来自调查人口基于医疗机构已诊断的相关疾病的自我报告。慢性病指符合下列情况之一者:①调查前半年内,经过医务人员明确诊断的慢性病;②调查半年以前患有医生诊断的慢性病,在调查前半年内时有发作并采取了治疗措施或者一直在治疗以控制慢性病的发作等。

一、高血压病的管理

(一)高血压病患病情况

2018 年调查中,15 岁及以上居民中高血压病患病率为 14.4%,城镇地区为 13.3%,农牧区为 14.8%。城镇居民与农牧区居民高血压病自报患病率相比,差异无统计学意义($\chi^2 = 4.204, p = 0.122$)。其与 2013 年相比,高血压病患病率减少了 1.3 个百分点,城镇地区增加了 3.7 个百分点,农牧区减少了 2.2 个百分点,调查地区高血压病患病情况的城乡差距大幅度减小。此结果提示农牧区居民的高血压病患病情况改善明显。详见表 6-1-1。

表 6-1-1 　　　　　　　　　　调查地区 15 岁及以上居民高血压病患病率　　　　　　　　单位:%

调查时间	合计	城镇	农牧区
2018 年	14.4	13.3	14.8
2013 年	15.7	9.6	17.0

调查地区居民的男性高血压病患病率(14.3%)与女性(14.6%)比较差异无统计学意义($\chi^2 = 0.246, p = 0.620$)。城镇地区,男性高血压患病率略高于女性,农牧区与之相反。详见表 6-1-2、图 6-1-1。

表 6-1-2 　　　　　　　调查地区 15 岁及以上居民分性别高血压病患病率　　　　　　单位:%

性别	合计	城镇	农牧区
合计	14.4	13.3	14.8
男性	14.3	13.6	14.4
女性	14.6	13.1	15.1

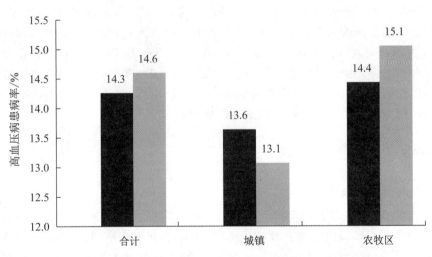

图 6-1-1　　调查地区 15 岁及以上居民分性别高血压病患病率

无论是城镇地区还是农牧区,高血压病患病率均随着年龄增加呈现上升趋势。65 岁及以上年龄组高血压病患病率最高,为 42.8%;15～54 岁的调查居民中,城乡的高血压病患病率几乎一致;55 岁及以上的调查居民中,农牧区的高血压病患病率高于城镇地区。详见表 6-1-3、图 6-1-2。

表 6-1-3　　　　　　　调查地区 15 岁及以上居民年龄别高血压病患病率　　　　　单位：%

年龄组/岁	合计	城镇	农牧区
15～24	0.6	0.4	0.7
25～34	2.5	2.6	2.5
35～44	5.9	6.0	5.9
45～54	16.4	15.9	16.6
55～64	29.4	23.3	31.3
≥65	42.8	35.3	44.9

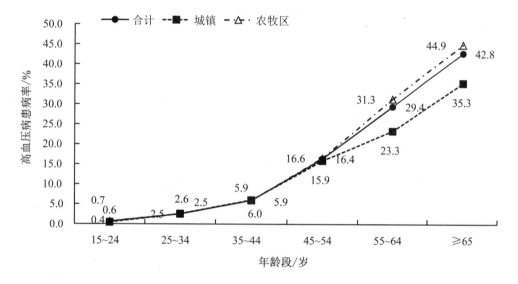

图 6-1-2　调查地区 15 岁及以上居民年龄别高血压病患病率

西藏地区 7 个地市中，林芝市的高血压病患病率最高，为 18.8%，其次是山南市、日喀则市、昌都市、阿里地区，拉萨市的最低（9.2%）。除了昌都市和那曲市存在农牧区高血压病患病率高于城镇地区外，其他 5 个地市均是城镇地区高血压病患病率高于农牧区。此外，拉萨市和昌都市的城乡差距较大。详见表 6-1-4。

表 6-1-4　　　　　　　调查地区 15 岁及以上居民不同地市高血压病患病率　　　　　单位：%

地区	拉萨市	日喀则市	山南市	林芝市	昌都市	那曲市	阿里地区
合计	9.2	17.4	18.0	18.8	16.8	11.1	16.1
城镇	12.6	17.7	21.4	20.9	10.6	8.8	17.2
农牧区	5.7	17.4	17.9	18.4	17.2	11.8	14.6

（二）高血压病患者服药情况

15.2% 的高血压病患者能按照医嘱规律服用降压药物，城镇地区（29.6%）高于农牧

区(11.8%),差异具有统计学意义($Z=-5.059,p<0.001$)。其与 2013 年调查结果相比,规律服药的患者比例上升了 4.7%,这可能是该地区高血压病患者健康意识有所提高的结果,也可能是相关机构加强了管理所致。从不服用药物者的比例高达 14.6%,比2013 年的调查结果高了 1.1%,表明调查地区高血压病患者的健康管理仍有待加强。详见表 6-1-5。

表 6-1-5　　　　　　　调查地区高血压病患者服用降血压药物的频率　　　　　单位:%

服药情况	合计		城镇		农牧区	
	2018 年	2013 年	2018 年	2013 年	2018 年	2013 年
规律服用(按照医嘱)	15.2	10.5	29.6	8.1	11.8	10.7
偶尔或必要时服用	55.5	76.0	46.4	76.1	57.6	76.1
间断服用(药量不足)	14.7	—	10.0	—	15.8	—
从不服用	14.6	13.5	14.1	15.7	14.7	13.2

分性别来看,男性按医嘱规律服药的比例(12.8%)低于女性(17.3%),城镇地区和农牧区均存在这种现象。详见表 6-1-6。

表 6-1-6　　　　　　调查地区高血压病患者分性别服用降血压药物的频率　　　　单位:%

药物服用情况	合计		城镇		农牧区	
	男性	女性	男性	女性	男性	女性
规律服用(按照医嘱)	12.8	17.3	26.2	32.3	9.8	13.6
偶尔或必要时服用	56.6	54.6	52.3	41.6	57.5	57.7
间断服用(药量不足)	13.7	15.6	7.7	11.8	15.0	16.5
从不服用	17.0	12.5	13.9	14.3	17.7	12.1

(三)高血压病患者测量血压情况

32.7%和 28.9%的高血压病患者分别在调查前 1 周内和 1 周～1 个月内测量过血压,最近一次测量血压的时间超过 12 个月的患者比例为 7.8%。城镇地区的高血压病患者在调查前 1 周内测量过血压的比例为 43.0%,远高于农牧区的 30.3%,因此应继续提高农牧区居民对高血压病的重视程度,加强健康教育。详见表 6-1-7。

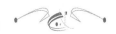

表 6-1-7　　　　　调查地区高血压病患者最近一次测量血压情况　　　　　单位:%

测量时间	合计	城镇	农牧区
1 周及以内	32.7	43.0	30.3
1 周～1 个月	28.9	28.5	29.0
1～3 个月	13.4	6.2	15.1
3～6 个月	11.0	9.6	11.4
6～12 个月	6.2	4.1	6.7
12 个月及以上	7.8	8.6	7.6

分性别来看,女性在调查前 1 周内测量过血压的比例(34.3%)高于男性(30.9%),其中城镇地区的女性在前 1 周内测量过血压的比例(46.6%)高于男性(38.5%),农牧区男女测量血压的情况基本相同。详见表 6-1-8。

表 6-1-8　　　　调查地区高血压病患者分性别最近一次测量血压情况　　　　单位:%

测量时间	合计		城镇		农牧区	
	男性	女性	男性	女性	男性	女性
1 周及以内	30.9	34.3	38.5	46.6	29.2	31.2
1 周～1 个月	29.3	28.5	29.2	28.0	29.4	28.6
1～3 个月	12.4	14.3	8.5	4.4	13.3	16.7
3～6 个月	12.0	10.2	10.8	8.7	12.2	10.6
6～12 个月	6.4	6.0	2.3	5.6	7.3	6.1
12 个月及以上	9.0	6.8	10.8	6.8	8.6	6.7

(四)高血压病患者血压控制情况

高血压病有效控制率指高血压病患者中目前血压正常的比例。2018 年西藏调查地区的高血压病有效控制率为 35.6%,城镇地区(37.5%)与农牧区(35.1%)差别不大。其与 2013 年调查结果相比,高血压病有效控制率增长明显,说明当地对该疾病的健康管理取得了显著成效。详见图 6-1-3。

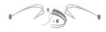
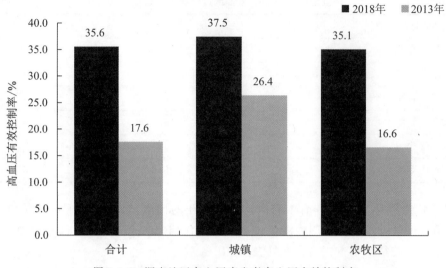

图 6-1-3 调查地区高血压病患者高血压有效控制率

由于低年龄组高血压病患者人数较少,提供信息有限,不便分析,因此分析以 35 岁及以上年龄组为主。从年龄来看,高血压病的有效控制率随年龄增加基本呈下降趋势,35～44 岁年龄组的高血压病有效控制率最高(42.8%);城镇地区的高血压病有效控制率在 35～54 岁年龄组总体高于农牧区,该年龄组城乡之间的差异随年龄增加而减小,65 岁及以上年龄组城乡间高血压病有效控制率的差异再次变大,提示应重点加强对老年人的健康教育。详见表 6-1-9、图 6-1-4。

表 6-1-9　　　　　　　　　调查地区高血压病年龄别有效控制率　　　　　　　　　单位:%

年龄组/岁	合计	城镇	农牧区
15～24	16.7	0.0	16.7
25～34	30.4	30.0	30.4
35～44	42.8	49.3	38.5
45～54	31.4	35.7	30.2
55～64	38.1	38.0	38.1
≥65	35.5	33.3	36.0

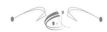

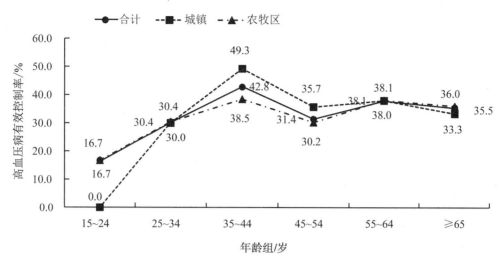

图 6-1-4 调查地区高血压病年龄别有效控制率

(五)高血压病患者随访情况

近 12 个月内高血压病患者接受了随访的比例为 46.0%,城镇地区(35.4%)低于农牧区(48.5%)。随访 5 次以上的比例为 20.5%,其中农牧区(22.0%)高于城镇(14.8%),说明调查地区医疗机构在城乡居民中开展了慢性病的健康管理,重点放在了农牧区,并取得了一定成效。详见表 6-1-10。

表 6-1-10　　　　调查地区高血压病患者近 12 个月内被随访次数构成比　　　　单位:%

随访次数	合计	城镇	农牧区
1 次	7.3	6.5	7.4
2 次	6.3	3.8	6.9
3 次	7.5	5.8	7.8
4 次	4.4	4.5	4.4
5 次及以上	20.5	14.8	22.0
未随访	54.0	64.6	51.5

高血压病患者最近一次随访服务形式为"去医疗卫生机构就医或随访"所占比例最高,为 52.6%,其中城镇地区(66.7%)高于农牧区(50.1%);农牧区接受"其他医护人员入户随访"的比例(25.6%)高于城镇地区(12.6%)。没有调查居民出现接受"网络随访"的情况。这表明应进一步提高农牧区居民的自我健康管理意识,加强对"互联网+健康"模式的推广。详见表 6-1-11。

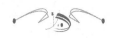

表 6-1-11　　调查地区高血压病患者最近一次随访服务形式构成比　　单位：%

随访形式	合计	城镇	农牧区
签约家庭医生入户随访	15.6	7.8	17.0
其他医护人员入户随访	23.6	12.6	25.6
去医疗卫生机构就医或随访	52.6	66.7	50.1
电话随访	2.3	2.9	2.2
其他	5.9	10.0	5.2

调查地区高血压病患者获得随访服务的主要机构为乡镇卫生院/社区卫生服务中心，其比例为47.6%，其中农牧区（48.7%）高于城镇地区（40.8%）。获得随访服务机构中，健康管理机构所占比例仅为0.1%，其中农牧区无一人获得此类机构随访服务。详见表 6-1-12。

表 6-1-12　　调查地区高血压病患者获得随访服务最主要的机构构成比　　单位：%

机构类型	合计	城镇	农牧区
村卫生室/社区卫生服务站/诊所	34.7	23.3	36.6
乡镇卫生院/社区卫生服务中心	47.6	40.8	48.7
县级及以上医疗卫生机构	15.2	32.0	12.3
健康管理机构	0.1	1.0	0.0
其他	2.4	2.9	2.4

98.7%的高血压病患者在最近一次随访中接受了血压测量服务，在所有随访内容中所占比例最高。调查到的 4 种随访内容，均存在农牧区所占比例略高于城镇地区的现象。详见表 6-1-13、图 6-1-5。

表 6-1-13　　调查地区高血压病患者最近一次随访服务内容　　单位：%

随访内容	合计	城镇	农牧区
血压测量	98.7	97.1	99.0
生活方式指导	92.8	88.4	93.6
询问疾病情况	88.0	80.6	89.2
了解用药情况	88.8	82.5	89.9

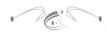

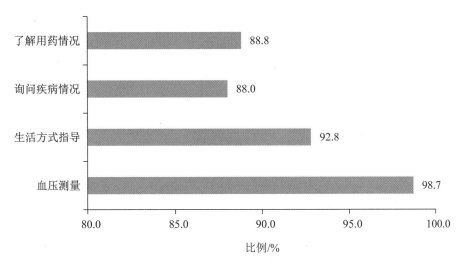

图 6-1-5 调查地区高血压病患者最近一次随访服务内容

二、糖尿病的管理

(一)糖尿病患病率的变化

被调查 15 岁及以上居民糖尿病自报患病率为 8.6‰,城镇(19.2‰)高于农牧区(5.8‰)。城乡居民糖尿病自报患病率有统计学差异($\chi^2 = 36.869, p < 0.001$)。其与 2013 年数据相比,居民糖尿病自报患病率增加了 4.6 个千分点,城镇和农牧区分别增加了 9.2 个千分点、2.8 个千分点。详见表 6-1-14。

表 6-1-14　　　　　　　调查地区 15 岁及以上居民糖尿病患病率　　　　　　单位:‰

调查时间	合计	城镇	农牧区
2018 年	8.6	19.2	5.8
2013 年	4.0	10.0	3.0

被调查 15 岁及以上居民男性糖尿病自报患病率高于女性,差异有统计学意义($\chi^2 = 8.565, p = 0.003$)。其中,城镇男性和农牧区男性间($\chi^2 = 26.599, p < 0.001$)、城镇女性和农牧区女性间($\chi^2 = 12.411, p = 0.002$)居民糖尿病自报患病率差异有统计学意义。详见表 6-1-15。

表 6-1-15	调查地区 15 岁及以上居民分性别糖尿病患病率		单位：‰
性别	合计	城镇	农牧区
合计	8.6	19.2	5.8
男	11.4	27.3	7.6
女	6.1	13.0	4.1

被调查 15 岁及以上居民，无论城镇还是农牧区，糖尿病自报患病率均呈较低水平，随年龄增加基本呈上升趋势，至 55～64 岁年龄组糖尿病自报患病率达最高水平（23.0‰），随后呈现下降趋势。详见表 6-1-16、图 6-1-6。

表 6-1-16	调查地区 15 岁及以上居民年龄别糖尿病患病率		单位：‰
年龄组/岁	合计	城镇	农牧区
合计	8.6	19.2	5.8
15～24	1.8	0.0	2.3
25～34	1.4	2.6	1.1
35～44	5.0	6.7	4.6
45～54	9.8	15.1	8.3
55～64	23.0	59.0	12.3
≥65	14.5	39.2	7.7

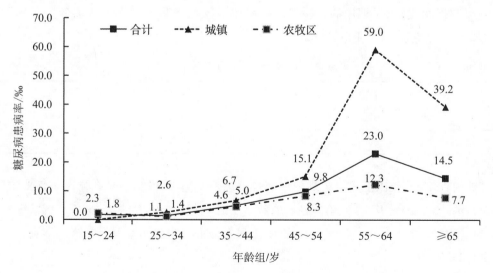

图 6-1-6　调查地区 15 岁及以上居民年龄别糖尿病患病率

（二）糖尿病患者服药情况

按照医嘱规律服用降糖药物的比例为 26.7%，以偶尔或必要时服用降糖药物的比例最高。城镇糖尿病患者规律服用降糖药物的比例（38.1%）高于农牧区（16.7%）。详见表 6-1-17。

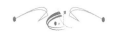

表 6-1-17　　　　　　调查糖尿病患者服用降糖药物的频率构成比　　　　　　单位：%

药物服用情况	合计	城镇	农牧区
规律服用	26.7	38.1	16.7
偶尔或必要时服用	42.2	40.5	43.8
间断服用	11.1	7.1	14.7
从不服用	20.0	14.3	25.0

　　男性和女性糖尿病患者遵医嘱规律服用降糖药物的比例相当,均以偶尔或必要时服用降糖药物的比例最高(男性为 39.3%,女性为 47.1%)。其中,无论城镇或农牧区,男性规律服用降糖药物的比例均高于女性;农牧区男性和女性糖尿病患者从不服用降糖药物的比例均高于城镇。详见表 6-1-18。

表 6-1-18　　　　调查糖尿病患者分性别服用降血糖药物的频率构成比　　　　单位：%

药物服用情况	合计		城镇		农牧区	
	男性	女性	男性	女性	男性	女性
规律服用	28.6	23.5	38.5	37.5	20.0	11.1
偶尔或必要时服用	39.3	47.1	42.3	37.5	36.7	55.6
间断服用	10.7	11.8	3.8	12.5	16.6	11.1
从不服用	21.4	17.6	15.4	12.5	26.7	22.2

(三)糖尿病患者测量空腹血糖情况

　　31.1% 的糖尿病患者最近一次空腹血糖检测时间在 1 周以内,所占比例最高。21.1% 的糖尿病患者最近一次血糖检测时间超过 6 个月。城镇糖尿病患者最近一次空腹血糖测量时间在 1 周以内的比例(38.1%)高于农牧区(25.0%);最近一次空腹血糖检测时间超过 1 年的糖尿病患者中,农牧区比例(20.8%)高于城镇(9.5%)。详见表 6-1-19。

表 6-1-19　　　　调查糖尿病患者最近一次空腹血糖检测时间构成比　　　　单位：%

测量时间	合计	城镇	农牧区
1 周及以内	31.1	38.1	25.0
1 周~1 个月	27.8	31.0	25.0
1~3 个月	8.9	7.1	10.4
3~6 个月	11.1	7.2	14.6
6~12 个月	5.5	7.1	4.2
12 个月及以上	15.6	9.5	20.8

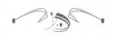

分性别来看,最近一次空腹血糖检测时间在 1 周及以内的患者,男性比例(33.9%)高于女性(26.5%)。无论是城镇还是农牧区,最近一次空腹血糖检测时间在 12 个月及以上的比例均为女性高于男性。详见表 6-1-20。

表 6-1-20　　　　调查糖尿病患者分性别最近一次空腹血糖检测时间构成比　　　单位:%

测量时间	合计		城镇		农牧区	
	男性	女性	男	女	男	女
1 周及以内	33.9	26.5	46.2	25.0	23.3	27.8
1 周~1 个月	25.0	32.4	23.1	43.7	26.7	22.2
1~3 个月	8.9	8.8	7.7	6.3	10.0	11.1
3~6 个月	14.3	5.9	7.7	6.3	20.0	5.6
6~12 个月	5.4	5.8	7.6	6.2	3.3	5.5
12 个月及以上	12.5	20.6	7.7	12.5	16.7	27.8

(四)糖尿病患者血糖控制情况

按不同年龄组来看,由于低年龄组糖尿病患者人数较少,不便于分析,故以分析 44 岁以上年龄组为主。可看出,55~64 岁年龄组糖尿病有效控制率有所升高,随后呈下降趋势。在 55~64 岁年龄组之后,无论城镇还是农牧区的有效控制率虽均呈下降趋势,但农牧区有效控制率高于城镇。详见表 6-1-21、图 6-1-7。

表 6-1-21　　　　　　　　调查糖尿病患者年龄别有效控制率　　　　　　　单位:%

年龄组/岁	合计	城镇	农牧区
15~24	50.0	—	50.0
25~34	33.3	0.0	50.0
35~44	27.3	0.0	37.5
45~54	26.1	37.5	20.0
55~64	32.4	30.0	35.7
≥65	25.3	10.0	42.9

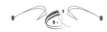

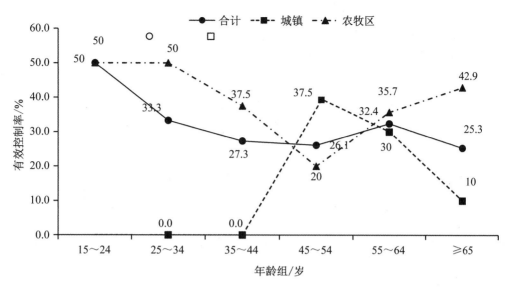

图 6-1-7　调查糖尿病患者年龄别有效控制率

(五)糖尿病患者随访情况

糖尿病患者在近 12 个月内未接受随访所占比例最高,为 62.3%。其次为随访次数为 1 次,所占比例为 13.3%。其中,未接受随访的比例城镇(69.1%)高于农牧区(56.3%);接受 5 次及以上随访的比例城镇(11.8%)高于农牧区(10.4%)。详见表 6-1-22。

表 6-1-22　　　　　　　调查近 12 个月内糖尿病患者接受随访次数构成比　　　　　　单位:%

随访次数	合计	城镇	农牧区
1 次	13.3	16.7	10.4
2 次	7.8	2.4	12.5
3 次	1.1	0.0	2.1
4 次	4.4	0.0	8.3
5 次及以上	11.1	11.8	10.4
未接受随访	62.3	69.1	56.3

在糖尿病患者最近一次接受随访服务的形式中,由于无网络服务形式,故不便于对该种服务形式进行分析。其中,糖尿病患者去医疗卫生机构就医或随访的形式所占比例最高,占 58.8%,而这种形式又以城镇(61.5%)高于农牧区(57.1%)。在所有随访服务形式中,其他医护人员入户随访的形式,农牧区为 23.8%,明显高于城镇(7.7%)。详见表 6-1-23。

表 6-1-23 调查糖尿病患者最近一次接受的随访服务形式构成比 单位:%

随访服务形式	合计	城镇	农牧区
签约家庭医生入户随访	5.9	0.0	9.5
其他医护人员入户随访	17.7	7.7	23.8
去医疗卫生机构就医或随访	58.8	61.5	57.1
电话随访	8.8	7.7	9.6
其他	8.8	23.1	0.0

糖尿病患者的主要随访机构以县级及以上医疗卫生机构所占比例最高,为47.1%;其次为乡镇卫生院/社区卫生服务中心,为32.4%。城镇糖尿病患者接受县级及以上医疗卫生机构随访服务的比例明显高于农牧区;农牧区接受村卫生室/社区卫生服务站/诊所、乡镇卫生院/社区卫生服务中心随访服务的比例均高于城镇。详见表 6-1-24。

表 6-1-24 调查糖尿病患者主要随访服务机构构成比 单位:%

随访服务机构	合计	城镇	农牧区
村卫生室/社区卫生服务站/诊所	17.7	7.7	23.8
乡镇卫生院/社区卫生服务中心	32.4	23.1	38.1
县级及以上医疗卫生机构	47.1	61.5	38.1
其他	2.8	7.7	0.0

该调查地区最近一次主要随访服务内容中,无论城镇或农牧区,均包含空腹血糖测量;生活方式指导、询问疾病情况及用药情况也占较高比例,均为88.2%,且无论城镇或农牧区,这三种随访服务内容所占比例均为城镇高于农牧区。详见图 6-1-8。

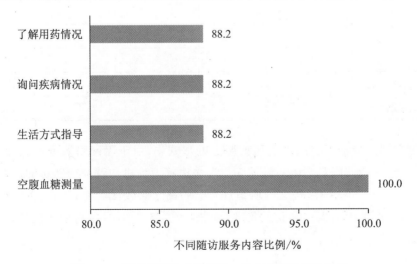

图 6-1-8 调查糖尿病患者最近一次主要随访服务内容

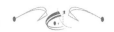

三、肥胖病

本报告肥胖程度的评级采用身高体重指数（body mass index，BMI），即 BMI＝体重（kg）/身高²（m²）。将调查人口分为低体重（BMI<18.5）、正常体重（18.5≤BMI<24）、超重（24≤BMI<28）、肥胖（BMI≥28）四个组。

总体上，五成以上被调查 18 岁及以上人口体重正常，城镇地区居民偏重比例高于农牧区。详见表 6-1-25、图 6-1-9。

表 6-1-25　　　　　　　　调查 18 岁及以上人群体质指数构成比　　　　　　单位：%

BMI	合计	城镇	农牧区
低体重	14.2	14.7	14.0
正常体重	53.7	45.6	55.8
超重	19.6	24.1	18.5
肥胖	12.5	15.6	11.7

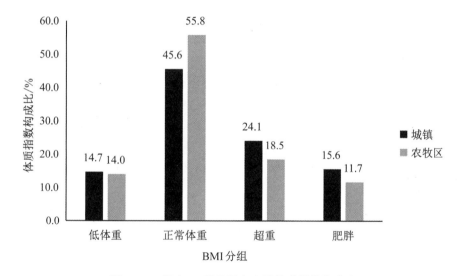

图 6-1-9　调查 18 岁及以上人群体质指数构成比

按年龄分组来看，被调查 18 岁及以上调查人口中，任何年龄组农牧区正常体重率均高于城镇，而肥胖率均低于城镇。无论城镇或农牧区，18 岁之后超重率和肥胖率均随年龄增加而升高，至 45～64 岁达高峰，随后下降。详见表 6-1-26。

表 6-1-26　　　　　　　调查 18 岁及以上人口年龄别体质指数构成比　　　　单位：%

年龄组 /岁	城镇				农牧区			
	低体重	正常体重	超重	肥胖	低体重	正常体重	超重	肥胖
18～34	13.3	62.5	16.4	7.8	9.3	69.7	17.0	4.0
35～44	8.7	47.9	32.9	10.5	6.4	62.8	22.8	8.0
45～54	4.7	43.9	36.9	14.4	6.3	59.8	24.8	9.1
55～64	6.8	43.7	30.4	19.2	6.3	58.7	25.3	9.7
≥65	11.0	49.4	25.5	14.1	9.7	63.8	18.6	7.9

　　按性别来看,18～34 岁年龄组男性正常体重率高于女性,其余年龄组均为男性低于女性。无论男性或女性,18 岁及以后居民随年龄升高超重率均升高,至 45～54 岁达高峰,之后随年龄升高,超重率下降。详见表 6-1-27。

表 6-1-27　　　　　调查 18 岁及以上人口分年龄和性别体质指数构成比　　　　单位：%

年龄组 /岁	男性				女性			
	低体重	正常体重	超重	肥胖	低体重	正常体重	超重	肥胖
18～34	5.4	70.5	19.6	4.4	14.5	66.4	14.2	4.9
35～44	4.4	57.6	28.4	9.7	9.2	61.8	21.6	7.4
45～54	4.8	55.9	30.4	8.8	5.9	58.2	25.7	10.2
55～64	4.7	54.4	30.0	10.8	7.3	60.1	23.4	9.2
≥65	10.4	58.3	25.0	6.3	10.1	60.8	17.5	11.6

四、其他

　　调查地区除了高血压病和糖尿病以外,还存在其他慢性疾病和一些地方病。较为常见的有类风湿性关节炎、胆结石症和胆囊炎和胃肠炎,患病率分别为 8.0％、6.4％和 5.5％,除疟疾和血吸虫病以外的其他寄生虫病患病率是 0.2％。其中,城镇居民类风湿性关节炎患病率高于农牧区,其余疾病相反。详见表 6-1-28。

表 6-1-28　　　　　　　调查居民其他常见疾病及地方病患病率　　　　　　单位：%

疾病	合计	城镇	农牧区
类风湿性关节炎	8.0	8.7	7.9
胃肠炎	5.5	4.5	5.6
胆结石症和胆囊炎	6.4	6.1	6.4
其他寄生虫病	0.2	0.1	0.2

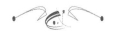

第二节　健康影响因素

一、健康档案建档情况

被调查 15 岁及以上居民中已建有健康档案者占 63.4％，其中农牧区建档比例为 68.2％，高于城镇地区的 45.3％。在被调查居民中，知道有此服务但没有建档者占 11.0％，比 2013 年调查结果降低了 11.7％。不清楚自己是否建档的居民所占比例比 2013 年增长了 13.0％。详见表 6-2-1。

表 6-2-1　　　　　　　　调查 15 岁及以上人口自报健康档案情况构成比　　　　　　单位：％

健康档案	合计		城镇		农牧区	
	2018 年	2013 年	2018 年	2013 年	2018 年	2013 年
有	63.4	64.4	45.3	17.3	68.2	50.9
没有,但知道有此服务	11.0	22.7	20.0	72.5	8.6	29.1
不知道	25.6	12.6	34.7	10.2	23.3	20.0

调查人口中 15～24 岁年龄组居民建档率最高(66.7％)，但各个年龄组相差不大。农牧区建档率整体高于城镇地区，城镇地区建档率随年龄增加有下降趋势。详见表 6-2-2、图 6-2-1。

表 6-2-2　　　　　　　　调查 15 岁及以上人口健康档案建档率的年龄分布　　　　　　单位：％

年龄/岁	合计	城镇	农牧区
合计	63.4	45.3	68.2
15～24	66.7	49.3	71.4
25～34	64.3	46.3	68.1
35～44	63.5	45.9	68.0
45～54	61.6	45.9	66.1
55～64	63.3	47.2	68.2
≥65	62.3	35.7	69.6

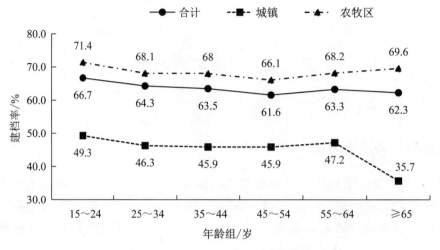

图 6-2-1　调查 15 岁及以上人口健康档案建档率的年龄分布

二、健康体检

(一)整体情况

在调查前 1 年内,被调查 15 岁及以上居民做过健康体检的比例为 67.4%,其中城镇居民体检率高于农牧区居民,但差异无统计学意义($\chi^2 = 2.228, p = 0.136$)。详见表 6-2-3。

表 6-2-3　　　　　　　调查 15 岁及以上人口健康体检比例　　　　　　单位:%

健康体检	合计	城镇	农牧区
是	67.4	68.7	67.0
否	32.6	31.3	33.0

(二)不同年龄间比较

从年龄上分析,体检比例基本呈"中间高、两边低"的特点,其中 55～64 岁组(72.0%)比例最高,差别有统计学意义($\chi^2 = 45.327, p < 0.001$)。除 15～24 岁、55 岁及以上组,其余均是城镇高于农牧区。详见表 6-2-4、图 6-2-2。

表 6-2-4　　　　　　调查 15 岁及以上人口年龄别健康检查率　　　　　单位:%

健康体检	合计	15～24 岁	25～34 岁	35～44 岁	45～54 岁	55～64 岁	≥65 岁
合计	67.4	63.8	63.8	67.6	70.3	72.0	65.2
城镇	68.7	63.0	69.4	71.6	70.9	71.4	59.6
农牧区	67.0	64.1	62.6	66.6	70.1	72.3	66.8

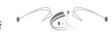

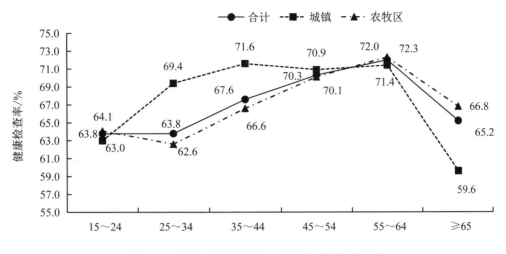

图 6-2-2 调查 15 岁及以上人口年龄别健康检查率

（三）不同文化程度比较

从受教育程度上分析，没上过学的居民健康体检率最低，小学及以上学历居民健康体检率为 70％以上，详见表 6-2-5。2013 年调查结果显示，高中及以上学历居民健康体检率才达到 70％，2018 年居民健康体检率明显提高。这说明当地政府的居民健康体检等普惠性民生项目得到了良好的开展，在带动居民慢性病管理和健康教育等方面发挥了积极作用。

表 6-2-5　　　　调查地区 15 岁及以上人口过去 1 年不同文化程度健康检查比例　　　　单位：%

健康体检	合计	没上过学	小学	初中	高中（含中技和技工）	大专及以上
是	67.4	60.8	73.5	72.3	75.3	75.5
否	32.6	39.2	26.5	27.7	24.7	24.5

三、体育锻炼

（一）参加体育锻炼的情况

体育锻炼是指每周至少 1 次主动参加体育训练或体育比赛（如田径、游泳、球类活动等），但因工作和生活需要坚持骑车或从事体力劳动等均不属于体育锻炼范畴。

本次调查了 10 岁及以上城乡居民的主动参加体育锻炼情况，其中，城镇居民体育锻炼的比例（62.1％）明显高于农牧区居民（32.4％）；城镇居民中，男性居民体育锻炼率高于女性；农牧区居民中，男性居民体育锻炼率略低于女性。从每周锻炼次数来看，有 57.0％的调查居民从不参加体育锻炼，其中城镇地区低于农牧区。另外，有 18.2％的调查居民每周锻炼 6 次及以上，城镇地区高于农牧区。详见表 6-2-6。

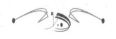

表 6-2-6 调查 10 岁及以上居民分性别每周锻炼频次构成比 单位:%

每周锻炼频次	合计			城镇			农牧区		
	合计	男性	女性	合计	男性	女性	合计	男性	女性
6 次及以上	18.2	17.9	18.3	30.5	30.6	30.4	14.9	14.9	14.9
3～5 次	8.4	8.4	8.5	13.6	14.4	13.0	7.1	6.9	7.3
1～2 次	12.0	11.6	12.4	18.0	18.3	17.7	10.4	9.9	10.9
不到 1 次	4.4	4.6	4.2	3.3	3.2	3.3	4.7	4.9	4.4
从不锻炼	57.0	57.5	56.6	34.6	33.5	35.6	62.9	63.4	62.6

2018 年 15 岁及以上城乡居民主动参加体育锻炼率为 36.4%,与 2013 年(8.3%)相比,体育锻炼率增加了 28.1%。2018 年城镇和农牧区体育锻炼率均高于 2013 年,其中均为城镇高于农牧区。详见表 6-2-7。

表 6-2-7 调查 15 岁及以上城乡居民每周锻炼频次构成比 单位:%

每周锻炼频次	合计		城镇		农牧区	
	2018 年	2013 年	2018 年	2013 年	2018 年	2013 年
6 次及以上	17.2	2.8	29.3	11.6	14.0	0.9
3～5 次	8.2	2.4	13.4	6.6	6.8	1.7
1～2 次	11.0	3.1	18.1	6.7	9.2	2.3
不到 1 次	4.3	2.0	3.3	1.8	4.6	2.0
从不锻炼	59.3	89.7	35.9	73.3	65.4	93.1

调查地区 10～14 岁年龄段体育锻炼比例最高,其次是 15～24 岁年龄段,趋势基本呈"中间低、两边高"。除去从不锻炼者,每周锻炼 6 次及以上以及每周锻炼 1～2 次的比例高于其他频次。详见表 6-2-8。

表 6-2-8 调查居民不同年龄段每周锻炼频次构成比 单位:%

每周锻炼频次	合计	10～14 岁	15～24 岁	25～34 岁	35～44 岁	45～54 岁	55～64 岁	≥65 岁
6 次及以上	18.2	39.2	22.5	12.6	14.1	18.1	22.1	19.0
3～5 次	8.4	14.0	10.8	7.2	6.9	8.5	9.4	8.0
1～2 次	12.0	33.3	13.3	11.6	9.0	10.7	11.6	11.3
不到 1 次	4.4	5.0	3.7	4.6	3.9	4.6	4.4	4.9
从不锻炼	57.0	8.5	49.7	64.0	66.1	58.1	52.5	56.8

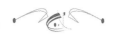

(二)锻炼时长

调查地区居民平均每次锻炼时间为 55.5 分钟,高于 2013 年(45.7 分钟)。城镇居民每次体育锻炼时间较农牧区居民长,其中男、女性居民锻炼时间没有明显差别。详见表 6-2-9。

表 6-2-9 　　　　　　　　　　调查不同性别居民平均锻炼时间 　　　　　　　　单位:分钟

户口性质	性别	中位数	均值±标准差
合计	男	30.0	57.6±57.4
	女	30.0	53.8±51.8
	合计	30.0	55.5±54.5
城镇	男	30.0	62.1±54.6
	女	30.0	60.5±52.2
	合计	40.0	61.2±53.3
农牧区	男	30.0	55.5±58.5
	女	30.0	50.3±51.3
	合计	30.0	52.7±54.8

四、刷牙情况

调查结果显示,城镇地区居民以每天刷牙 1 次为主(61.2%),其次是每天刷牙 2 次及以上(19.7%);而农牧区居民是以每天刷牙 1 次为主(52.3%),其次是不刷牙(28.2%)。其与 2013 年相比,每天刷牙 2 次及以上及不刷牙的比例下降,其余略有增加;城镇不刷牙比例增加,农牧区不刷牙比例下降。详见表 6-2-10。

表 6-2-10 　　　　　　　　　　调查居民刷牙情况构成比 　　　　　　　　　　单位:%

每天刷牙次数	合计		城镇		农牧区	
	2018 年	2013 年	2018 年	2013 年	2018 年	2013 年
2 次及以上	7.7	9.5	19.7	30.0	4.7	5.1
1 次	54.0	53.2	61.2	63.7	52.3	51.0
不到 1 次	12.8	9.1	4.8	2.1	14.8	10.6
不刷牙	25.5	28.2	14.3	4.2	28.2	33.3

分性别来看,在城镇及农牧区均为每天刷牙 2 次及以上的女性比例高于男性,详见表 6-2-11。

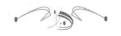

表 6-2-11　　　　　　　　调查居民分性别刷牙情况构成比　　　　　　　　单位:%

每天刷牙次数	合计			城镇			农牧区		
	合计	男	女	合计	男	女	合计	男	女
2 次及以上	7.7	6.7	8.6	19.7	17.6	21.4	4.7	4.2	5.1
1 次	54.0	55.3	52.9	61.2	63.1	59.7	52.3	53.4	51.2
不到 1 次	12.8	13.1	12.6	4.7	4.7	4.7	14.8	15.0	14.6
不刷牙	25.5	24.9	25.9	14.3	14.6	14.0	28.2	27.3	29.1

五、吸烟情况

(一)吸烟总体情况

吸烟者是指累计吸烟达 100 支,且目前仍在吸烟的人。戒烟者是指过去吸烟的调查人口中现在已停止吸烟半年以上的人。

本次调查 10 岁及以上居民吸烟情况,结果显示吸烟率(不包括已戒烟者)为 12.2%,与 2013 年调查的 15 岁及以上居民吸烟率(14.2%)相比略有下降,城镇吸烟率略高于农牧区,但差异无统计学意义($\chi^2 = 1.830, p = 0.176$)。男性吸烟率明显高于女性($\chi^2 = 1\,528.558, p < 0.001$)。详见表 6-2-12。

表 6-2-12　　　　　　调查 10 岁及以上居民分性别吸烟构成比　　　　　　单位:%

吸烟情况	合计			城镇			农牧区		
	合计	男	女	合计	男	女	合计	男	女
吸烟	12.2	25.1	0.7	13.0	27.1	1.8	11.9	24.6	0.3
已戒烟	3.2	6.7	0.1	3.3	7.3	0.2	3.2	6.6	0.1
从不吸烟	84.6	68.2	99.2	83.7	65.6	98.0	84.9	68.8	99.6

从调查地区吸烟者年龄分布来看,各年龄组的吸烟呈现"中间高、两头低"的状态,吸烟者年龄主要分布在 15～54 岁,以 25～34 岁、35～44 岁和 15～24 岁三组较高,10～14 岁组最低。除了 15～24 岁和 55～64 岁组,城镇地区各个年龄组居民吸烟率均高于农牧区。详见表 6-2-13、表 6-2-14 和图 6-2-3。

表 6-2-13　　　　　　　调查 10 岁及以上居民年龄别吸烟构成比　　　　　　单位:%

吸烟情况	合计	10～14 岁	15～24 岁	25～34 岁	35～44 岁	45～54 岁	55～64 岁	≥65 岁
吸烟	12.2	0.4	14.9	17.0	15.1	11.4	9.7	4.4
已戒烟	3.2	0.2	2.0	3.3	2.7	4.2	3.7	3.8
从不吸烟	84.6	99.4	83.1	79.7	82.2	84.4	86.6	91.8

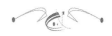

表 6-2-14　　　　　　　　　调查 10 岁及以上居民年龄别吸烟率　　　　　　　　单位：%

地区	合计	10～14 岁	15～24 岁	25～34 岁	35～44 岁	45～54 岁	55～64 岁	≥65 岁
城镇	13.0	0.9	9.3	19.8	16.8	14.2	9.7	6.3
农牧区	11.9	0.3	16.3	16.4	14.7	10.6	9.7	3.9
合计	12.2	0.4	14.9	17.0	15.1	11.4	9.7	4.4

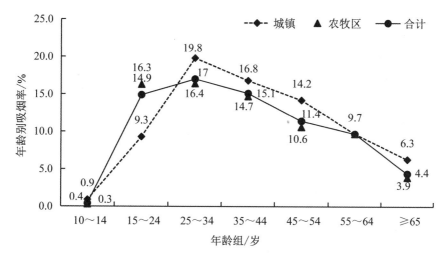

图 6-2-3　调查 10 岁及以上居民年龄别吸烟率

2018 年调查地区 10 岁及以上居民不同文化程度吸烟构成中,初中文化占比最高,没上过学的居民占比最低。详见表 6-2-15。

表 6-2-15　　　　　　　调查 10 岁及以上居民不同文化程度吸烟构成比　　　　　　单位：%

吸烟情况	合计	没上过学	小学	初中	高中(含中技和技工)	大专及以上
吸烟	12.2	6.9	14.3	22.3	20.9	14.9
已戒烟	3.2	3.3	3.6	2.8	1.0	1.2
从不吸烟	84.6	89.8	82.1	74.9	78.2	83.9

(二)开始吸烟年龄

调查地区吸烟者开始吸烟的平均年龄为 18.63 岁,城镇居民开始吸烟的年龄(18.57 岁)与农牧区居民(18.64 岁)差异无统计学意义($t=0.201$,$p=0.840$)。开始吸烟年龄主要分布在 15～24 岁,占 74.5%。男性开始吸烟的年龄(18.54 岁)早于女性(21.84 岁),差异有统计学意义($t=-3.514$,$p<0.001$)。在农牧区,有少量居民吸烟居然始于 65 岁及以上。详见表 6-2-16。

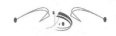

表 6-2-16　　　　　　　调查城乡居民开始吸烟年龄分布情况构成比　　　　　单位:%

年龄/岁	合计			城镇			农牧区		
	合计	男	女	合计	男	女	合计	男	女
10～14	12.7	12.5	19.0	14.3	13.5	26.1	12.2	12.2	10.5
15～24	74.5	75.2	52.4	69.7	70.3	60.9	76.0	76.5	42.1
25～34	10.2	10.0	14.3	14.0	14.4	8.7	9.1	8.9	21.1
35～44	1.8	1.7	7.1	1.7	1.5	4.3	1.9	1.8	10.5
45～54	0.4	0.3	2.4	0.3	0.3	0.0	0.4	0.3	5.3
55～64	0.3	0.2	4.8	0.0	0.0	0.0	0.4	0.2	10.5
≥65	0.1	0.1	0.0				0.1	0.1	0.0

(三)吸烟量

吸烟者平均每天吸烟量为 16.2 支,城镇居民平均每天吸烟量大于农牧区居民,男性居民平均每天吸烟量大于女性居民,年龄分布大致呈"中间高、两边低"的趋势。详见表 6-2-17。

表 6-2-17　　　　　　　被调查 10 岁及以上居民每日平均吸烟量　　　　　单位:支

年龄/岁	合计			城镇			农牧区		
	合计	男	女	合计	男	女	合计	男	女
10～14	6.5	6.5	0.0	10.0	10.0	0.0	3.0	3.0	0.0
15～24	14.6	14.6	20.0	16.1	15.9	20.0	14.4	14.4	0.0
25～34	15.2	15.3	6.0	16.0	16.4	6.0	15.0	15.0	0.0
35～44	16.2	16.5	5.4	17.3	18.0	7.4	15.9	16.0	2.0
45～54	18.0	18.0	17.3	18.6	18.9	15.0	17.7	17.6	21.0
55～64	18.0	18.2	16.3	22.2	22.2	22.5	16.8	17.0	12.7
≥65	14.9	15.8	9.3	21.7	26.3	11.6	11.9	12.4	3.5
合计	16.2	16.3	12.2	18.0	18.4	13.0	15.7	15.8	11.0

六、饮酒情况

被调查 10 岁及以上居民饮酒率(饮酒率=被调查居民中 30 天内以及 30 天以前喝过酒的人数/调查总人数)为 25.5%,与 2013 年调查的 15 岁及以上居民饮酒率(20.9%)相比有所上升。农牧区居民饮酒比例高于城镇居民,差异有统计学意义($\chi^2 = 158.486, p < 0.001$);男性居民饮酒比例高于女性居民,差异有统计学意义($\chi^2 = 283.808, p < 0.001$)。

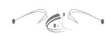

详见表 6-2-18。

表 6-2-18　　　　　　　　调查 10 岁及以上人口不同性别饮酒构成比　　　　　　单位：%

饮酒情况	合计			城镇			农牧区		
	合计	男	女	合计	男	女	合计	男	女
喝过,在 30 天内	20.0	25.7	14.9	22.4	27.8	17.5	11.0	17.4	5.9
喝过,在过去 30 天以前	5.5	7.3	4.0	5.8	7.6	4.3	4.4	6.0	3.0
没喝过	74.5	67.0	81.1	71.8	64.6	78.2	84.6	76.6	91.0

按不同地市饮酒情况来看,日喀则市饮酒率最高(68.7%),远高于其余 6 个地市,那曲市的饮酒率最低(7.2%),差异有统计学意义($\chi^2 = 2991.659, p < 0.001$)。详见表 6-2-19。

表 6-2-19　　　　　　不同地市调查 10 岁及以上人口饮酒构成比　　　　　　单位：%

饮酒情况	合计	拉萨市	日喀则市	山南市	林芝市	昌都市	那曲市	阿里地区
喝过,在 30 天内	20.0	10.0	64.3	11.2	13.8	6.9	2.1	8.4
喝过,在过去 30 天以前	5.5	4.0	4.4	12.8	11.6	3.3	5.1	8.6
没喝过	74.5	86.0	31.3	76.1	74.6	89.8	92.9	83.1

各年龄组饮酒率呈现"中间高、两头低"的趋势,以 25～34 岁(26.4%)、35～44 岁(27.5%)、45～54 岁(30.7%)、55～64 岁(30.0%)较高,以 10～14 岁(1.9%)最低,详见表 6-2-20。农牧区居民饮酒率在各个年龄段均高于城镇居民,详见表 6-2-21、图 6-2-4。

表 6-2-20　　　　　调查 10 岁及以上人口不同年龄段饮酒构成比　　　　　单位：%

饮酒情况	合计	10～14 岁	15～24 岁	25～34 岁	35～44 岁	45～54 岁	55～64 岁	≥65 岁
喝过,在 30 天内	20.0	1.7	13.4	20.3	21.8	23.5	25.2	16.2
喝过,在过去 30 天以前	5.5	0.2	4.9	6.1	5.7	7.2	4.8	4.5
没喝过	74.5	98.1	81.7	73.6	72.5	69.3	70.0	79.3

表 6-2-21　　　　　　调查地区 10 岁及以上居民年龄别饮酒率　　　　　　单位：%

地区	合计	10～14 岁	15～24 岁	25～34 岁	35～44 岁	45～54 岁	55～64 岁	≥65 岁
城镇	11.0	0.0	4.0	9.3	13.6	14.0	13.3	11.0
农牧区	22.4	2.2	15.9	22.6	23.9	26.3	28.7	17.6
合计	20.0	1.7	13.4	20.3	21.8	23.6	25.2	16.2

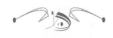

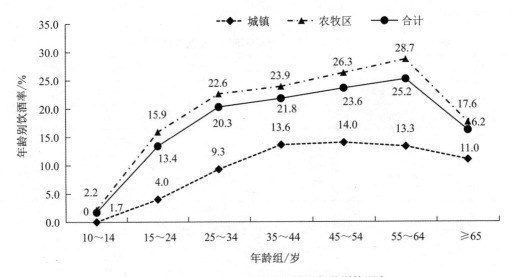

图 6-2-4　调查地区 10 岁及以上居民年龄别饮酒率

被调查 10 岁及以上居民不同文化程度饮酒构成中,初中文化居民饮酒率最高,大专及以上文化程度居民饮酒率最低。详见表 6-2-22。

表 6-2-22　　　　　　　调查 10 岁及以上居民不同文化程度饮酒构成比　　　　　　单位:%

饮酒情况	合计	没上过学	小学	初中	高中(含中技和技工)	大专及以上
喝过,在 30 天内	20.0	19.3	21.2	21.3	18.4	13.7
喝过,在过去 30 天以前	5.5	5.6	5.6	6.2	5.1	5.4
没喝过	74.5	75.1	73.2	72.5	76.5	80.9

第三节　本章小结

第一,调查地区 15 岁及以上居民高血压病自报患病率为 14.4%,与 2013 年相比,高血压病患病率略有下降趋势。城镇地区为 13.3%,农牧区为 14.8%,城乡差距大幅度减小。高血压病患病率随着年龄增长而增加。7 个地市中,林芝市的高血压病患病率最高,为 18.8%,其次是山南市、日喀则市、昌都市、阿里地区,拉萨市的高血压病患病率最低,为 9.2%。

第二,调查地区高血压病患者服药依从性有所提高,可能与患者健康意识提高及加强管理有关。15.2% 的高血压病患者能按照医嘱规律服用降压药物,城镇地区为 29.6%,高于农牧区的 11.8%,这提示需要持续加强高血压病患者管理,尤其是对农牧区患者。

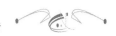

第三,调查地区高血压病病情监测有待加强。32.7%的高血压病患者在调查前1周内测量过血压,最近一次测量血压的时间超过12个月的患者比例为7.8%。城镇地区的高血压病患者在调查前1周内测量过血压的比例远高于农牧区,应继续提高农牧区居民对高血压病的重视程度,加强健康教育。

第四,调查居民高血压病有效控制率为35.6%,高血压病有效控制率增长明显,说明对高血压病的健康管理初见成效。

第五,近12个月内高血压病患者接受了随访的比例为46.0%,城镇地区低于农牧区。农牧区随访5次及以上的比例为22.0%,高于城镇的14.8%,说明调查地市医疗机构在城乡居民中开展了慢性病的防治指导,重点放在了农牧区。

第六,被调查15岁及以上人口糖尿病自报患病率增加明显。无论城镇、农村地区,糖尿病自报患病率均有明显升高,且男性高于女性,随年龄增加,患病率呈现增长趋势。

第七,糖尿病有效控制情况不容乐观。随年龄增加,不论城镇或农牧区,糖尿病有效控制率均有所下降,这也说明人群对糖尿病重视程度有待加强。

第八,调查地区随访服务形式较多,且随访服务内容较为全面。但城镇地区随访率低于农牧区,需加强城镇居民的医疗随访服务。

第九,三成以上18岁及以上调查人口为肥胖与超重,且城镇高于农牧区,中年人群超重率较高。这说明应加强本地区居民健康生活意识,改善居民不良生活习惯。

第十,健康档案和体检工作取得了一定成绩。被调查15岁及以上居民中,有健康档案的比例为63.4%,农牧区建档率高于城镇地区,城镇地区建档率随年龄增加有下降趋势。过去1年内做过健康体检的居民比例为67.4%,城镇为68.7%,农牧区为67.0%。

第十一,体育锻炼情况较2013年有明显改善,10岁及以上居民体育锻炼率为38.6%。15岁及以上居民体育锻炼率为36.4%,与2013年(8.3%)相比增加了28.1%,其中城镇体育锻炼率高于农牧区。

第十二,调查地区口腔卫生有待加强,2018年刷牙率较2013年没有明显变化,尤其是农牧区,仍有28.2%的居民每天不刷牙。

第十三,居民吸烟情况有所变化,与2013年相比下降了2.0个百分点,吸烟者年龄主要分布在15～54岁,男性开始吸烟的平均年龄(18.54岁)早于女性(21.84岁)。

第十四,居民饮酒情况有所变化,与2013年相比,饮酒率提高了4.6%,农牧区居民饮酒比例明显高于城镇居民。饮酒率地区差异明显,日喀则市饮酒率最高(68.7%),远高于其余6个地市,那曲市最低(7.2%)。

第七章　妇女儿童卫生保健

本章关注调查地区妇女和儿童卫生保健情况。妇女卫生保健情况通过 15～64 岁妇女健康检查、孕产期保健、分娩地点、分娩方式及费用等指标来反映；儿童卫生保健情况通过 5 岁以下儿童体检情况、计划免疫状况、母乳喂养情况以及两周患病率等指标来反映。

第一节　妇女保健

一、基本情况

本次共调查 15～64 岁妇女 4 838 人，其中城镇 1 074 人，农牧区 3 761 人，其他 3 人。调查对象平均年龄为(40.7±12.2)岁；拉萨市的妇女所占比例最高(27.3％)，日喀则市次之(21.0％)，阿里地区最低(4.8％)；已婚者比例为 76.8％。详见表 7-1-1。

表 7-1-1　　　　　　　　被调查 15～64 岁妇女一般人口学特征

人口学特征		人数	构成比/％
地市	拉萨市	1 320	27.3
	日喀则市	1 015	21.0
	山南市	475	9.8
	林芝市	298	6.2
	昌都市	877	18.1
	那曲市	621	12.8
	阿里地区	232	4.8
户口性质	农牧区	3 761	77.7
	城镇	1 074	22.2
	其他	3	0.1

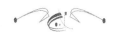

续表

人口学特征		人数	构成比/%
年龄组/岁	15～24	518	10.7
	25～34	1 157	23.9
	35～44	1 157	23.9
	45～54	1 255	25.9
	55～64	751	15.5
文化程度	没上过学	2 642	54.6
	小学	1 391	28.8
	初中	467	9.7
	高中	169	3.5
	大专及以上	169	3.5
婚姻状况	未在婚	1 124	23.2
	在婚	3 714	76.8
就业状况	在业	3 974	82.1
	离退休	56	1.2
	在校学生	142	2.9
	失业	64	1.3
	无业	602	12.4

二、健康检查情况

在调查前 1 年内做过妇科检查、宫颈涂片检查和乳腺检查的妇女分别为 1 979 人（40.9％）、1 249 人（25.8％）和 1 225 人（25.3％）。

城镇妇女健康检查率和宫颈涂片检查率均高于农牧区妇女,城乡之间差异具有统计学意义($p<0.0001$),而城乡妇女乳腺检查率无明显差异。此结果表明城镇妇女的卫生保健状况优于农牧区,但各项检查率均不高。这说明应加强健康宣教,规范农牧区健康体检中妇科检查项目,提升妇女自我保健意识。

相比 2013 年,本次被调查 15～64 岁妇女妇科检查率、宫颈涂片检查率和乳腺检查率有所上升,农牧区妇女三项检查率比前 5 年分别提高了 12.7、13.5 和 14.9 个百分点,城镇妇女宫颈涂片检查率上升了 10.9％,而妇科检查率和乳腺检查率均有所下降。详见表 7-1-2。

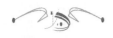

表 7-1-2　　　　　　　　　不同年份被调查 15～64 岁妇女健康检查情况　　　　　　单位:％

项目	合计		城镇		农牧区	
	2018 年	2013 年	2018 年	2013 年	2018 年	2013 年
妇科检查	40.9	31.1	48.3	52.7	38.8	26.1
宫颈涂片检查	25.8	12.6	31.3	20.4	24.3	10.8
乳腺检查	25.3	15.7	25.8	39.1	25.2	10.3

三、生育情况

(一)生育比例

生育率是反映妇女生育强度的指标,一般以一定时期内(通常为 1 年)出生活婴数与同期平均育龄妇女人数之比表示。考虑本次调查问题的设置为"您曾经生过几个孩子",以下主要分析 15～64 岁女性生育比例,具体公式为:

$$生育比例 = \frac{生过孩子的妇女人数}{15\sim64\ 岁妇女总人数} \times 100\%$$

调查地区 15～64 岁的妇女生育比例为 82.0％,农牧区(82.9％)高于城镇(79.2％);林芝市的妇女生育比例最高(97.0％),昌都市最低(73.1％);文化程度越高,妇女生育比例越低。详见图 7-1-1、表 7-1-3。

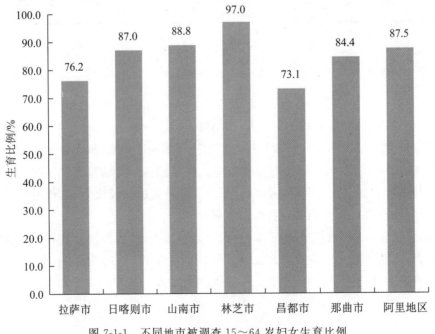

图 7-1-1　不同地市被调查 15～64 岁妇女生育比例

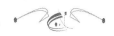

表 7-1-3　　　　**不同人口学特征被调查 15～64 岁女性生育人数和生育比例**

人口学特征		生育人数	生育比例/%
城乡	城镇	851	79.2
	农牧区	3 116	82.9
年龄段/岁	15～24	182	35.1
	25～34	950	82.1
	35～44	1 013	87.6
	45～54	1 125	89.6
	55～64	698	92.9
文化程度	没上过学	2 309	87.4
	小学	1 195	85.9
	初中	331	70.9
	高中	81	47.9
	大专及以上	52	30.8
婚姻状况	在婚	3 541	95.3
	未在婚	427	38.0

（二）已婚妇女孕次情况

被调查已婚妇女中，平均孕次为 3.0 次，城镇为 2.5 次，农牧区为 3.0 次；31.1％的妇女怀过 2 次孕；城镇地区妇女怀孕次数为 2 次的妇女所占比例最高，为 34.4％，农牧区怀孕次数为 4 次及以上的妇女所占比例最高，为 31.7％。详见图 7-1-2。

不同地市的已婚妇女中，日喀则市、昌都市和那曲市的妇女怀孕次数均以 4 次及以上所占比例最高，其余地市均以怀孕次数为 2 次所占比例最高，其中，山南市地区的妇女怀孕次数为 2 次的比例达到 52.5％。在 25～34 岁和 35～44 岁两个年龄组的中，怀孕次数为 2 次的妇女占比最高，分别为 37.2％和 34.6％；而在 45～54 岁、55～64 岁年龄组中，怀孕次数均以 4 次及以上的妇女占比最高，分别为 35.8％和 52.7％。文化程度越高的妇女，怀孕次数越少。详见表 7-1-4。

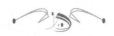

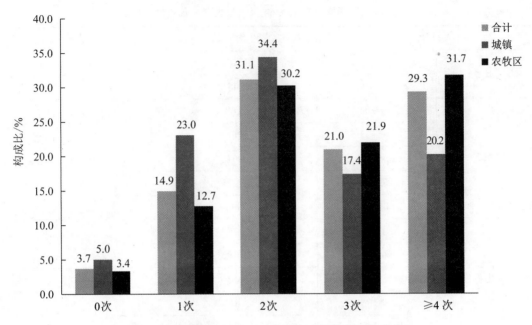

图 7-1-2　被调查 15～64 岁已婚妇女孕次情况构成比

表 7-1-4　　　　　　不同人口学特征被调查已婚育龄妇女孕次情况构成比　　　　　　单位:%

人口学特征		0 次	1 次	2 次	3 次	≥4 次
各地市	拉萨市	6.4	21.9	34.8	19.7	17.2
	日喀则市	2.8	9.1	18.9	23.1	46.1
	山南市	2.2	16.8	52.5	17.3	11.2
	林芝市	1.1	15.3	46.2	20.6	16.8
	昌都市	2.9	13.8	27.3	20.6	35.4
	那曲市	3.4	14.0	25.9	21.8	34.9
	阿里地区	3.7	14.9	31.1	21.0	29.3
年龄组 /岁	15～24	11.8	36.4	33.3	14.9	3.6
	25～34	4.1	19.0	37.2	21.8	17.9
	35～44	3.7	15.9	34.6	20.7	25.1
	45～54	2.8	11.7	27.8	21.8	35.8
	55～64	1.8	5.0	19.8	20.7	52.7

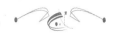

续表

人口学特征		0 次	1 次	2 次	3 次	≥4 次
文化程度	没上过学	2.8	10.8	27.8	21.5	37.1
	小学	3.8	15.9	34.0	22.4	23.9
	初中	4.0	27.7	42.5	16.0	9.8
	高中	10.2	39.3	32.6	15.7	2.2
	大专及以上	19.0	38.1	30.2	9.5	3.2

（三）已婚妇女产次情况

被调查已婚妇女平均生育 2.6 个活产儿,城镇 2.3 个,农牧区 2.8 个。其中,37.8%的妇女生过 2 个孩子,城镇和农牧区这一比例与总体趋同。其余产次中,城镇妇女产次以 1 次为主(31.4%),农牧区产次以 4 次及以上为主(23.5%)。详见图 7-1-3。

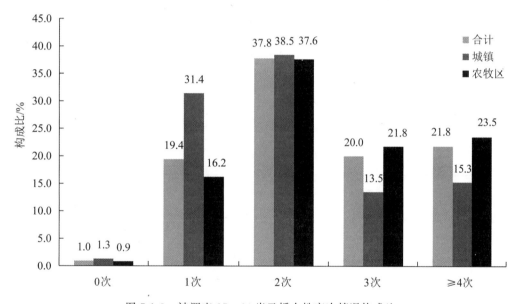

图 7-1-3　被调查 15～64 岁已婚女性产次情况构成比

不同地市中,日喀则市和那曲市的已婚妇女产次以 4 次及以上所占比例最高,分别占 31.4% 和 31.0%,其余地市已婚妇女产次均以 2 次为主,其中山南市和林芝市该比例为 57.5% 和 54.8%。各年龄段中,15～24 岁产次以 1 次所占比例最高,为 45.9%,55～64 岁的已婚妇女产次以 4 次及以上比例最大,为 46.5%,其他年龄组产次均以 2 次为主。文化程度越高的已婚妇女,产次越少,这与孕次情况相符,可能与教育的普及和妇女的生育观念有所转变有关。详见表 7-1-5。

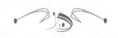

表 7-1-5　　　　　不同人口学特征被调查已婚女性产次情况构成比　　　　单位:%

人口学特征		0 次	1 次	2 次	3 次	≥4 次
各地市	拉萨市	0.9	28.9	39.8	17.5	12.9
	日喀则市	0.9	11.8	29.0	26.9	31.4
	山南市	1.4	21.2	57.5	14.7	5.2
	林芝市	0.4	22.8	54.8	13.1	8.9
	昌都市	0.8	16.3	33.1	19.7	30.1
	那曲市	0.9	16.0	30.2	21.9	31.0
	阿里地区	2.1	16.0	36.4	19.8	25.7
年龄段/岁	15~24	4.7	45.9	40.1	8.1	1.2
	25~34	1.3	23.2	41.8	20.9	12.8
	35~44	1.0	20.7	42.9	18.8	16.6
	45~54	0.3	16.4	36.1	22.1	25.1
	55~64	0.2	8.1	24.5	20.7	46.5
文化程度	没上过学	0.8	14.2	34.7	22.3	28.0
	小学	0.7	20.8	40.9	20.5	17.1
	初中	1.6	36.2	47.1	10.3	4.8
	高中	3.8	48.8	41.3	4.9	1.2
	大专及以上	2.0	56.9	33.3	3.9	3.9

四、孕产期保健情况

(一)产前检查率

产前检查率在本书的定义为怀孕期间接受过 1 次及以上产前检查的产妇人数占产妇总人数的比例。

本次对 1 043 名调查前 5 年内分娩的妇女最后一次分娩及妊娠期间的保健情况进行调查,其中城镇和农牧区孕龄妇女分别为 170 人和 873 人。

结果显示,被调查产妇 1 次及以上产检的检查率为 87.0%,农牧区产妇产前检查率高于城镇。本次数据与 2013 年相比,产妇检查率上浮 9.2%,其中农牧区增幅尤为明显,上涨 11.7%。按照我国孕产妇系统保健管理的要求,农村孕产妇至少要接受 5 次产前检查。以此标准,5 次及以上的产前检查率为 45.7%,城镇孕产妇产前检查率(49.4%)略高于农牧区(45.0%)。详见表 7-1-6。

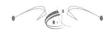

表 7-1-6 　　　　　　　不同年份被调查孕产妇产检的检查率　　　　　　　单位：%

年份	合计		城镇		农牧区	
	≥1 次	≥5 次	≥1 次	≥5 次	≥1 次	≥5 次
2018 年	87.0	45.7	85.9	49.4	87.2	45.0
2013 年	77.8	—	96.1	—	75.5	—

不同地市孕产妇中，以产前检查 1 次及以上为标准，拉萨市产前检查率最高（100.0%），山南市次之（98.3%），昌都市最低（64.3%）；以产前检查 5 次及以上为标准，产前检查率最高的为拉萨市（87.7%），林芝市次之（82.6%），那曲市最低（5.6%）。详见表 7-1-7。

表 7-1-7 　　　　　不同地市孕产妇平均产前检查次数及产前检查率

地市	拉萨市	日喀则市	山南市	林芝市	昌都市	那曲市	阿里地区
平均次数	7.1±2.3	5.2±2.8	6.6±2.5	7.9±4.1	1.7±1.9	2.3.±2.2	2.8±2.7
产前检查≥1 次/%	100.0	96.9	98.3	97.8	64.3	80.6	75.0
产前检查≥5 次/%	87.7	58.5	78.0	82.6	6.6	5.6	19.6

（二）产前检查次数

被调查孕产妇产前检查平均次数为（4.5±3.3）次，城镇和农牧区产前检查次数分别为（4.9±3.6）次和（4.4±3.2）次。详见表 7-1-8。

表 7-1-8 　　　　　　不同年份被调查孕产妇平均产前检查次数

年份	合计	城镇	农牧区
2018 年	4.5±3.3	4.9±3.6	4.4±3.2
2013 年	3.4±3.1	5.6±3.1	3.1±3.0

（三）产前筛查

本项调查内容为被调查孕产妇是否做过产前筛查、产前诊断以排除孩子畸形和出生缺陷。57.6%的被调查孕产妇表示接受过此类检查，28.2%的表示未接受检查，14.2%的表示不清楚是否做过此项检查。按城乡比较，城镇孕产妇接受过产前筛查的比例比农牧区高 10.5%。详见表 7-1-9。

表 7-1-9 　　　　　　　被调查孕产妇接受产前筛查情况构成比 　　　　　单位:%

是否做过产前筛查	合计	城镇	农牧区
是	57.6	66.4	55.9
否	28.2	23.3	29.1
不清楚	14.2	10.3	15.0

(四)产后访视率

产后访视率是指 1 次及以上检查或访视的产妇占产妇总数的比例。被调查产妇产后访视率为 21.6%,城镇产妇产后访视率(27.4%)稍高于农牧区(20.5%)。

(五)产后访视形式

被调查孕产妇产后访视的形式主要以家访为主(37.7%),其中,农牧区家访的产后访视形式(45.6%)高于城镇(8.3%)。详见表 7-1-10。

表 7-1-10 　　　　　　　被调查孕产妇产后访视形式构成比 　　　　　单位:%

产后访视形式	合计	城镇	农牧区
家访	37.7	8.3	45.6
电话访	28.5	41.7	25.0
家访及电话访	14.0	6.2	16.1
其他	19.7	43.8	13.3

五、分娩情况

(一)分娩地点

调查地区孕产妇选择到医疗机构分娩的比例为 88.1%,较 2013 年(63.7%)有较大提升,但仍然有 11.9%的孕产妇选择在医疗机构以外的其他场所分娩。在医疗机构选择上,城镇孕产妇选择县级及以上医院分娩的比例最高(72.9%),其次为妇幼保健机构(11.8%);在农牧区,绝大多数孕产妇选择县级及以上医院(66.4%)。详见表 7-1-11。

表 7-1-11 　　　　　　　不同年份孕产妇分娩地点构成比 　　　　　单位:%

分娩场所	合计		城镇		农牧区	
	2018 年	2013 年	2018 年	2013 年	2018 年	2013 年
县级及以上医院	67.4	49.3	72.9	64.3	66.4	47.4
妇幼保健机构	8.7	5.9	11.8	14.3	8.1	4.8
乡镇街道卫生院	10.5	7.0	2.4	2.4	12.0	7.6

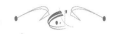

续表

分娩场所	合计		城镇		农牧区	
	2018 年	2013 年	2018 年	2013 年	2018 年	2013 年
社区卫生服务中心	0.5	1.2	0.6	1.6	0.5	1.2
卫生室/所/站	0.2	0.4	0.0	0.0	0.2	0.4
民营医院/家中	0.9	35.2	1.8	11.1	0.7	38.2
其他场所	11.9	1.1	10.6	6.3	12.1	0.4

注：2018 年调查问卷中涉及"民营医院"；2013 年调查问卷选项中有"家庭"。

（二）分娩方式

被调查孕产妇中，顺产（阴道分娩）人数为 965 人，剖宫产人数为 78 人。170 名城镇孕产妇中，顺产比例为 84.1％，剖宫产比例为 15.9％；873 名农牧区孕产妇中，顺产比例为 94.2％，剖宫产比例为 5.8％。被调查孕产妇分娩情况总体以顺产为主，城镇地区孕产妇行剖宫产的比例比农牧区高 10.1％。其相比于 2013 年，城镇地区孕产妇行剖宫产的比例有所下降。详见表 7-1-12。

表 7-1-12　　　　不同年份被调查孕产妇分娩方式构成比　　　　单位：%

分娩方式	合计		城镇		农牧区	
	2018 年	2013 年	2018 年	2013 年	2018 年	2013 年
顺产	92.5	93.1	84.1	81.4	94.2	94.6
剖宫产	7.5	6.9	15.9	18.6	5.8	5.4

（三）剖宫产动因

在行剖宫产分娩的孕妇中，76.0％的孕妇是听取医生建议实施的剖宫产，该比例在城镇地区和农牧区孕产妇中没有明显差异。其与 2013 年的调查数据相比，5 年来城镇地区孕妇主动要求实施剖宫产的比例增加了 9.2 个百分点，而农牧区孕产妇变化不大。详见表 7-1-13。

表 7-1-13　　　　不同年份被调查孕产妇实施剖宫产动因构成比　　　　单位：%

剖宫产动因	合计		城镇		农牧区	
	2018 年	2013 年	2018 年	2013 年	2018 年	2013 年
主动要求	24.0	21.1	25.9	16.7	23.5	23.1
医生建议	76.0	78.9	74.1	83.3	76.5	76.9

（四）分娩费用

被调查住院分娩者中，顺产所产生的平均费用为 3 997.1 元（中位数 3 000.0 元），实

施剖宫产的平均费用为 12 326.7 元(中位数 10 000.0 元)。详见表 7-1-14。

表 7-1-14　　　　　　　　被调查孕产妇分娩费用情况　　　　　　　单位:元

分娩方式	顺产			剖宫产		
	合计	城镇	农牧区	合计	城镇	农牧区
均数	3 997.1	5 219.2	3 782.9	12 326.7	12 318.5	12 330.9
中位数	3 000.0	4 015.0	3 000.0	10 000.0	15 000.0	10 000.0

被调查孕产妇在不同分娩机构产生的费用不同,民营医院产生的费用最高(12 300.0 元),其次为妇幼保健院(5 600.0 元)和县级及以上医院(3 800.0 元)。详见表 7-1-15。

表 7-1-15　　　　　　被调查孕产妇不同分娩机构的分娩费用　　　　　单位:元

分娩地点	合计	城镇	农牧区
县级及以上医院	3 800.0	4 325.0	3 200.0
妇幼保健院	5 600.0	7 500.0	4 500.0
乡镇卫生院	0.0	2 500.0	0.0
社区卫生服务中心	2 000.0	2 000.0	1 650.0
卫生室/所/站	30.0	——	30.0
民营医院	12 300.0	12 300.0	10 900.0

注:表中数据为中位数。

被调查孕产妇顺产和剖宫产产生的自付费用分别为 0.0 元和 1 000.0 元,无论是顺产还是剖宫产,城镇孕产妇自付费用均高于农牧区。在自付比例方面,行剖宫产产妇分娩费用的自付比例(66.7%)高于顺产(41.8%);城镇产妇中,顺产、剖宫产的自付比例均高于农牧区。详见表 7-1-16。

表 7-1-16　　　　　　被调查孕产妇不同分娩方式自付费用比较

分娩方式	自付费用/元			自付费用比/%		
	合计	城镇	农牧区	合计	城镇	农牧区
顺产	0.0	600.0	0.0	41.8	62.2	38.2
剖宫产	1 000.0	2 000.0	500.0	66.7	74.1	62.7

注:自付费用为中位数。

(五)出生体重

被调查孕产妇分娩的活产儿平均出生体重为 3 190 g,低出生体重率(新生儿出生体重小于 2 500 g 的比例)为 4.1%,略高于 2013 年低出生体重儿的比例(2.7%)。此次调查中巨大儿的分娩主要分布在农牧区孕产妇中,比例为 2.3%。详见表 7-1-17。

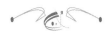

表 7-1-17　　　　　　　　　　被调查新生儿出生体重情况

出生体重指标	合计	城镇	农牧区
平均出生体重/g	3 190	3 133	3 198
低出生体重率/%	4.1	3.7	4.2
巨大儿发生率/%	2.0	0.0	2.3

第二节　儿童保健

一、基本情况

本次共调查 5 岁以下儿童 1 231 人,其中城镇 168 人,农牧区 1 063 人。其中,日喀则市的儿童比例最高(31.1%),昌都市次之(24.0%),阿里地区最低(3.4%);男性儿童占49.5%,女性儿童占 50.5%,男女性别比为 0.98∶1;0～1 岁组儿童最少(12.6%),1～5 岁各年龄组构成比例较均衡。详见表 7-2-1。

表 7-2-1　　　　　　　　　　被调查 5 岁以下儿童基本情况构成

组别		合计		城镇		农牧区	
		人数	构成比/%	人数	构成比/%	人数	构成比/%
地市	拉萨市	231	18.8	61	36.3	170	16.0
	日喀则市	383	31.1	12	7.1	371	34.9
	山南市	73	5.9	0	0.0	73	6.9
	林芝市	57	4.6	6	3.6	51	4.8
	昌都市	295	24.0	26	15.5	269	25.3
	那曲市	150	12.2	34	20.2	116	10.9
	阿里地区	42	3.4	29	17.3	13	1.2
性别	男性	609	49.5	82	48.8	527	49.6
	女性	622	50.5	86	51.2	536	50.4
年龄段/岁	0～1	155	12.6	23	13.7	132	12.4
	1～2	265	21.5	37	22.0	228	21.4
	2～3	265	21.5	37	22.0	228	21.4
	3～4	271	22.0	26	15.5	245	23.0
	4～5	275	22.3	45	26.8	230	21.6

二、喂养情况

(一)母乳喂养率

母乳喂养率的公式如下:

$$母乳喂养率 = \frac{吃过母乳的儿童数}{5\ 岁以下儿童数} \times 100\%$$

被调查 5 岁以下儿童母乳喂养率为 90.2%,农牧区(91.0%)高于城镇(85.1%);不同地市儿童母乳喂养率都达到了 80% 以上,其中以日喀则市最高,山南市和拉萨市次之,其余地市差别不大。详见表 7-2-2、图 7-2-1。

表 7-2-2　　　　　　　　　不同城乡被调查 5 岁以下儿童母乳喂养率　　　　　　　　单位:%

性别	合计	城镇	农牧区
合计	90.2	85.1	91.0
男性	90.0	84.1	90.9
女性	90.4	86.0	91.0

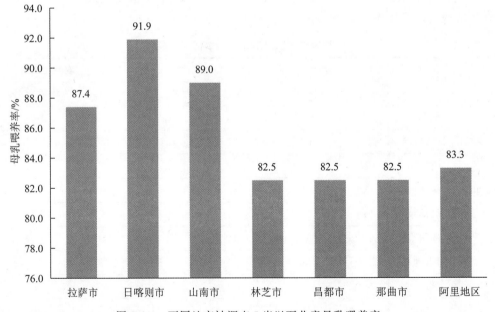

图 7-2-1　不同地市被调查 5 岁以下儿童母乳喂养率

(二)纯母乳喂养时间

纯母乳喂养是指孩子没有吃母乳以外的其他液体和食物(除必须服用的营养制剂和药品)。

被调查 5 岁以下儿童纯母乳喂养时间平均为 5 个月,较 2013 年有所降低。纯母乳喂养时间为 1~4 个月的比例最高(57.3%),其次是 4~7 个月(23.9%)。城镇地区的儿

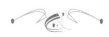

童,除 1～4 个月,不同纯母乳喂养时长所占的比例均高于农牧区。详见表 7-2-3、表 7-2-4。

表 7-2-3　　　　　不同年份被调查 5 岁以下儿童平均纯母乳喂养时间　　　　　单位:月

调查时间	合计	城镇	农牧区
2018 年	5.1±7.4	6.9±9.5	4.8±6.8
2013 年	6.3±7.3	5.9±6.0	6.4±7.4

表 7-2-4　　　　　被调查 5 岁以下儿童纯母乳喂养时间构成比　　　　　单位:%

纯母乳喂养时间/月	合计	城镇	农牧区
1～4	57.3	39.5	60.3
4～7	23.9	34.9	22.0
7～10	7.5	10.1	7.1
10～60	11.3	15.5	10.6

(三)开始规律添加辅食时间

被调查 5 岁以下儿童在 0～4 个月阶段开始规律添加辅食的比例最高(48.6%),其次是 4～7 个月(18.6%)。城镇儿童中,0～4 个月开始规律添加辅食的比例(31.5%)低于农牧区(51.2%);城镇儿童于 4～7 个月开始添加辅食的比例(30.1%)高于农牧区(16.9%)。详见表 7-2-5。

表 7-2-5　　　　　被调查 5 岁以下儿童开始规律添加辅食时间构成比　　　　　单位:%

辅食添加月龄段/月	合计	城镇	农牧区
0～4	48.6	31.5	51.2
4～7	18.6	30.1	16.9
7～10	14.0	13.3	14.1
10～60	8.4	10.5	8.1

注:在本调查进行阶段仍未添加辅食的 5 岁以下母乳喂养儿童在此构成中占 10.4%。

三、儿童体检情况

(一)年龄别差异

调查结果显示,5 岁以下儿童体检率为 43.2%,其中城镇为 32.7%,农牧区为 44.9%。按年龄段比较,2 岁及以上年龄组儿童的健康检查率相对较高,而 1 岁以内儿童的体检率最低(27.7%),其次为 1～2 岁组(34.0%)。各年龄组的健康检查率均为农牧

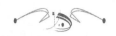

区高于城镇。详见表 7-2-6。

表 7-2-6 被调查 5 岁以下儿童健康检查率 单位：%

年龄段/岁	合计		城镇		农牧区	
	2018 年	2013 年	2018 年	2013 年	2018 年	2013 年
0～1	27.7	27.6	17.4	50.0	29.5	24.9
1～2	34.0	30.9	32.4	72.7	34.2	25.9
2～3	49.1	27.0	35.1	50.0	51.3	24
3～4	49.8	—	34.6	—	51.4	—
4～5	48.7	—	37.8	—	50.9	—
合计	43.2	—	32.7	—	44.9	—

（二）性别差异

不同性别儿童的健康检查率无明显差别。城镇地区的男童健康检查率（39.0%）高于女童（26.7%），而农牧区女童检查率比男童高 2.8 个百分点；按城乡比较，农牧区不同性别的 5 岁以下儿童健康检查率均高于城镇。详见表 7-2-7。

表 7-2-7 被调查不同性别 5 岁以下儿童健康检查率 单位：%

性别	合计	城镇	农牧区
男性	42.9	39.0	43.5
女性	43.6	26.7	46.3

（三）体检达标率

本次调查的城市和农牧区儿童体检达标率分别按"421"和"321"标准进行计算。"421"是指城市地区儿童在 1 岁以下应体检 4 次，1～2 岁应体检 2 次，2～3 岁应体检 1 次；"321"是指农村的儿童在 1 岁以下应体检 3 次，1～2 岁应体检 2 次，2～3 岁应体检 1 次。

结果显示，被调查儿童在调查前 1 年中 1 岁以内儿童体检次数达标率为 3.2%，1～2 岁年龄组为 8.3%，2～3 岁年龄组为 49.1%，随着儿童年龄增大和要求体检次数的减少，体检次数达标率提高。其中，1～2 岁年龄组城镇儿童体检达标率（10.8%）高于农牧区（7.9%）；其他两个年龄段城镇地区的体检达标率低于农牧区。

本次数据与 2013 年相比，2 岁及以上年龄组儿童体检达标率上升了 22.1 个百分点，1 岁以内、1～2 岁年龄组儿童体检达标率变化不大。详见表 7-2-8。

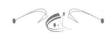

表 7-2-8 　　　　　　不同年份被调查 3 岁以下儿童体检达标率 　　　　　　单位:%

年龄组/岁		合计	城镇	农牧区
2018 年	0~1	3.2	0.0	3.8
	1~2	8.3	10.8	7.9
	2~3	49.1	35.1	51.3
2013 年	0~1	4.0	3.3	4.1
	1~2	8.1	24.2	6.2
	2~3	27.0	50.0	24.0

(四)体检内容

3 岁以下儿童体检项目为口腔的比例较高,为 50.8%,其次为检查视力(47.7%),检查血红蛋白的比例最低(33.8%),城镇检查血红蛋白的比例高出农牧区 13.0 个百分点,城镇地区牙齿和视力的检查比例均低于农牧区。详见表 7-2-9。

表 7-2-9 　　　　　　被调查 3 岁以下儿童体检内容 　　　　　　单位:%

体检项目	合计	城镇	农牧区
口腔	50.8	40.0	52.0
视力	47.7	43.6	48.2
血红蛋白	33.8	45.5	32.5

四、预防接种建卡率情况

被调查 5 岁以下儿童计划免疫建卡率达到 97.2%,农牧区和城镇该比例相近。其与 2013 年相比,5 岁以下儿童计划免疫建卡率增长了 7.4 个百分点,农牧区预防接种建卡的增长比例(8.1%)高于城镇(1.6%)。详见图 7-2-2。

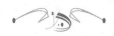

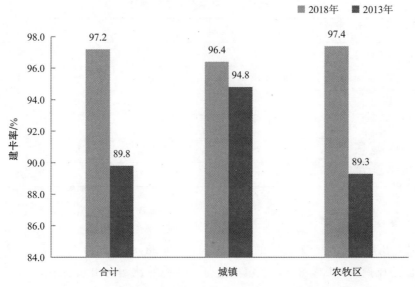

图 7-2-2　不同年份被调查 5 岁以下儿童计划免疫建卡率情况

五、两周内患病情况

(一)两周患病率

调查地区 5 岁以下儿童两周患病率为 9.7%。农牧区两周患病率(10.2%)高于城镇(7.1%)。其与 2013 年相比,被调查 5 岁以下儿童两周患病率有所上升,城镇和农牧区5 岁以下儿童两周患病率分别上升了 3.5 和 3.2 个百分点。该结果在一定程度上体现了城乡儿童卫生服务需要有所提高。详见图 7-2-3。

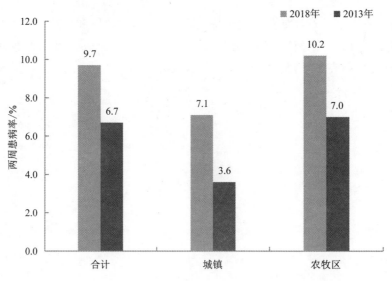

图 7-2-3　不同年份被调查 5 岁以下儿童两周患病情况

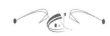

分析显示,各年龄组儿童中 3～4 岁组儿童两周患病率最高(11.4%),城镇(11.5%)和农牧区(11.4%)比例相当,其余年龄段农牧区儿童患病率均高于城镇。详见表 7-2-10。

表 7-2-10　　　　　　　　　　被调查 5 岁以下儿童两周患病率　　　　　　　　单位:%

年龄组/岁	合计	城镇	农牧区
0～1	9.0	4.3	9.8
1～2	9.1	8.1	9.2
2～3	8.7	2.7	9.6
3～4	11.4	11.5	11.4
4～5	10.2	8.9	10.4

(二)急性呼吸道疾病感染情况

被调查 5 岁以下儿童两周内急性呼吸道感染患病率为 6.8%,农牧区(7.1%)稍高于城镇(5.4%)。除 1～2 岁、3～4 岁年龄组外,其余各年龄组农牧区儿童两周内急性呼吸道感染率均高于城镇。城镇 3～4 岁年龄组儿童患病率最高(11.5%),其次为 1～2 岁年龄组(5.4%);农牧区各年龄组儿童两周患病率差别不大。详见表 7-2-11。

表 7-2-11　　　　　　被调查 5 岁以下儿童两周内急性呼吸道感染情况　　　　　　单位:%

年龄组/岁	合计	城镇	农牧区
0～1	7.1	4.3	7.6
1～2	5.3	5.4	5.3
2～3	7.2	2.7	7.9
3～4	6.6	11.5	6.1
4～5	8.0	4.4	8.7
合计	6.8	5.4	7.1

第三节　本章小结

第一,调查地区妇女的健康意识有待提高。调查地区 15～64 岁妇女的妇科检查率、宫颈涂片检查率和乳腺检查率较 5 年前有所上升,但总体比例不高,其中后两项检查率均低于 30%。因此,本地区妇女的健康意识还需要进一步提高,有关卫生部门应加强疾病预防等方面的宣教工作。

第二,调查地区孕产妇产前检查状况有所好转。其相比于 2013 年,调查地区产妇检

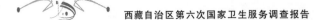

查率提高了 9.2%,其中农牧区增幅尤为明显,提高了 11.7%。不同地市孕产妇中,拉萨市孕产妇产前检查率最高(100.0%)。

第三,调查地区孕产妇管理有待进一步改善。按照我国孕产妇系统保健管理的要求,孕产妇至少要接受 5 次产前检查。在本次调查中,5 次及以上的产前检查率为 45.7%,城镇孕产妇产前检查率(49.4%)略高于农牧区(45.0%);不同地市中,拉萨市孕产妇 5 次及以上产前检查率最高,林芝市次之,那曲市最低。城镇产妇产后访视率(27.4%)稍高于农牧区(20.5%),总产妇产后访视率为 21.6%,低于全国 5 年前的水平(64.2%)。

第四,调查地区 15~64 岁的女性平均生育 2.6 个活产儿,生育比例为 82.0%,各地市妇女生育比例高于 70%,农牧区生育比例高于城镇,没上过学的女性生育比例高于其他文化程度组。

第五,调查地区孕产妇选择到医疗机构分娩率有所上升。本次数据与 2013 年相比,西藏调查地区产妇住院分娩率上涨了 24.4 个百分点,其中农牧区增幅尤为明显,增长了 26.5 个百分点。这得益于国家和西藏相关政策的落实。

第六,调查地区 5 岁以下儿童母乳喂养情况乐观,但在宣传普及纯母乳喂养、如何正确添加辅食的观念和知识上仍需加强,尤其是在农牧区。

第七,调查地区 5 岁以下儿童体检率和达标率仍有待提高。调查地区 5 岁以下儿童健康体检率为 43.2%,1 岁以下、1~2 岁及 2~3 岁儿童健康体检次数达标率分别为 3.2%、8.3%、49.1%,可见儿童健康体检率相对较低。因此,医疗机构应积极开展儿童保健工作的监测和指导,提高儿童家长的健康检查意识,有力保障儿童健康成长。

第八,调查地区 5 岁以下儿童两周患病率有所上升。两周内急性呼吸道感染患病率为 6.8%,城镇和农牧区儿童两周患病率有一定差别。因此,加强儿童常见病的防治,特别是对急性呼吸道感染的防治仍是现阶段儿童保健工作的重点。

第八章 老年人口卫生服务需要、需求和利用

老龄化对调查地区医疗卫生事业的发展形成了巨大的挑战。本章关注 60 岁及以上老年人口的卫生服务需要、需求及利用现况,为进一步完善和改进老年人卫生服务质量,促进健康老龄化提供参考。

第一节 老年人口基本情况

一、人口基本特征

(一)调查人口数量及比例

2018 年,调查地区拥有 60 岁及以上老年人口的户数为 1 378 户,占调查总户数的 32.5%(城镇地区比例为 30.7%,农牧区为 33.2%);调查老年人口数为 1 737 人,占调查总人口的 13.3%(城镇地区比例为 14.8%,农牧区为 12.9%);户口性质为"其他"的居民人数过少(低于 20 人),故本章不做深入分析。城镇地区老年人口的比例(14.8%)高于农牧区(12.9%)。详见表 8-1-1。

表 8-1-1 被调查老年人口数量及比例

样本情况	合计	城镇	农牧区	其他
样本总户数	4 234	1 076	3 149	9
有老年人的户数	1 378	330	1 046	2
有老年人的家庭所占的比例/%	32.5	30.7	33.2	22.2
样本总人口数	13 102	2 644	10 443	15
老年人口数	1 737	390	1 345	2
老年人口比例/%	13.3	14.8	12.9	13.3

(二)性别构成

被调查老年人中,男性占 43.0%,女性占 57.0%。不论城镇还是农牧区,女性比例均略高于男性。详见表 8-1-2。

表 8-1-2　　　　　　　　被调查老年人口性别构成比　　　　　　　单位:%

性别	合计	城镇	农牧区
男性	43.0	43.3	42.9
女性	57.0	56.7	57.1
性别比(以女性＝100)	75	76	75

调查地区的老年人中,无论城镇还是农牧区,所有年龄段的老年女性所占比例均高于男性。这与2013年进行的西藏自治区第五次卫生服务调查中老年人口男女比例相似,其主要原因可能是女性期望寿命长于男性,故在老年人口中女性占比较男性高。详见图 8-1-1、图 8-1-2。

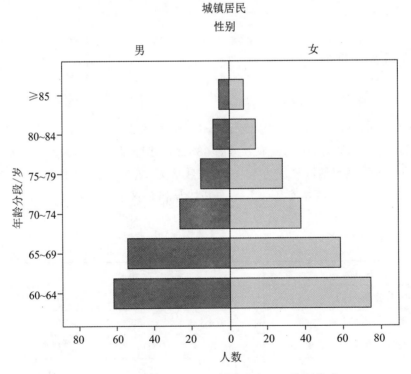

图 8-1-1　不同年龄段被调查城镇老年人口性别构成

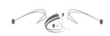

农牧民

性别

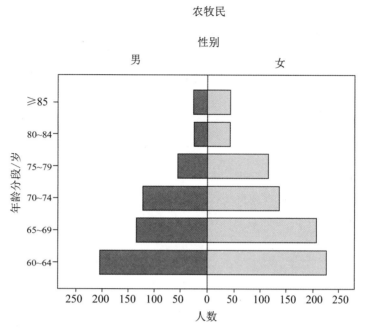

图 8-1-2　不同年龄段被调查农牧区老年人口性别构成

（三）年龄构成

调查地区的老年人中,70 岁以下的老年人所占比例为 58.9%,80 岁及以上的高龄老年人所占比例为 10.0%,城镇和农牧区的老年人年龄构成相似。农牧区 85 岁及以上高龄老年人的比例(5.3%)略高于城镇地区(3.3%)。各年龄段老年人所占比例与西藏自治区第五次卫生服务调查结果一致。详见表 8-1-3。

表 8-1-3　　　　　　　　　　　　被调查老年人口年龄构成比　　　　　　　　　　　　单位:%

年龄段/岁	合计	城镇	农牧区
60~64	32.6	34.6	32.0
65~69	26.3	29.0	25.6
70~74	18.7	16.4	19.4
75~79	12.3	11.0	12.7
80~84	5.2	5.6	5.1
≥85	4.8	3.3	5.3

（四）婚姻状况

调查地区的老年人中,未婚、已婚、丧偶和离婚所占比例分别为 4.1%、66.9%、26.8% 和 1.2%。农牧地区老年人口中未婚比例(4.9%)高于城镇地区(1.5%);农牧区老年人口中丧偶比例(26.1%)略低于城镇地区(29.2%);农牧区老年人口中离婚比例(0.8%)低于城镇地区(2.3%)。城镇地区离异老年人所占比例高于第五次卫生服务调查结果,这可能是由于近年来城镇人口流动加剧、城市化水平提升等导致人们价值观念、生活方式的改变,从而引起离婚率上升。详见表8-1-4。

表 8-1-4　　　　　　　被调查老年人口婚姻状况构成比　　　　　　单位:%

婚姻状况	合计	城镇	农牧区
未婚	4.1	1.5	4.9
已婚	66.9	66.7	66.9
丧偶	26.8	29.2	26.1
离婚	1.2	2.3	0.8
其他	1.0	0.3	1.3

(五)家庭收入组分布

3.6%被调查老年人来自低收入家庭,农牧区老年人所在家庭为低收入家庭的比例(3.9%)高于城镇地区(2.8%)。家庭年收入的最高值为1 250 000元,最低值为无收入,均值及标准差为(47 448.8±67 255.3)元,中位数为30 000元,四分位数间距为(15 000.0,59 900.0)。详见表8-1-5。

表 8-1-5　　　　　　被调查老年人口所在家庭收入组分布　　　　　　单位:%

收入	合计	城镇	农牧区
低收入	3.6	2.8	3.9
非低收入	96.4	97.2	96.1

(六)主要经济来源

被调查城镇地区老年人主要的经济来源是家庭其他成员供养(30.0%)或离退休养老金(25.6%),农牧区老年人主要的经济来源是家庭其他成员供养(48.5%)或最低生活保障金(29.9%)。不论农牧区还是城镇,家庭其他成员的供养都在老年人经济来源中占有最大比例。子女提供的经济支持是影响老年人健康的重要因素。相关研究表明,随着子女提供经济支持比例的升高,老年人的自评健康状况也提高,因此家庭其他成员的经济供养对老年人的健康有着积极的影响。

农牧区老年人口最主要经济来源是离退休养老金所占的比例(2.8%)远低于城镇地区(25.6%),依靠最低生活保障金所占比例(29.9%)高于城镇地区(17.7%)。详见表8-1-6。

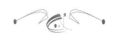

表 8-1-6　　　　　　　　　被调查老年人口最主要经济来源构成比　　　　　　　单位:%

收入来源	合计	城镇	农牧区
劳动收入	14.6	15.1	14.5
离退休养老金	8.0	25.6	2.8
最低生活保障金	27.1	17.7	29.9
财产性收入	1.0	3.1	0.4
家庭其他成员供养	44.3	30.0	48.5
其他(失业保险金、下岗生活费)	4.9	8.5	3.9

二、参加医疗保险情况

被调查老年人,参加城镇居民基本医疗保险和农牧区医疗制度的比例为 94.3%。农牧区老年人口参加农牧区医疗制度的比例达到 99.0%,城镇居民中参加城镇居民基本医疗保险和城镇职工基本医疗保险的比例分别为 49.5% 和 24.2%。详见表 8-1-7。

表 8-1-7　　　　　　　　　被调查老年人参加医疗保险情况构成比　　　　　　　单位:%

医保类型	合计	城镇	农牧区
城镇职工基本医疗保险	5.7	24.2	0.4
城镇居民基本医疗保险	11.6	49.5	0.6
农牧区医疗制度	82.7	26.3	99.0

第二节　老年人健康状况与卫生服务需要

一、自我健康评价

(一)总体自评健康状况

自评健康是老年人对自身健康状况的主观评价与估计,是反映老年人的健康状况和生活水平的综合性指标。调查地区老年人自评健康平均得分为(56.5±21.2)分,城镇地区(63.5±20.7)高于农牧地区(54.5±20.9);老年人口在疼痛(不适)、行动和日常活动方面有中度及以上健康问题的比例较高,分别占 39.7%、39.7% 和 37.1%。提示应更加重视老年人的身体健康状况。

城镇老年人在健康状况的各个方面有中度及以上健康问题的比例均低于农牧区,这与过去相关研究一致。城镇老年人通常能获得更多的社会支持,对自身健康的重视程度较农村老年人高,更方便获得质量较好的医疗资源,身体健康状况优于农村老年人。详见表8-2-1。

表8-2-1　　　被调查老年人自评中度及以上健康问题的比例及自评健康得分

健康状况	合计	城镇	农牧区
行动/%	39.7	32.1	40.6
自我照顾/%	26.8	20.0	28.8
日常活动/%	37.1	28.5	39.6
疼痛(不适)/%	39.7	34.9	41.0
焦虑(抑郁)/%	27.7	18.7	30.3
自评健康得分	56.5±21.2	63.5±20.7	54.5±20.9

（二）年龄别比较

被调查老年人随着年龄的增加,自评健康状况各维度出现中度及以上问题的比例上升,躯体方面问题增加幅度大于精神方面。自评健康得分随年龄的增加有下降趋势,70岁及以上老年人的自评健康得分低于平均水平。这可能是由于随着年龄的增加,各种健康危险因素累积,疾病的易感性增加,健康问题凸显。详见表8-2-2。

表8-2-2　　　不同年龄段被调查老年人自评有中度及以上健康问题的比例及自评健康得分

年龄组/岁	行动/%	自我照顾/%	日常活动/%	疼痛(不适)/%	焦虑(抑郁)/%	自评健康得分
60～64	27.8	17.0	26.2	33.1	20.5	60.8±20.2
65～69	35.2	23.0	30.4	35.7	28.0	57.1±20.7
70～74	43.7	31.1	44.0	44.9	34.2	54.9±21.0
75～79	52.8	36.0	51.9	45.8	29.0	50.4±20.1
80～84	53.3	48.9	55.6	54.4	37.8	53.0±20.2
≥85	59.5	50.0	61.9	53.6	34.5	50.5±25.6

（三）性别间比较

被调查老年人中,男性、女性自评健康得分分别为(60.1±20.8)分和(53.9±21.1)分,自评健康得分男性略高于女性;女性自评健康各维度出现中度及以上问题的比例均高于男性。女性一生中要经过月经、妊娠、分娩等男性不必经过的时期,女性的家庭职能亦不同于男性,这些可能都是导致女性健康状况更差、健康问题更多的原因,所以妇女保健工作应得到进一步重视。详见表8-2-3。

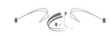

表 8-2-3　不同性别被调查老年人有中度及以上健康问题的比例及自评健康得分

健康状况	男性	女性
行动/％	32.7	43.2
自我照顾/％	21.7	30.6
日常活动/％	31.4	41.4
疼痛(不适)/％	31.9	45.5
焦虑(抑郁)/％	22.1	31.9
自评健康得分	60.1±20.8	53.9±21.1

二、日常生活能力

采用 EQ-5D 对调查地区老年人进行调查得出的数据表明,农牧地区的老年人失能状况比城镇地区严重,这可能与农牧区的医疗水平相对落后和老年人自身健康意识淡薄有关,从而导致一些轻微症状没有被及时诊治。

(一)视力方面

被调查老年人视力有中度以上问题的占 56.3％,是最严重的失能状况。与西藏自治区第五次卫生服务调查结果相比,老年人存在视力障碍的比例下降。详见表 8-2-4。

(二)听力方面

听力失能包括"很难听清楚"和"需要提高声音",调查地区有 17.6％的老年人很难听清楚,27.4％的老年人需要提高声音才能听清楚。听力失能排在被调查老年人在日常生活能力方面存在问题中的第二位,与第五次卫生服务调查结果比较,"很难听清楚"的老年人占比增加,而"需要提高声音"才能听清楚的老年人占比下降;城镇地区老年人听力失能比例低于农牧地区。详见表 8-2-4。

(三)生活技能

本次调查中分别有 20.7％、20.3％、30.1％、24.1％、22.2％、18.1％、42.3％、27.7％的老年人在自己穿衣、吃饭、洗澡、上下床、上厕所、控制大小便、做家务、管理财务方面有困难或无法完成,需要别人的帮助。随着西藏自治区老龄化进程的加快,健康老龄化、积极老龄化等问题越来越受到关注,如何改善老年人的健康状况,使他们能够生活自理或得到更好的照顾值得我们重视。详见表 8-2-4。

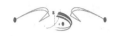

表 8-2-4 被调查老年人失能状况 单位:%

失能情况		合计	城镇	农牧区
穿衣	有困难	18.7	13.6	20.1
	无法完成	2.0	2.3	1.9
吃饭	有困难	18.6	12.8	20.3
	无法完成	1.7	2.1	1.6
洗澡	有困难	24.0	21.3	24.8
	无法完成	6.1	4.4	6.5
上下床	有困难	21.9	16.2	23.6
	无法完成	2.2	2.8	2.1
上厕所	有困难	20.1	15.9	21.3
	无法完成	2.1	3.1	1.9
控制大小便	有困难	16.4	11.3	17.8
	无法完成	1.7	2.3	1.6
做家务	有困难	29.3	24.4	30.8
	无法完成	13.0	10.3	13.8
管理财务	有困难	19.2	15.1	20.4
	无法完成	8.5	5.9	9.2
听力	需要别人提高声音	27.4	25.1	28.1
	很难听清楚	17.6	16.4	18.0
视力	自觉中度困难	40.6	35.4	42.1
	自觉极度困难	15.7	14.6	16.1
被诊断为痴呆		5.1	5.4	5.0

三、生活照顾

被调查老年人中,20.3%的老年人"近 30 天生活起居需要照顾",城镇和农牧区分别为 20.3%、20.4%。

城镇地区和农牧区均主要是由子女及其他亲属和配偶提供照顾;城镇地区依靠配偶照顾的比例(29.0%)高于农牧区(11.0%);农牧区依靠子女及其他亲属照顾的比例(82.7%)高于城镇地区(62.6%)。只有得到更好的照顾才能使老年人有更好的健康状况。本次调查中需要照顾却无人照顾的老年人占比较低(0.9%),但我们仍需积极调动社区等力量为这部分老年人提供照顾。详见表 8-2-5。

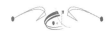

表 8-2-5　　　　　　　　　　被调查老年人生活照顾者构成比　　　　　　　　　单位:%

生活照顾者	合计	城镇	农牧区
配偶	15.0	29.0	11.0
子女及其他亲属	78.2	62.6	82.7
亲戚	3.6	2.8	3.9
邻居	0.6	0.8	0.5
保姆	0.1	0.3	0.1
社区工作人员	0.2	0.3	0.2
养老机构	0.1	0.5	0.0
医务人员	0.1	0.3	0.0
其他	1.2	2.6	0.8
无人照顾	0.9	1.0	0.8

四、健康相关行为

健康相关行为是指人类个体和群体与健康和疾病相关的行为。吸烟、大量饮酒等健康相关行为是慢性病的主要危险因素,不吸烟、坚持适度体育锻炼等健康相关行为是慢性病的保护因素。

此次调查老年人中吸烟率较低(6.2%),过去 30 天内喝过酒的老年人占 18.8%,过去 1 周内未锻炼过身体的占 54.1%,不刷牙的占 54.9%,体检过的老年人占 66.9%。在各地市间比较中,吸烟率最高的为山南市和林芝市的老年人,过去 30 天内饮酒率最高的为日喀则市的老年人,过去 1 周内未锻炼过身体的老年人占比最高的为阿里地区,不刷牙比例较高的为日喀则市、昌都市及阿里地区,体检率最低的为那曲市。改善老年人的身体锻炼状况,降低吸烟率及饮酒率将有利于减少慢性病患者。详见表 8-2-6。

表 8-2-6　　　　　　不同地市被调查老年人健康相关行为状况构成比　　　　　　单位:%

		合计	拉萨市	日喀则市	山南市	林芝市	昌都市	那曲市	阿里地区
吸烟	从不	90.0	88.4	88.4	88.9	87.6	95.1	91.1	86.2
	已戒烟	3.8	2.3	6.6	1.1	2.1	1.6	7.7	9.2
	吸烟	6.2	9.3	5.0	10.1	10.3	3.3	1.2	4.6

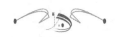
续表

		合计	拉萨市	日喀则市	山南市	林芝市	昌都市	那曲市	阿里地区
过去12个月饮酒状况	没喝过	76.5	82.8	41.3	79.4	81.4	94.6	91.1	82.8
	过去30天前喝过	4.7	4.3	3.2	6.3	9.0	1.9	7.1	9.2
	过去30天内喝过	18.8	12.9	55.5	14.3	9.7	3.5	1.8	8.0
过去1周锻炼状况	未锻炼	54.1	22.0	64.2	66.7	50.3	64.8	56.2	86.2
	不到1次	4.8	3.0	5.3	0.5	2.1	8.4	8.3	2.3
	1~2次	12.2	19.7	5.3	4.8	10.3	15.4	18.9	1.1
	3~5次	8.5	22.5	2.9	10.6	6.9	2.7	3.0	3.4
	6次及以上	20.3	32.8	22.4	17.5	30.3	8.7	13.6	6.9
每天刷牙次数	不刷牙	54.9	31.3	74.7	37.6	26.9	71.5	63.9	71.3
	不到1次	9.3	6.1	15.0	11.1	11.7	7.6	6.5	4.6
	1次	32.4	53.0	10.0	50.3	53.1	20.3	28.4	21.8
	2次及以上	3.4	9.6	0.3	1.1	8.3	0.5	1.2	2.3
是否体检	是	66.9	85.9	73.2	92.6	54.5	56.6	23.7	46.0

五、两周患病情况

(一)总体情况

被调查老年人两周患病率为 31.7%,阿里地区两周患病率远高于其他地市,其次是拉萨市和林芝市。这表明阿里地区老年人群的卫生服务需要较高,应为他们提供更多医疗服务。详见表 8-2-7、图 8-2-1。

表 8-2-7　　　　　　　不同地市被调查老年人两周患病率与患病人数

	合计	拉萨市	日喀则市	山南市	林芝市	昌都市	那曲市	阿里地区
调查人数	1 735	396	380	189	145	369	169	87
患病人数	550	146	117	47	51	81	48	60
两周患病率/%	31.7	36.9	30.8	24.9	35.2	22.0	28.4	69.0

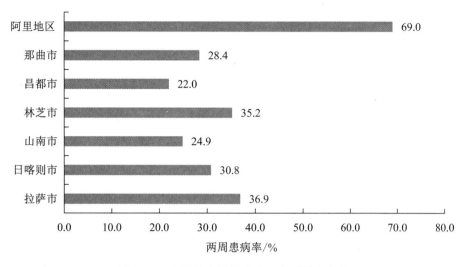

图 8-2-1 不同地市被调查老年人两周患病率

(二)性别和年龄别比较

城镇老年人两周患病率(44.9%)高于农村老年人口两周患病率(27.9%)。男性两周患病率(28.4%)低于女性两周患病率(34.2%)。

被调查80岁以下的老年人群中,女性的两周患病率高于男性,应更加关注女性的健康问题。80岁以上的老年人群两周患病率下降,男性下降幅度大于女性。这可能与身体健康状况较差的老年人在80岁之前已经去世,而剩下的80岁及以上老年人相对较健康有关。

城乡不同年龄组两周患病率的性别差异有所不同。城镇地区85岁及以上年龄组性别差异最大,农牧区75～79岁组性别差异最大。城镇地区和农牧区的女性两周患病率整体均高于男性。

两周患病率基本上随着年龄的增加呈现上升趋势,85岁以后两周患病率下降。不同年龄组两周患病率均为城镇高于农牧区,这可能与城镇居民健康意识较强,比较关注自己的健康状况有关。详见表8-2-8、图8-2-2。

表 8-2-8　　　　　　　　被调查老年人分性别和年龄别两周患病率　　　　　　　单位:%

年龄段/岁	合计		城镇		农牧区	
	男性	女性	男性	女性	男性	女性
60～64	27.4	36.1	31.1	47.3	26.3	32.4
65～69	29.3	32.3	42.6	52.5	24.1	26.6
70～74	32.9	32.4	42.3	52.6	30.9	26.8
75～79	25.0	40.8	46.7	57.1	19.3	36.8
80～84	37.1	29.1	37.5	35.7	37.0	26.8
≥85	9.1	25.5	0.0	62.5	10.7	18.6

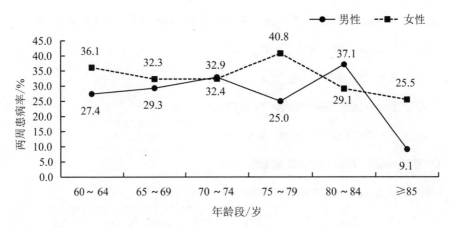

图 8-2-2　被调查老年人口分性别和年龄别两周患病率

(三)地市间比较

阿里地区的两周患病率在所有年龄段均是 7 个地区中最高的,提示这个地区老年人群的卫生服务需要量最大。详见表 8-2-9。

表 8-2-9　　　　不同地市被调查老年人两周患病率年龄别比较　　　　单位:%

年龄段/岁	合计	拉萨市	日喀则市	山南市	林芝市	昌都市	那曲市	阿里地区
60～64	32.0	31.9	30.7	20.9	44.3	28.0	29.2	57.1
65～69	31.1	42.7	30.8	21.8	32.3	19.6	25.0	61.5
70～74	32.6	40.0	26.8	29.4	29.6	22.1	28.0	93.8
75～79	35.5	46.0	34.1	27.8	40.0	18.5	41.4	66.7
80～84	32.2	20.0	45.0	20.0	20.0	35.0	25.0	100.0
85～89	19.0	21.4	23.5	50.0	0.0	7.1	0.0	100.0

(四)两周患病疾病顺位

被调查老年人中,两周患病的疾病主要为慢性病(按人次数计算),患病人次最高的前五位疾病依次为高血压病、类风湿性关节炎、急(慢)性胃肠炎、胆结石症和胆囊炎、其他类型心脏病。其与全国其他地区相比,西藏的胆结石症和胆囊炎的两周患病人次较高,这可能与藏族的饮食结构有关。

按系统疾病分,循环系统疾病占两周患病人次的首位,其次是消化系统疾病。详见表 8-2-10。

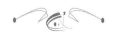

表 8-2-10　　　　　被调查老年人两周患病率疾病顺位及构成比　　　　单位:%

顺位	系统名称	患病率	构成比	疾病名称	患病率	构成比
1	循环系统疾病	12.4	32.1	高血压病	9.3	22.7
2	消化系统疾病	8.6	22.9	类风湿性关节炎	6.6	16.4
3	肌肉、骨骼系统和结缔组织疾病	7.8	19.9	急(慢)性胃肠炎	4.1	10.1
4	呼吸系统疾病	2.9	7.2	胆结石症和胆囊炎	3.3	8.0
5	血液和造血器官疾病	1.2	3.1	其他类型心脏病	1.4	3.5

六、慢性病患病情况

(一)总体情况

调查地区的老年人慢性病患病率为 69.4%,各地市慢性病患病率最高的是阿里 (89.7%),其次是山南市(79.4%)、林芝市(77.9%),而拉萨市慢性病患病率(36.9%)较其他地市明显偏低。详见表 8-2-11、图 8-2-3。

表 8-2-11　　　　　被调查老年人慢性病患病人数和患病率整体情况

	合计	拉萨市	日喀则市	山南市	林芝市	昌都市	那曲市	阿里地区
调查人数	1 735	396	380	189	145	369	169	87
患病人数	1 204	146	293	150	113	271	121	78
慢性病患病率/%	69.4	36.9	77.1	79.4	77.9	73.4	71.6	89.7

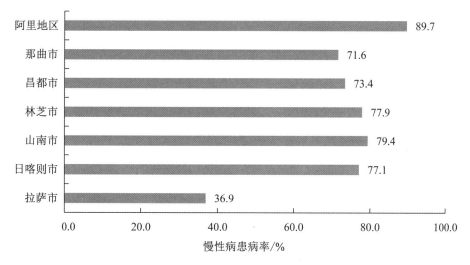

图 8-2-3　被调查老年人口慢性病患病率整体情况

（二）性别间比较

被调查老年人中，男性和女性的慢性患病率分别为 65.7％、72.2％，城乡老年人口的慢性病患病率均是女性高于男性。这可能与女性的生理易感性以及家庭职能等有关，所以妇女保健工作应得到更多的重视。详见表 8-2-12。

表 8-2-12　　　　　　　　被调查老年人慢性病患病率性别比较　　　　　　　　单位：％

性别	合计	城镇	农牧区
男	65.7	56.8	68.3
女	72.2	61.5	75.3

（三）年龄别比较

被调查老年人中慢性病患病率阿里地区较高于其他地区，且阿里地区老年人慢性病患病率呈现出随着年龄的增长而上升的趋势，75 岁及以上人群慢性病患病率为 100％。日喀则市、昌都市、那曲市呈现下降的趋势，拉萨市老年人慢性病患病率以 75～79 岁年龄段最高。详见表 8-2-13、图 8-2-4。

表 8-2-13　　　　　　　被调查老年人慢性病患病率年龄别比较　　　　　　　单位：％

年龄段/岁	拉萨市	日喀则市	山南市	林芝市	昌都市	那曲市	阿里地区
60～64	41.8	75.6	74.6	82.0	82.8	77.1	85.7
65～79	50.0	81.7	74.5	80.6	72.2	62.5	88.5
70～74	44.0	76.1	82.4	81.5	77.9	88.0	87.5
75～79	60.0	80.5	94.4	70.0	70.4	79.3	100.0
80～84	15.0	70.0	80.0	50.0	65.0	50.0	100.0
≥85	35.7	64.7	100.0	66.7	46.4	42.9	100.0

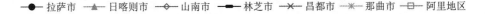

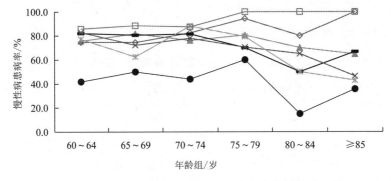

图 8-2-4　被调查老年人慢性病患病率年龄别比较

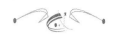

(四)慢性病患病疾病顺位

调查地区的老年人中,患病人次前五位的慢性病依次为高血压病、类风湿性关节炎、胆石症和胆囊炎、急(慢)性胃肠炎和其他类型心脏病,这5种疾病的患病人次占总患病人次的67.6%。详见表8-2-14。

表8-2-14　　　　　被调查老年人慢性病分系统和疾病构成(前十位)　　　　单位:%

顺位	系统名称	患病率	构成比	疾病名称	患病率	构成比
1	循环系统疾病	44.8	43.7	高血压病	40.7	35.4
2	肌肉、骨骼系统和结缔组织疾病	22.2	19.7	类风湿性关节炎	18.3	15.9
3	消化系统疾病	17.5	16.8	胆石症和胆囊炎	8.8	7.7
4	呼吸系统疾病	4.2	3.7	急(慢)性胃肠炎	6.3	5.5
5	眼及附器疾病	4.1	3.6	其他类型心脏病	3.5	3.1
6	泌尿生殖系统疾病	2.6	2.3	其他运动系统疾病	3.4	3.0
7	内分泌营养和代谢疾病及免疫疾病	2.1	1.9	白内障	2.0	1.8
8	神经系统疾病	2.0	1.8	肾炎和肾病变	2.0	1.7
9	血液和造血器官疾病	1.6	1.4	糖尿病	1.7	1.5
10	传染病	1.4	1.3	其他消化系统疾病	1.6	1.4

(五)患多种慢性病情况

调查地区的老年人中未患慢性病的比例为30.8%,患1种慢性病的为37.3%,患2种慢性病的为20.7%,患3种及以上慢性病的为11.1%;拉萨市未患慢性病的情况优于其他地区,山南市、昌都市患1种慢性病的比例最高,日喀则市患2种慢性病的比例最高,阿里地区患3种及以上慢性病的比例最高。这说明阿里地区老年人卫生服务需要量大。详见表8-2-15。

表8-2-15　　　　　　被调查老年人患多种慢性病情况构成比　　　　　单位:%

患病情况	合计	拉萨市	日喀则市	山南市	林芝市	昌都市	那曲市	阿里地区
未患慢性病	30.8	55.1	23.9	20.6	22.1	26.6	28.4	10.3
患1种慢性病	37.3	31.6	36.1	44.4	37.2	42.3	35.5	35.6
患2种慢性病	20.7	8.8	29.7	23.3	27.6	18.2	22.5	26.4
患3种及以上慢性病	11.1	4.5	10.3	11.6	13.1	13.0	13.6	27.6

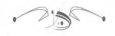

第三节　老年人口卫生服务需求与利用

一、卫生服务需求

（一）两周患病治疗总体情况

调查地区的老年人两周患病就诊率为 54.4%，即仅一半的患者接受了治疗，其中，日喀则市的就诊率最高（71.2%），那曲市最低（35.9%）。未就诊并且采取了自我医疗的患者占 35.4%，未治疗的患者占 10.2%。其中，那曲市未治疗所占比例最高（23.4%），阿里地区最低（1.0%）。上述结果表明调查地区的门诊服务利用状况不理想，那曲市较差。西藏自治区老年人两周患病就诊率低于国家 2013 年的调查结果（87.3%），这可能是因为调查地区患者的受教育程度较低，从而影响了他们的健康保护意识和医疗服务需求程度。详见表 8-3-1。

表 8-3-1　　　　　不同地市被调查老年人两周患病治疗情况构成比　　　　　单位：%

指标	合计	拉萨市	日喀则市	山南市	林芝市	昌都市	那曲市	阿里地区
就诊率	54.4	50.7	71.2	42.3	47.0	47.3	35.9	67.7
未就诊	45.6	49.3	28.8	57.7	53.0	52.7	64.1	32.3
自我医疗	35.4	35.8	24.7	44.2	30.3	50.5	40.6	31.3
未治疗	10.2	13.5	4.1	13.5	22.7	2.2	23.4	1.0

（二）自我医疗

本部分的自我医疗既包括未就诊的纯自我医疗，也包括医生诊断后自己购药的情况。被调查老年人两周自我医疗的比例为 63.7%，其中过去两周内患急性病的患者 43.2% 采取自我医疗，患慢性病的患者 68.5% 采取自我医疗，采取自我医疗的比例中，慢性病患者高于急性病患者。不同地区被调查老年人口两周自我医疗比例普遍偏高，昌都市两周自我医疗比例最高（78.5%）。详见表 8-3-2。

表 8-3-2　　　　　不同地市被调查老年人口两周自我医疗比例　　　　　单位：%

疾病类型	合计	拉萨市	日喀则市	山南市	林芝市	昌都市	那曲市	阿里地区
合计	63.7	66.5	59.6	51.9	56.1	78.5	62.5	61.5
急性病	43.2	44.2	49.0	26.7	30.8	37.5	50.0	57.1
慢性病	68.5	72.1	65.3	62.2	62.3	82.4	62.9	61.8

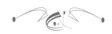

二、门诊服务利用

(一)两周患病医生指导治疗率

1. 总体情况

调查地区的老年人中,两周患病医生指导治疗率为 17.9%。其中,阿里地区(47.1%)明显高于拉萨市(21.0%)、林芝市(20.0%)、日喀则市(19.2%)、那曲市(13.6%)、山南市(11.6%)、昌都市(10.6%)。说明阿里地区的门诊服务利用率较高。详见表 8-3-3、图 8-3-1。

表 8-3-3　　　　　不同地区被调查老年人两周患病医生指导治疗率

	合计	拉萨市	日喀则市	山南市	林芝市	昌都市	那曲市	阿里地区
调查人口数	1735	396	380	189	145	369	169	87
两周患病例数	732	215	146	52	66	93	64	96
两周医生指导治疗例数	310	83	73	22	29	39	23	41
两周医生指导治疗率/%	17.9	21.0	19.2	11.6	20.0	10.6	13.6	47.1

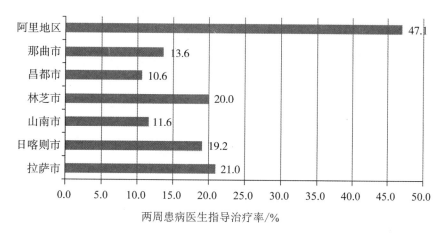

图 8-3-1　不同地区被调查老年人两周患病医生指导治疗率

2. 性别比较

2018 年调查地区的老年人中,男性两周患病医生指导治疗率(16.6%)低于女性(18.8%)。阿里地区的男性和女性两周患病医生指导治疗率均是 7 个地市中最高的,性别差异也是 7 个地市中最大的。详见表 8-3-4、图 8-3-2。

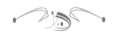
表 8-3-4　　　　　不同地区不同性别老年人两周患病医生指导治疗率　　　　单位:%

	合计	拉萨市	日喀则市	山南市	林芝市	昌都市	那曲市	阿里地区
男	16.6	17.2	17.1	13.1	20.3	10.5	21.5	31.6
女	18.8	23.6	21.0	10.5	19.8	10.6	8.7	59.2

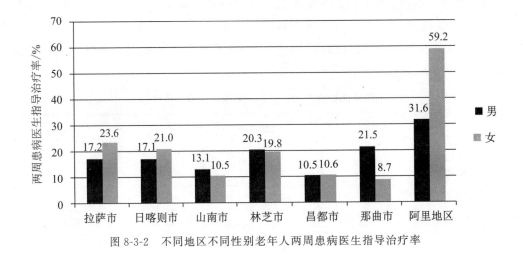

图 8-3-2　不同地区不同性别老年人两周患病医生指导治疗率

3. 年龄别比较

调查地区老年人两周患病医生指导治疗率普遍偏低,各年龄段的医生指导治疗率都不超过 20.0%,75~79 岁的老年人两周患病医生指导治疗率最高(19.6%),85 岁及以上最低(7.1%)。阿里地区的两周患病医生指导治疗率在任何年龄段都远比其他地区高。详见表 8-3-5、图 8-3-3。

表 8-3-5　　　　　不同地区老年人年龄别两周患病医生指导治疗率　　　　单位:%

年龄段/岁	合计	拉萨市	日喀则市	山南市	林芝市	昌都市	那曲市	阿里地区
60~64	18.8	20.6	18.1	11.9	29.5	12.9	10.4	39.3
65~69	17.5	18.8	25.0	7.3	19.4	11.3	12.5	34.6
70~74	19.1	28.0	16.9	11.8	7.4	7.8	16.0	81.3
75~79	19.6	22.0	17.1	16.7	20.0	11.1	24.1	50.0
80~84	15.6	15.0	15.0	20.0	10.0	20.0	8.3	33.3
85~	7.1	7.1	11.8	20.0	0.0	0.0	0.0	50.0

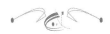

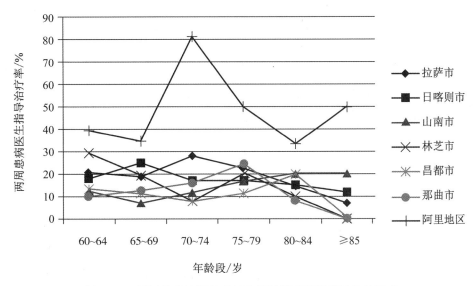

图 8-3-3　不同地市被调查老年人年龄别两周患病医生指导率

（二）两周就诊疾病顺位

调查地区的老年人中,两周就诊的前六位疾病为高血压病、类风湿关节炎、急(慢)性胃肠炎、胆石症和胆囊炎、急性鼻咽炎、其他类型心脏病。其中,高血压病的两周就诊率(10.5%)明显高于其他疾病,这与调查地区的饮食习惯有关,如脂肪摄入多,瓜果蔬菜摄入少,以及饮用酥油茶等习惯。详见表 8-3-6。

表 8-3-6　　　　不同地市被调查老年人两周就诊疾病顺位及构成比

地区	顺位	疾病名称	就诊率/%	构成比/%
拉萨市	1	高血压病	2.6	17.4
	2	类风湿关节炎	2.2	14.7
	3	其他血液和造血器官疾病	1.5	10.1
	4	急(慢)性胃肠炎	1.2	8.3
	5	胆石症和胆囊炎	1.2	8.3
日喀则市	1	高血压病	2.2	15.4
	2	类风湿关节炎	1.6	11.5
	3	急(慢)性胃肠炎	1.5	10.6
	4	急性鼻咽炎	1.2	8.7
	5	胆石症和胆囊炎	1.0	6.7

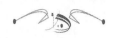

续表

地区	顺位	疾病名称	就诊率/%	构成比/%
山南市	1	急性鼻咽炎	0.4	13.6
	2	急(慢)性胃肠炎	0.4	13.6
	3	其他类型心脏病	0.3	9.1
	4	高血压病	0.3	9.1
	5	其他消化系统疾病	0.3	9.1
林芝市	1	急(慢)性胃肠炎	1.2	29.0
	2	其他类型心脏病	0.4	9.7
	3	高血压病	0.4	9.7
	4	胆石症和胆囊炎	0.4	9.7
	5	急性鼻咽炎	0.3	6.5
昌都市	1	高血压病	1.6	27.3
	2	类风湿关节炎	0.8	13.6
	3	急(慢)性胃肠炎	0.4	6.8
	4	急性鼻咽炎	0.3	4.5
	5	消化性溃疡	0.3	4.5
那曲市	1	高血压病	1.5	47.8
	2	类风湿关节炎	0.4	13.0
	3	急(慢)性胃肠炎	0.3	8.7
	4	糖尿病	0.1	4.3
	5	心绞痛	0.1	4.3
阿里地区	1	高血压病	1.9	21.5
	2	急(慢)性胃肠炎	1.8	20.0
	3	类风湿关节炎	1.8	20.0
	4	胆石症和胆囊炎	1.2	13.8
	5	其他类型心脏病	0.3	3.1
合计	1	高血压病	10.5	19.3
	2	类风湿关节炎	7.2	13.3
	3	急(慢)性胃肠炎	6.8	12.6
	4	胆石症和胆囊炎	4.4	8.0
	5	急性鼻咽炎	2.6	4.8
	6	其他类型心脏病	2.0	3.8

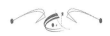

(三)两周就诊机构类型

调查地区两周患病的老年人中,两周患病就诊的机构主要为基层医疗机构,其中乡镇卫生院/社区卫生服务中心占27.6％,县级医院占27.4％。阿里地区就诊机构为乡镇卫生院/社区卫生服务中心和县级医院的比例为83.1％,拉萨市老年人主要在市级及以上医院(32.1％)就诊。其与2013年比较,老年人在门诊及村卫生室就诊的比例明显降低。详见表8-3-7。

表8-3-7　　　　　不同地市被调查老年人两周就诊机构类型构成比　　　　　单位:％

就诊机构	合计	拉萨市	日喀则市	山南市	林芝市	昌都市	那曲市	阿里地区
诊所	15.3	27.5	7.7	4.5	9.7	34.1	8.7	3.1
门诊	7.8	9.2	10.6	9.1	12.9	4.5	8.7	0.0
村卫生室	5.3	1.8	9.6	22.7	0.0	4.5	8.7	0.0
乡镇卫生院/社区卫生服务中心	27.6	23.9	29.8	13.6	25.8	25.0	21.7	40.0
县级医院	27.4	4.6	30.8	50.0	45.2	20.5	43.5	43.1
市级及以上医院	16.1	32.1	11.5	0.0	6.5	11.4	4.3	13.8
其他	0.5	0.9	0.0	0.0	0.0	0.0	4.3	0.0

三、住院服务利用

(一)住院率

1.总体情况

调查地区的老年人住院率为13.0％,低于全国2013年第五次卫生服务调查结果(17.9％)。其中,各地区住院率最高的为阿里地区(29.9％),其次是林芝市(24.1％)、山南市(23.3％),最低的是拉萨市(7.1％),说明阿里地区老年人住院服务利用率最高。详见表8-3-8、图8-3-4。

表8-3-8　　　　　不同地市被调查老年人住院人次数及住院率

	合计	拉萨市	日喀则市	山南市	林芝市	昌都市	那曲市	阿里地区
调查人口数	1 735	396	380	189	145	369	169	87
住院人次数	226	28	42	44	35	30	21	26
住院率/％	13.0	7.1	11.1	23.3	24.1	8.1	12.4	29.9

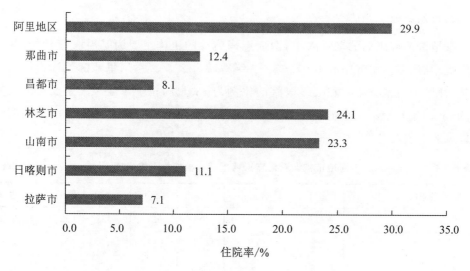

图 8-3-4　不同地市被调查老年人住院率

2. 性别间比较

2018 年调查地区的老年人中,男性和女性老年人的住院率分别为 12.6％、13.3％,详见表 8-3-9。说明女性老年人住院服务利用率更高。

表 8-3-9　　　　　　　不同地市被调查老年人分性别住院率　　　　　　　单位:％

性别	合计	拉萨市	日喀则市	山南市	林芝市	昌都市	那曲市	阿里地区
男	12.6	6.1	12.4	19.0	26.6	6.2	12.3	31.6
女	13.3	7.7	10.0	26.7	22.2	9.7	12.5	28.6

3. 年龄别比较

调查地区的老年人中,70～74 岁年龄组老年人的住院率最高(15.7％),75 岁及以上年龄组老年人住院率略有下降,85～89 岁年龄组老年人住院率最低(7.1％)。详见表 8-3-10。

表 8-3-10　　　　　　　不同地市被调查老年人年龄别住院率　　　　　　　单位:％

年龄段/岁	合计	拉萨市	日喀则市	山南市	林芝市	昌都市	那曲市	阿里地区
60～64	13.1	7.1	8.7	14.9	31.10	11.8	10.4	28.6
65～69	12.5	7.3	14.4	29.1	6.5	3.1	16.7	23.1
70～74	15.7	4.0	14.1	26.5	40.7	7.8	16.0	50.0
75～79	11.7	8.0	12.2	11.1	10.0	13.0	10.3	25.0
80～84	14.4	15.0	0.0	100.0	10.0	15.0	8.3	0.0
85～89	7.1	7.1	5.9	20	16.7	0.0	0.0	50.0

4. 住院疾病顺位及构成

本次调查中,导致老年人住院的前五位疾病为胆石症和胆囊炎、高血压病、白内障、其他运动系统疾病、其他类型心脏病。详见表 8-3-11。

表 8-3-11 　　　　　　　　　　被调查老年人住院疾病顺位及构成比

顺位	疾病名称	住院率/%	构成比/%	顺位	疾病名称	住院率/%	构成比/%
1	胆石症和胆囊炎	1.2	8.8	6	急(慢)性胃肠炎	0.7	5.3
2	高血压病	1.0	7.5	7	类风湿性关节炎	0.6	4.4
3	白内障	0.7	5.8	8	其他循环系统疾病	0.5	4.0
4	其他运动系统疾病	0.7	5.8	9	肺炎	0.5	3.5
5	其他类型心脏病	0.7	5.3	10	其他呼吸系统疾病(含急性下呼吸道感染)	0.5	3.5

(二)住院医疗机构构成

本次调查中,老年人住院的医疗机构最主要为县/县级市/省辖市区属医院,其次为省辖市/地区/直辖市区属医院。山南市老年人在县/县级市/省辖市区属医院住院的比例高于其他地市,而各地市老年住院者在乡镇卫生院住院的比例较低。详见表 8-3-12。这可能是由于乡镇卫生院住院床位少,医疗条件有限,医生将更多较为严重、需要住院的患者转诊到县级医院住院治疗。详见表 8-3-12。

表 8-3-12 　　　　　　不同地市被调查老年住院者住院机构构成比 　　　　　　单位:%

住院机构	合计	拉萨市	日喀则市	山南市	林芝市	昌都市	那曲市	阿里地区
乡镇卫生院	1.8	0.0	0.0	0.0	2.9	3.3	0.0	7.7
县/县级市/省辖市区属医院	58.4	32.1	45.2	81.8	74.3	66.7	61.9	34.6
省辖市/地区/直辖市区属医院	20.4	28.6	35.7	13.6	5.7	10.0	9.5	38.5
省/自治区/直辖市属及以上医院	14.2	35.7	11.9	4.5	5.7	13.3	28.6	11.5
民营医院	3.5	3.6	4.8	0.0	5.7	3.3	0.0	7.7
其他	1.8	0.0	2.4	0.0	5.7	3.3	0.0	0.0

(三)平均住院天数

调查地区的老年人平均住院天数为 17.3 天,各地区平均住院天数相差不大。详见

表 8-3-13。

表 8-3-13 不同地市被调查老年住院者平均住院天数

	合计	拉萨市	日喀则市	山南市	林芝市	昌都市	那曲市	阿里地区
天数	17.3	16.1	17.2	20.6	13.8	19.0	16.0	16.4

(四)需住院未住院情况

1. 总体情况

由于"看病贵、看病难"问题得到政府的高度重视,老年人患病未治疗情况得到缓解,调查地区的老年人中,需住院未住院比例较低,为 2.3%。阿里地区没有老年人发生需住院未住院的情况,那曲市该比例最高,为 4.1%,不同地区需住院未住院比例有差异。详见表 8-3-14。

表 8-3-14 不同地市被调查老年人需住院未住院人数及比例 单位:%

	合计	拉萨市	日喀则市	山南市	林芝市	昌都市	那曲市	阿里地区
人数	40	10	11	2	3	7	7	0
比例/%	2.3	2.5	2.9	1.1	2.1	1.9	4.1	0.0

2. 不同性别、年龄别需住院未住院比例

调查地区的老年人中,应住院未住院比例男性为 1.9%,女性为 2.6%,各年龄段女性老年人需住院未住院比例高于男性。80～84 岁年龄组女性应住院未住院比例最高,提示今后应提高高年龄组女性住院服务利用情况。详见表 8-3-15。

表 8-3-15 被调查老年人分性别和年龄别需住院未住院比例 单位:%

性别	合计	年龄分段/岁					
		60～64	65～69	70～74	75～79	80～84	≥85
男性	1.9	1.5	2.6	1.3	2.8	2.9	0
女性	2.6	2.0	3.8	1.7	2.8	5.5	0

(五)住院费用

被调查老年人中,次均住院直接医疗费用为 14 981.5 元,中位数为 8 709.0 元,昌都市次均住院医疗费用高于其他地区。详见表 8-3-16。

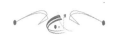

表 8-3-16　　　　　　　不同地市被调查老年人次均住院直接医疗费用　　　　　　　单位:元

	合计	拉萨市	日喀则市	山南市	林芝市	昌都市	那曲市	阿里地区
次均住院直接医疗费用	14 981.5	18 615.9	12 738.5	13 251.2	13 107.8	27 572.2	10 353.2	9 351.9
次均住院直接医疗费用中位数	8 709.0	10 900.0	8 000.0	8 400.0	7 000.0	12 000.0	9 500.0	3 875.0

第四节　本章小结

第一,调查地区老年人中,女性两周患病率、慢性病患病率、自评健康状况各维度出现中度及以上问题的比例均高于男性。因此,应重视妇女人群的保健工作,加强健康教育,改善女性健康状况。

第二,阿里地区老年人两周患病率、慢性病患病率最高,该地区老年人卫生服务需要量大,应提供更多医疗服务。该地区老年人不锻炼身体的情况最严重,应加强健康教育,改变老年人的不良生活习惯,减少慢性病患病。该地区老年人的两周患病医生指导治疗率及住院率最高,也反映出该地区的卫生服务利用状况最佳。

第三,在两周患病、慢性病患病情况中,胆石症和胆囊炎在疾病顺位中均位列前五,甚至在导致住院的疾病中位居第一。该病在西藏自治区的高发可能与藏族居民高盐高脂的饮食状况有关,应加强健康教育,改善居民的饮食结构,同时各地市应增加对该种疾病预防和治疗的资源配置。

第四,高年龄组老年人住院率有所下降,应住院未住院率在老年人群所有年龄组中最高,两周患病医生指导治疗率最低。因此,相关部门在制定相应卫生政策时,应重视改善此年龄组老人的卫生服务利用状况。

第五,被调查老年人失能状况较为严重,45.0%的老年人有听力障碍,56.3%的老年人存在视力障碍,应该对能治疗或康复的老人提供相应的医疗服务,以改善他们的生活自理能力。

第六,调查地区农牧区居民在健康状况的各个方面有中度及以上健康问题的老年人群比例高于城镇,表明农牧区需要配置更多医疗资源。

第七,本次调查居民的两周主要就诊机构为乡镇卫生院/社区卫生服务中心及县级医院,而住院的主要机构为县/县级市/省辖市区属医院,县乡两级卫生机构是满足人民群众卫生服务需求的主要医疗机构。

第九章　低收入人口卫生服务需要、需求和利用

第一节　低收入人口基本情况

一、低收入人口的确定

(一)低收入定义

本章采用调查地区样本县(区)家庭人均年收入中位数(6 666元)的50％作为低收入线,家庭人均年收入在低收入线以下的居民被定义为低收入人群。此次调查低收入人口总数为3 526人,占全区被调查总人口的26.9％,其中城镇低收入人口占城镇总人口的比例为15.9％,农牧区低收入人口占农牧区总人口的比例为29.2％。此次调查低收入人群共有997户,其中贫困户285户(28.6％),低保户131户(13.1％)。

被调查低收入人口人均年收入均数为2 131.8元,与2013年相比有一定程度的增长,其中城镇(2 257.5元)略高于农牧区(2 114.7元)。详见表9-1-1。

表9-1-1　　　　　不同年份被调查低收入人口年收入均数及中位数　　　　　单位:元

项目	合计		城镇		农牧区	
	2018年	2013年	2018年	2013年	2018年	2013年
均值	2 131.8	1 383.7	2 257.5	1 451.9	2 114.7	1 378.8
标准差	857.7	593.8	918.2	630.4	847.8	590.9
中位数	2 222.2	1 428.6	2 487.5	1 666.7	2 200.0	1 428.6

(二)导致低收入的因素

被调查低收入人口导致低收入的最主要原因是缺少劳动力(61.4％),与2013年(66.1％)相比有所降低;因疾病损伤影响劳动能力和因治疗疾病的花费导致贫困所占的比例增加;城镇和农牧区致贫原因中,缺少劳动力的比例均最高,因治疗疾病的花费所占

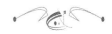

比例均最低。详见表 9-1-2。

表 9-1-2　　　　　　　　　被调查低收入人口导致低收入原因构成比　　　　　　　单位:%

致贫原因	合计		城镇		农牧区	
	2018 年	2013 年	2018 年	2013 年	2018 年	2013 年
因疾病损伤影响劳动能力	20.0	11.7	24.0	9.6	19.2	12.9
因缺少劳动力	61.4	66.1	59.3	67.2	61.8	65.6
因治疗疾病的花费	2.9	2.3	4.8	1.6	2.5	2.6
其他	15.7	20.0	12.0	21.7	16.5	18.9

二、低收入人口基本特征

(一)低收入人口区域分布

昌都市、拉萨市、日喀则市低收入人口所占比例高于 20%,其中昌都市低收入人口所占比例最高,山南市、林芝市、阿里地区低收入人口所占比例低于 10%,其中阿里地区比例最低。其与 2013 年相比,除日喀则市和阿里地区两个地市所占比例下降,其余地市比例均上升。详见表 9-1-3。

表 9-1-3　　　　　　　　　　被调查低收入人口区域分布情况　　　　　　　　　单位:%

区域	低收入人口		全区被调查人口	
	2018 年	2013 年	2018 年	2013 年
拉萨市	26.4	21.5	26.0	26.1
日喀则市	22.5	47.1	21.6	20.1
山南市	4.7	2.8	8.4	9.3
林芝市	2.1	0.6	5.7	6.8
昌都市	27.3	7.9	21.7	16.2
那曲市	15.6	14.4	12.2	14.4
阿里地区	1.4	5.7	4.4	7.1

(二)低收入人口性别构成

被调查低收入人口,无论是城镇还是农牧区,男性所占比例均低于女性,与 2013 年相比没有明显变化。详见表 9-1-4。

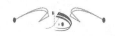

表 9-1-4　　　　　　　　　不同年份被调查低收入人口性别构成比　　　　　　　单位：%

性别	合计		城镇		农牧区	
	2018 年	2013 年	2018 年	2013 年	2018 年	2013 年
男性	46.8	46.6	46.2	45.5	46.9	46.6
女性	53.2	53.4	53.8	54.5	53.1	53.4

（三）低收入人口年龄构成

被调查低收入人口年龄构成基本上呈"中间高、两端低"的分布。城镇低收入人口中，35～44 岁和 45～54 岁年龄组人口所占比例最高；农牧区低收入人口中，25～34 岁和 35～44 岁年龄组人口所占比例最高。这与 2013 年相比，24 岁以下年龄组低收入人口比例减少，其余年龄组低收入人口所占比例有所增加。详见表 9-1-5。

表 9-1-5　　　　　　　　不同年份被调查低收入人口年龄构成比　　　　　　　单位：%

年龄组/岁	合计		城镇		农牧区	
	2018 年	2013 年	2018 年	2013 年	2018 年	2013 年
<5	10.5	10.7	7.3	7.7	11.0	10.9
5～14	11.1	13.7	10.7	15.5	11.2	13.5
15～24	8.8	10.7	10.2	11.6	8.6	10.7
25～34	16.6	16.0	12.8	19.7	17.1	15.8
35～44	16.6	15.5	18.7	16.3	16.4	15.5
45～54	15.3	14.9	18.2	12.9	14.9	15.0
55～64	10.4	8.7	11.6	8.2	10.2	8.7
≥65	10.7	9.8	10.4	8.2	10.7	9.9

（四）低收入人口文化程度

被调查 15 岁及以上低收入人口中，初中及以下文化程度人口所占比例为 96.3%，其中城镇（90.8%）低于农牧区（97.2%）。城镇居民中，没有上过学的低收入人口占比最高（45.4%）。这与 2013 年相比，除没有上过学的比例（62.2%）明显下降，其余比例均有所增加。详见表 9-1-6。

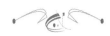

表 9-1-6　　　　　调查地区不同年份 15 岁及以上低收入人口文化程度构成比　　　　单位:%

文化程度	合计		城镇		农牧区	
	2018 年	2013 年	2018 年	2013 年	2018 年	2013 年
没上过学	49.0	62.2	45.4	46.4	49.5	63.3
小学	37.1	27.2	30.7	24.0	38.1	27.4
初中	10.2	8.2	14.7	13.4	9.6	7.9
高中/中技/技工	2.1	1.9	4.1	12.3	1.9	1.1
大专及以上	1.5	0.5	5.2	3.9	1.0	0.3

(五)低收入人口就业状况

调查地区低收入人口就业状况中,在业的低收入人口比例(73.0%)最高,与 2013 年相比有所下降,其中农牧区高于城镇地区;离退休的低收入人口比例(0.3%)最低。与 2013 年相比,城镇失业或无业人口比例有所下降,农牧区失业或无业人口比例上升。详见表 9-1-7。

表 9-1-7　　　　　调查地区不同年份 15 岁及以上低收入人口就业状况构成比　　　　单位:%

就业状况	合计		城镇		农牧区	
	2018 年	2013 年	2018 年	2013 年	2018 年	2013 年
在业	73.0	83.4	58.1	46.4	75.2	86.1
离退休	0.3	0.4	1.6	3.4	0.2	0.2
在校学生	7.3	2.3	11.4	11.7	6.8	1.6
失业或无业	19.3	13.9	28.9	38.5	17.8	12.1

(六)低收入人口婚姻状况

调查地区低收入人口的在婚比例(69.5%)远高于未在婚比例(30.5%),农牧区低收入人口在婚比例(70.2%)高于城镇(64.9%);无论是城镇或农牧区,低收入人口在婚的比例均低于全区人口在婚比例。详见表 9-1-8。

表 9-1-8　　　　　　　　调查地区 15 岁及以上人口婚姻状况构成比　　　　　　　单位:%

婚姻状况	合计		城镇		农牧区	
	低收入人口	全区人口	低收入人口	全区人口	低收入人口	全区人口
在婚	69.5	75.7	64.9	73.0	70.2	76.5
未在婚	30.5	24.3	35.1	27.0	29.8	23.5

注:未在婚包含未婚、丧偶、离婚、其他。

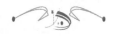

(七)低收入人口医疗参保情况

调查地区低收入人口参加基本医疗保险的比例为97.4％,其中城镇(96.5％)略低于农牧区(97.5％)。低收入人口中,城镇地区城镇居民基本医疗保险的参保率最高(48.6％),农牧区则为农牧区医疗制度的参保率最高(96.4％),与全区人口的参保率构成没有明显差异。详见表9-1-9。

表 9-1-9　　　　　　　　　被调查 15 岁及以上人口医疗保险参保率　　　　　　　单位:％

医保类型	合计		城镇		农牧区	
	低收入人口	全区人口	低收入人口	全区人口	低收入人口	全区人口
城镇职工基本医疗保险	0.7	2.9	3.6	12.3	0.3	0.5
城镇居民基本医疗保险	6.5	10.6	48.6	49.2	0.8	0.8
农牧区医疗制度	90.2	85.0	44.3	37.5	96.4	97
其他医疗保险	1.3	1.8	6.2	1.5	8.1	1.9
大病统筹保险	46.3	58.5	42.4	44.1	46.8	62.1
商业保险	0.1	0.2	0.0	0.2	0.1	0.2
基本医疗保险合计	97.4	98.5	96.5	99.0	97.5	98.3

注:基本医疗保险合计不包括其他医疗保险、大病统筹保险、商业保险。

第二节　低收入人口健康与卫生服务需要

一、低收入人口两周患病率

被调查低收入人口两周患病率(15.7％)低于全区人口的两周患病率,高于 2013 年低收入人口两周患病率(10.5％),其中城镇低收入人口的两周患病率高于农牧区。详见表9-2-1。

表 9-2-1　　　　　　　　　不同年份被调查人口两周患病率　　　　　　　单位:％

调查年份	合计		城镇		农牧区	
	低收入人口	全区人口	低收入人口	全区人口	低收入人口	全区人口
2018 年	15.7	17.6	22.5	24.2	14.8	15.9
2013 年	10.5	10.6	—	8.5	—	11.0

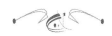

二、低收入人口慢性病患病率

被调查 15 岁及以上低收入人口按人数计算的慢性病患病率为 39.1％,高于 2013 年的 26.6％。其中农牧区低收入人口慢性病患病率高于城镇地区,与全区人口慢性病患病率相比,低收入人口慢性病患病率较低。详见表 9-2-2。

表 9-2-2　　　　　　　　　　被调查人口慢性病患病率　　　　　　　　　单位:％

调查年份	合计		城镇		农牧区	
	低收入人口	全区人口	低收入人口	全区人口	低收入人口	全区人口
2018 年	39.1	41.1	33.7	36.8	39.8	42.2
2013 年	26.6	32.9	——	20.7	——	35.5

三、低收入人口自评健康得分

低收入人口自我评价健康得分平均为 66.4 分,低于 2013 年的 69.0 分。其中城镇(67.9 分)略高于农牧区(66.2 分),与全区人口相比,无论是城镇还是农牧区,低收入人口自评健康得分平均分均较低。详见表 9-2-3。

表 9-2-3　　　　　不同年份被调查人口自我评价健康平均得分　　　　　单位:分

调查年份	合计		城镇		农牧区	
	低收入人口	全区人口	低收入人口	全区人口	低收入人口	全区人口
2018 年	66.4	69.2	67.9	72.0	66.2	68.5
2013 年	69.0	72.0	69.0	72.5	69.0	71.9

第三节　低收入人口卫生服务需求与利用

一、两周患病治疗情况

(一)两周患病医生指导治疗率

调查地区低收入人口两周患病医生指导治疗率为 10.0％,其中城镇(14.2％)明显高于农牧区(9.5％),与全区人口两周患病医生指导治疗率相比,低 2.1 个百分点。无论是城镇还是农村,均远远低于 2013 年国家低收入人口的两周患病医生指导治疗率

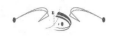

（21.8%）。详见表9-3-1。

表 9-3-1　　　　　　　被调查人口两周患病医生指导治疗率　　　　　　单位:%

调查年份	合计		城镇		农牧区	
	低收入人口	全区/全国人口	低收入人口	全区/全国人口	低收入人口	全区/全国人口
2018 年（西藏）	10.0	12.1	14.2	18.0	9.5	10.6
2013 年（国家）	21.8	20.4	22.2	24.1	21.4	16.8

（二）两周就诊率

调查地区低收入人口两周就诊率为 18.0%，其中城镇（25.7%）高于农牧区（17.0%）。其与全区人口相比，低收入人口两周就诊率较低。详见表9-3-2。

表 9-3-2　　　　　　　　　被调查人口两周就诊率　　　　　　　　　单位:%

	合计	城镇	农牧区
低收入人口	18.0	25.7	17.0
全区人口	55.4	54.9	63.3

（三）两周就诊机构

调查地区低收入人口两周患病就诊机构中，乡镇卫生院/社区卫生服务中心所占的比例（32.1%）最高，其他医院所占的比例（1.4%）最低；城镇低收入人口两周患病就诊机构以诊所/村卫生室/社区卫生服务站占比（30.6%）最高，农牧区以乡镇卫生院/社区卫生服务中心所占的比例（35.7%）最高，与全区人口就诊机构的构成比没有明显差异。详见表9-3-3。

表 9-3-3　　　　　　　被调查地区人口两周患者就诊机构构成比　　　　　单位:%

机构类别	合计		城镇		农牧区	
	低收入人口	全区人口	低收入人口	全区人口	低收入人口	全区人口
诊所/村卫生室/社区卫生服务站	20.3	23.6	30.6	29.1	18.7	21.5
门诊部（综合、中医、中西医结合）	6.0	7.5	22.4	14.0	3.3	5.1
乡镇卫生院/社区卫生服务中心	32.1	26.8	10.2	11.6	35.7	32.5
县（区）级医院	31.8	29.5	12.2	22.3	35	32.2
地市级及以上医院	8.3	11.8	20.4	21.6	6.3	8.2
其他医院	1.4	0.8	4.1	1.4	1.0	0.5

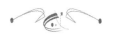

二、住院情况

(一)因病住院率

被调查低收入人口住院率为 7.8%,其中城镇(5.9%)低于农牧区(8.1%);与全区人口(城镇、农牧区)相比,城镇低收入人口因病住院率较低,农牧区低收入人口因病住院率没有明显差距;与 2013 年相比,低收入人口因病住院率呈上升趋势。详见表 9-3-4。

表 9-3-4　　　　　　　　不同年份被调查人口因病住院率　　　　　　　　单位:%

调查年份	合计		城镇		农牧区	
	低收入人口	全区人口	低收入人口	全区人口	低收入人口	全区人口
2018 年	7.8	9.0	5.9	9.5	8.1	8.9
2013 年	4.9	6.7	—	4.4	—	7.2

(二)次均因病住院天数

低收入人口因病住院患者次均住院天数为 15.4 天,其中城镇略低于农牧区;与 2013 年相比,低收入人口因病住院患者次均住院天数减少 5.8 天;与全区人口因病住院患者次均住院天数相比没有明显差距。详见表 9-3-5。

表 9-3-5　　　　不同年份被调查人口因病住院患者次均住院天数　　　　单位:天

调查年份	合计		城镇		农牧区	
	低收入人口	全区人口	低收入人口	全区人口	低收入人口	全区人口
2018 年	15.4	15.7	14.9	14.9	15.4	15.9
2013 年	21.2	18.5	—	20.8	—	18.1

(三)因病住院机构构成

低收入人口在县(区)级医院因病住院的比例(56.8%)最高。城镇低收入人口住院机构中地市级及以上医院的比例(43.5%)最高,农牧区低收入人口住院机构中县(区)级医院的比例(61.3%)最高;与全区人口相比,除城镇全区人口是县(区)级医院占比最高之外,其余构成比基本相似。详见表 9-3-6。

表 9-3-6　　　　　　　　被调查人口住院患者因病住院机构构成比　　　　　　　单位:%

机构类别	合计		城镇		农牧区	
	低收入人口	全区人口	低收入人口	全区人口	低收入人口	全区人口
乡镇卫生院/社区卫生服务中心	6.2	4.8	4.3	2.7	6.4	5.4
县(区)级医院	56.8	58.5	17.4	43.3	61.3	62.8
地市级及以上医院	17.6	18.1	43.5	21.0	14.7	17.3
自治区级医院	12.3	11.8	21.7	19.2	11.3	9.7
其他医院	7.0	6.8	13.0	13.8	6.4	4.8

(四)次均因病住院费用

低收入人口次均因病住院费用为 14 305.2 元,其中城镇(17 765.2 元)高于农牧区(13 913.0 元),与全区人口次均因病住院费用相比,无明显差异。详见表 9-3-7。

表 9-3-7　　　　　　　　被调查人口住院患者次均因病住院费用　　　　　　　单位:元

指标	合计		城镇		农牧区	
	低收入人口	全区人口	低收入人口	全区人口	低收入人口	全区人口
均数	14 305.2	14 743.7	17 765.2	17 292.0	13 913.0	14 023.0
中位数	6 900.0	7 500.0	8 000.0	8 000.0	6 000.0	7 000.0

(五)因病住院次均自付住院费用

低收入人口因病住院次均自付住院费用为 5 827.7 元,占比 45.4%,其中城镇略高于农牧区,与全区人口相比无明显差异。详见表 9-3-8。

表 9-3-8　　　　　　被调查人口因病住院次均自付住院费用及自付比例

指标	合计		城镇		农牧区	
	低收入人口	全区人口	低收入人口	全区人口	低收入人口	全区人口
次均自付费用/元	5 827.7	5 759.9	6 230.4	6 081.7	5 782.0	5 668.9
自付比例/%	45.4	41.8	46.6	41.3	45.3	41.9

三、需住院未住院情况

(一)需住院未住院比例

低收入人口中需住院未住院比例为 6.2%,其中城镇所占比例(39.1%)远高于农牧

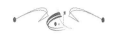

区(2.5%)。其与全区人口相比,整体需住院未住院的比例相差不大。按照城乡来看,城镇人口与城镇低收入人口需住院未住院比例相差较大,城镇低收入人口该比例比农牧区高出 36.6 个百分点。其与 2013 年相比,低收入人口需住院未住院的比例有所降低(降低了 3.5 个百分点)。详见表 9-3-9。

表 9-3-9　　　　　　不同年份被调查人口需住院未住院比例　　　　　　单位:%

调查年份	合计		城镇		农牧区	
	低收入人口	全区人口	低收入人口	全区人口	低收入人口	全区人口
2018 年	6.2	6.5	39.1	11.6	2.5	5.0
2013 年	9.7	6.0	—	3.6	—	6.4

(二)不同原因未住院比例

低收入人口未住院的原因中,"其他"所占比例(42.9%)最高,与全区人口需住院未住院"其他"原因所占比例(47.1%)相比低了 4.2 个百分点;按城乡比较,城镇低收入人口因"其他"原因需住院未住院比例(44.5%)高于农牧区低收入人口(40.0%)。其次是"经济困难"原因,城镇人口该比例高于农牧区。详见表 9-3-10。

表 9-3-10　　　　　被调查低收入人口需住院未住院原因构成　　　　　单位:%

未住院原因	合计	城镇	农牧区
病情较轻	14.3	11.1	20.0
无有效措施	7.1	0.0	20.0
经济困难	35.7	44.4	20.0
其他	42.9	44.5	40.0

注:其他原因中包含"就诊麻烦""医疗服务差"等;全区人口情况详见表 4-3-18。

第四节　本章小结

第一,近年来西藏各级政府深入开展"脱贫攻坚"战略,把"脱贫攻坚"作为头等大事,聚焦深度贫困,优化政策供给,项目资金倾向基层,扎实推进深度贫困地区脱贫攻坚,在经济、文化、就业、健康各方面取得了一定的成效。2018 年低收入人口的年均收入与2013 年相比呈上升趋势,低收入人口致贫原因中"缺少劳动力"所占比例最高。

第二,低收入人口年龄构成基本上呈"中间高、两边低"的分布。低收入人口文化程度构成中,没有上过学的比例(49.0%)明显下降,大专及以上文化程度的比例有所增加。

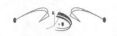

低收入人口就业状况中,城镇失业或无业人口比例有所下降,在业人口所占比例上升。2018年低收入人口基本医保参保率较高。

第三,低收入人口中城镇低收入人口的两周患病率较高,说明城镇人口自我健康意识较强,对于健康生活的品质及需求有所提高。农牧区居民健康意识薄弱,加之当地卫生服务及设施的限制,故两周患病率较城镇低。

第四,因经济困难需住院未住院的比例较高,说明经济困难仍然是西藏低收入人口卫生服务需求及利用的重要影响因素。

第十章 参保人口卫生服务利用

本章重点关注城镇职工基本医疗保险、城镇居民基本医疗保险和新型农村合作医疗覆盖人口的卫生服务利用情况,并对三种医疗保险进行对比。

第一节 城镇职工基本医疗保险参保人口的卫生服务利用

一、门诊服务

(一)门诊服务利用

2018 年西藏地区卫生服务调查样本中,381 人参加了城镇职工基本医疗保险。城镇职工医保人口的两周患病率为 26.8%,两周就诊率为 18.9%。在两周患病医治情况中,未治疗比例为 10.8%,医生指导下治疗比例为 67.6%,自我医疗比例为 21.6%。

(二)两周内就诊机构构成

被调查城镇职工医保患者在县(区)级医院就诊的比例最高,为 36.5%,自治区级及以上医院为 7.7%,民营医院也占一定比例,为 4.0%。详见表 10-1-1。

表 10-1-1　　被调查城镇职工医疗保险制度参保人口两周内就诊地点分布

就诊机构	人数	构成比/%
诊所(卫生所、医务室)	24	23.1
门诊部(综合、中医、中西医结合、民族医、专科)	8	7.7
村卫生室	2	1.9
社区卫生服务站	0	0
社区卫生服务中心	0	0
乡镇卫生院	4	3.8
县/县级市/地(州、盟)辖市/省辖市区属医院	38	36.5

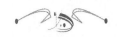

续表

就诊机构	人数	构成比/%
省辖市/地区/州/盟/直辖市区属医院	16	15.3
省/自治区/直辖市属及以上医院	8	7.7
民营医院	4	4.0
其他	0	0

(三)患者满意度

此次调查中,城镇职工医保患者关于就诊的总体满意度为83.0%的患者表示满意,17.0%的就诊患者表示一般。

二、住院服务

(一)住院服务利用

1. 住院率

此次调查的城镇职工医保患者中,利用住院服务的有63人次,住院人次数占需住院人次数的比例为92.6%,住院率为16.5%。

2. 住院原因

城镇职工医保人口住院原因中,因疾病住院为77.4%,所占比例最高;因康复和健康体检住院所占比例最低,均为1.9%。详见图10-1-1。

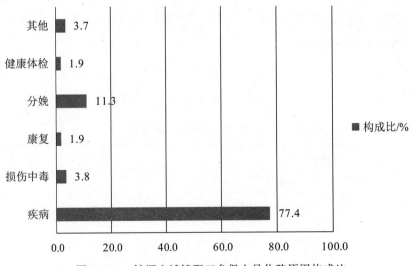

图 10-1-1　被调查城镇职工参保人员住院原因构成比

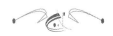

3. 需住院未住院比例

本次调查中,城镇职工医保患者中经医生诊断需住院而未住院的比例为 15.8%。其中,29.2% 的患者因为经济困难未住院,13.8% 的城镇居民医保患者因为自认为不需要而未住院,还有 47.7% 的患者因其他原因而未住院。详见表 10-1-2。

表 10-1-2　　　　　被调查城镇职工医保参保人员需住院而未住院原因构成情况　　　　　单位:%

需住院而未住院的原因	比例
自认为不需要	13.8
自认为无有效治疗措施	6.2
经济困难	29.2
医院无床位	3.1
其他	47.7

(二)住院服务的特点

1. 住院天数和手术患者比例

城镇职工医保参保者年平均住院次数为 1.2 次(中位数 2 次),年平均住院天数为 14.4 天(中位数 12 天),手术病例的比例为 24.5%。

2. 住院地点

城镇职工医保患者在县(区)级医院和自治区级及以上医院住院的比例最高,均为 30.2%,其次为地市级医院,比例为 17.0%。详见图 10-1-2。

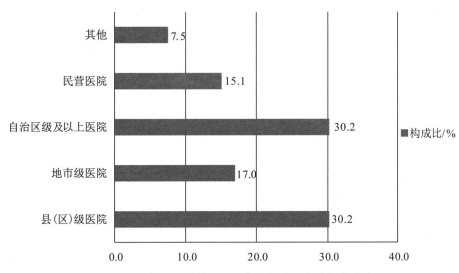

图 10-1-2　被调查城镇职工医保参保人口住院机构分布

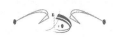

(三)住院费用和报销

城镇职工医保人口住院患者中,获得报销的比例为 75.5%,次均报销费用为 9 788 元(中位数 8 400 元),次均自付费用为 5 758 元(中位数 3 900 元),实际报销费用比为 63.0%。

城镇职工医保参保者家庭人均年收入为 12 587 元(中位数 36 500 元),次均自付住院费用占家庭人均年收入的比例为 45.7%。

城镇职工医保的家庭在最近一次住院,所消耗的交通、住宿、伙食、陪护等医疗间接费用在不同性别、户口性质和不同文化程度中不同,差异均有统计学意义($p < 0.05$);而在院外接受检查、手术以及购买药品、耗材等费用上,不同性别、户口性质和不同文化程度均无显著差异($p > 0.05$)。详见表 10-1-3。

表 10-1-3　　城镇职工医保住院患者不同性别、户口性质、文化程度的
医疗间接费用和院外费用

组别		医疗间接费用			院外费用		
		均数/元	标准差/元	p	均数/元	标准差/元	p
性别	男	4 530.6	5 087.2	0.015	233.3	509.9	0.387
	女	5 338.6	9 847		142.9	845.1	
户口性质	农牧区	1 808.3	1 706	0.015	0	0	0.387
	城镇居民	5 479.8	8 917.8		195.7	788.5	
文化程度	没上过学	6372.7	14733.6	0.013	0	0	0.409
	小学	5 512.5	5 778.6		16.7	57.7	
	初中	3 070	3 603.7		320	4 381.2	
	高中	600	—		0	0	
	中专(中技)	6 114.3	3 971.7		742.9	1 878.7	
	大专	6 600	11 593.1		0	0	
	本科	3 588.9	5 566.9		244.4	661.6	
	研究生	1 000	—		0	0	

注:院外费用指本次住院,在院外接受检查、手术,购买药品、耗材等的费用。文化程度为"高中"的住院患者中,产生医疗间接费用的只有一人,为 600 元,故无法计算标准差;"研究生"住院患者同理。

(四)住院患者满意度

城镇职工医保参保者住院患者中,81.1%的患者对住院服务表示满意,1.9%的患者因为服务态度而对住院服务表示不满意。

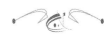

第二节 城镇居民基本医疗保险参保人口的卫生服务利用

一、门诊服务

(一)门诊服务利用

2018年西藏地区卫生服务调查样本中,1 390人参加了城镇居民基本医疗保险。城镇居民医保人口的两周患病率为26.0%,两周就诊率为7.5%,两周患病医生指导治疗率为59.0%。在两周患病医治情况中,医生指导下治疗比例为59.3%,所占比例最高,纯自我医疗比例为24.4%,未治疗比例为16.3%。

(二)两周内就诊机构构成

城镇居民医保患者在基层医疗机构就诊的比例最高,为65.6%;其次为县(区)级医院,为12.8%。详见表10-2-1。

表 10-2-1　　　　城镇居民医疗制度覆盖人口两周内就诊地点分布

就诊机构	人数	构成比/%
诊所(卫生所、医务室)	541	38.9
门诊部(综合、中医、中西医结合、民族医、专科)	200	14.4
村卫生室	0	0.0
社区卫生服务站	8	0.6
社区卫生服务中心	124	8.9
乡镇卫生院	39	2.8
县(区)级医院	178	12.8
地市级医院	54	3.9
自治区级及以上医院	154	11.1
民营医院	70	5.0
其他	22	1.6

(三)患者满意度

此次调查中,城镇居民医保患者关于就诊的总体满意度为83.0%的比例表示满意,1.7%的就诊患者表示不满意,主要原因是对服务态度不满意(66.7%)。

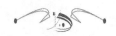
二、住院服务

(一)住院服务利用

1. 住院率

此次调查的城镇居民医保患者中,利用住院服务的为 99 人次,住院人次数占需住院人次数的比例为 89.2%,住院率为 7.1%。

2. 住院原因构成

城镇居民医保人口住院原因中,因疾病住院所占比例最高,为 65.6%;其次为分娩,占 17.2%;因健康体检住院所占比例最低,为 1.1%。详见图 10-2-1。

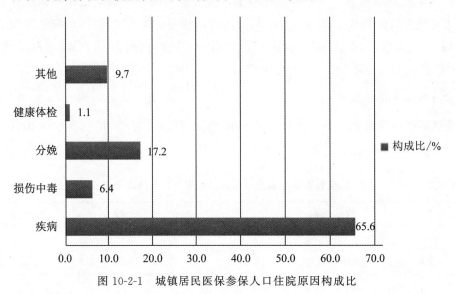

图 10-2-1　城镇居民医保参保人口住院原因构成比

3. 需住院未住院比例

城镇居民医保参保患者中,经医生诊断需住院而未住院的比例为 10.8%。未住院原因中,48.0% 的城镇居民是因"其他原因",29.2% 的患者因为"经济困难",13.8% 的患者是因为"自认为不需要",还有 5.9% 和 3.1% 的患者分别因"自认为无有效治疗"和"医院无床位"而未住院。

(二)住院服务的特点和地点分布

1. 住院天数和手术患者比例

城镇居民医保住院比例中,年平均住院次数为 1.1 次(中位数 1 次),年平均住院天数为 14.6 天(中位数 12 天),手术病例的比例为 30.1%。

2. 住院地点

本次调查中,城镇居民医保患者在县(区)级医院住院的比例最高,为 39.8%;其次为自治区级及以上医院,比例为 22.6%。详见图 10-2-2。

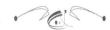

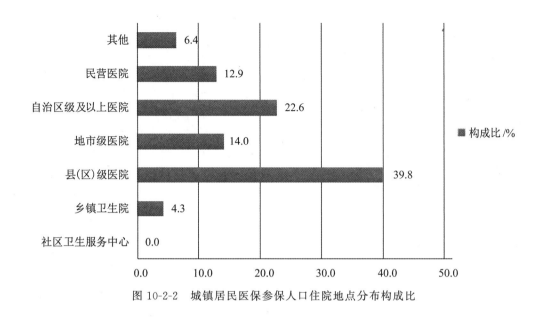

图 10-2-2　城镇居民医保参保人口住院地点分布构成比

(三)住院费用和报销

城镇居民医保人口住院患者中获得报销的比例为 89.2%,次均报销费用为 10 532 元(中位数 4 500 元),次均自付费用为 7 332 元(中位数 3 000 元),实际报销费用比为 59.0%。

城镇居民医保参保者家庭人均年收入为 13 621 元(中位数 10 000 元),次均自付住院费用占家庭人均年收入的比例为 53.8%。

城镇居民医保的家庭在最近一次住院,所消耗的交通、住宿、伙食、陪护等医疗间接费用在不同性别、户口性质中存在差异,差异均有统计学意义($p<0.05$),在不同文化程度中该费用无显著差异。而在住院过程中,在院外接受检查、手术以及购买药品、耗材等费用上,不同性别、户口性质和不同文化程度均不同,差异有统计学意义($p<0.05$)。详见表 10-2-2。

表 10-2-2　城镇居民医保参保住院患者不同性别、户口性质、文化程度的医疗间接费用和院外费用

组别		医疗间接费用			院外费用		
		均数/元	标准差/元	p	均数/元	标准差/元	p
性别	男	4 748.6	9603.6	0.001	774.9	1 127.6	0.006
	女	2 988.4	6257.8		3 391.53	3 706.1	
户口性质	农牧区	1 228.6	9741.2	0.001	57.1	97.6	0.006
	城镇居民	3 848.0	7959.8		1 071.2	3 710.1	

续表

组别		医疗间接费用			院外费用		
		均数/元	标准差/元	p	均数/元	标准差/元	p
文化程度	没上过学	3 782.2	9181.0		830.6	3 424.2	
	小学	2 420.7	5910.8		1 134.1	3 715.0	
	初中	3 536.4	90.9		3 536.4	90.9	
	高中	4 150.3	1300.0	0.91	125.0	353.6	0.019
	技工学校	500.0	0		0	0	
	大专	1 000.0	0		11 000.0	12 728.0	
	本科	6 000.0	0		0	0	

注:院外费用指本次住院,在院外接受检查、手术、购买药品、耗材等的费用。

(四)住院患者满意度

城镇居民医保参保住院患者中,79.6%的患者对住院服务表示满意,2.2%的患者因为服务态度而对住院服务表示不满意。

第三节　农牧区医疗制度参保居民的卫生服务利用

西藏农牧区医疗制度是以政府为主导,政府、集体和个人多方筹资,以家庭账户和大病统筹为主的农牧民基本医疗保障制度,即为西藏自治区的"新型农村合作医疗"(简称"新农合")。西藏农牧区医疗制度的覆盖率始终保持在100%,农牧民群众无论是否缴纳个人筹资,均可获得报销补偿,仅在保险比例上有所差异。

一、门诊服务

(一)门诊服务利用

本次被调查参加西藏农牧区医疗制度覆盖人口是 11 133 人,其两周患病率为16.1%,两周就诊率为是 10.8%;两周患病医生指导治疗率为 61.3%,自我治疗的比例为 28.8%,未治疗比例为 9.9%。

(二)两周内就诊机构构成

西藏农牧区医疗制度参保患者在县(区)级医院和乡镇卫生院就诊的比例最高,分别占 33.5%和 31.2%,还有 18.1%的患者选择在诊所就诊。在县级以上的医疗机构就诊的比例较少。详见表 10-3-1。

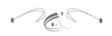

表 10-3-1　　　　　被调查农牧区医疗制度参保人口两周内就诊地点分布

就诊机构	人数	构成比/%
诊所(卫生所、医务室)	169	14.0
门诊部(综合、中医、中西医结合、民族医、专科)	58	4.8
村卫生室	83	6.9
社区卫生服务站	1	0.1
社区卫生服务中心	6	0.5
乡镇卫生院	376	31.2
县(区)级医院	404	33.5
地市级医院	29	2.4
自治区级及以上医院	23	1.9
民营医院	49	4.1
其他	7	0.6

(三)患者满意度

大部分参加农牧区医疗制度的患者对门诊服务表示满意,该制度覆盖的两周患病者对门诊服务表示"满意""一般""不满意"的比例分别是 82.0%、16.7%、1.3%。对门诊服务表示不满意的病例中,35.0%的患者是因为服务态度,25.0%的患者是因为其他原因,15.0%的患者是因为药品种类,还有因为技术水平和医疗费用而感到不满意的比例均是10.0%。详见图 10-3-1。

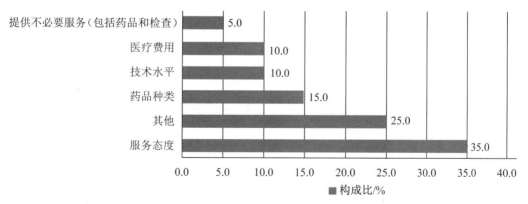

图 10-3-1　农牧区医疗制度参保门诊患者对门诊服务的不满意原因构成比

2013 年,国家第五次卫生服务调查中,全国新农合两周患病者对门诊服务最不满意的原因是医疗费用高,占 41.1%,西藏这一比例仅为 10.0%,这与西藏农牧区医疗制度100%的覆盖率和较高水平的保障体制有关,也说明要提高农牧民对门诊医疗服务的满意度,重点在于打造良好的服务态度。

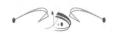

二、住院服务

(一)住院服务利用

1. 住院率

被调查西藏农牧区医疗制度参保人口中,利用住院服务的人次数为 860 次,住院人次数占需住院人次数的比例是 94.5%,住院率为 7.7%。

2. 住院原因

本次调查中,该制度覆盖的住院患者以疾病和分娩为主要的住院原因,比例分别为 71.4% 和 20.4%,以健康体检、康复和计划生育住院的患者比例最小,分别为 0.2%、0.6% 和 0.6%。

3. 需住院而未住院的比例

该制度覆盖患者中,经医生诊断需要住院而未住院的比例为 5.5%,其中,27.9%的患者因为经济困难未住院,47.1%的患者是因为其他原因而未住院,14.7%的患者认为没有必要而未住院。

(二)住院服务的特点和地点分布

1. 住院天数和手术患者比例

该制度覆盖的调查住院患者年平均住院次数为(1.2±0.5)次(中位数 1.0 次),平均住院天数为(15.7±17.0)天(中位数 11.0 天)。从手术病例的情况看,住院患者的手术病例比例为 25.2%。

2. 住院地点

该制度覆盖的患者在县(区)级医院住院的患者比例最高,占 62.6%,还有 18.0%的患者在地市级医院住院,在自治区级及以上医院住院的患者比例是 9.3%。在社区卫生服务中心住院的患者极少,这是因为该制度覆盖人口居住在城镇的居民比例小。

(三)住院费用和报销

该制度调查住院患者中获得报销的比例为 85%,医保患者次均报销费用为(7 854.6±17 239.9)元(中位数为 3 500.0 元),次均自付费用为(4 912.4±11 823.1)元(中位数为 1 500.0 元),实际报销费用比为 61.5%。该制度覆盖的调查人口的家庭人均年收入为(8 737.0±14 446.0)元(中位数 5 454.5 元),次均自付住院费用占家庭人均年收入的比例为 56.2%。

参加农牧区医保的家庭在最近一次住院,所消耗的交通、住宿、伙食、陪护等医疗间接费用在不同性别、户口性质和不同文化程度中差别不大,差异均无统计学意义($p>0.05$)。详见表 10-3-2。

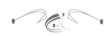

表 10-3-2　农牧区医疗制度参保住院患者不同性别、户口性质、文化程度的医疗间接费用和院外费用

组别		医疗间接费用			院外费用		
		均数/元	标准差/元	p	均数/元	标准差/元	p
性别	男	3 269.7	5 084.9	0.053	476.2	2812.0	0.201
	女	2 982.5	5 233.8		363.4	1 834.7	
户口性质	农牧区	2 094.3	5 217.8	0.053	405.4	374.3	0.201
	城镇居民	2 967.4	4 885.9		2 266.0	1 766.7	
文化程度	没上过学	3 006.9	5 223.6	0.186	416.7	2417.4	0.209
	小学	3 157.8	5 052.1		423.5	1 924.2	
	初中	3 303.3	6 104.4		237.5	1 509.8	
	高中	4 885.7	6 541.3		0	0	
	中专(中技)	740.0	7 16.2		80.0	178.9	
	大专	6 416.7	7 927.3		0	0	
	本科	4 000.0	5 291.5		200.0	346.4	

注:院外费用指本次住院,在院外接受检查、手术,购买药品、耗材等的费用。

(四)住院患者满意度

该制度覆盖调查的住院患者对住院服务表示"满意""一般"和"不满意"的比例分别是 89.7％、9.9％和 0.4 ％。对住院服务表示不满意的是服务态度和其他,各占 50.0％。

第四节　三种保障制度覆盖人口卫生服务利用的比较

一、门诊服务利用

三类基本医疗保险制度覆盖人口中,职工医保人口的两周患病率最高(26.8％),其次为居民医保人口(26.0％),西藏农牧区医疗制度覆盖人口两周患病率最低(16.1％)。从两周就诊率来看,也是职工医保最高(18.9％),西藏农牧区医疗制度覆盖人口居第二位(10.8％),相比较而言,居民医保就诊率最低(7.5％)。以患病未治疗比例来说,居民医保这一比例高于其他两类,为 16.3％,职工医保和西藏农牧区医疗制度分别为 10.8％和 9.9％。详见表 10-4-1。

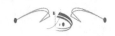

表 10-4-1   三类医保制度参保人口两周患病和门诊服务利用比较   单位：%

医疗保险制度类型	两周患病率	两周就诊率	患病未治疗比例
职工医保	26.8	18.9	10.8
居民医保	26.0	7.5	16.3
西藏农牧区医疗制度	16.1	10.8	9.9

　　三种基本医疗保险制度覆盖人口从门诊地点分布的情况来看，参加职工医保的患者在县（区）级医院和诊所（卫生所、医务室）就诊的门诊服务利用比例较高，分别占 36.5％和 23.1％；参加居民医保的患者在诊所（卫生所、医务室）利用门诊服务的比例高于其他级别医院，占 38.9％；西藏农牧区医疗制度覆盖的患者在县（区）级医院和乡镇卫生院就诊的比例最高，分别占 29.7％和 25.2％。详见表 10-4-2。

表 10-4-2   3 类医保制度参保人口门诊就诊地点分布   单位：%

就诊机构	诊所	门诊部	村卫生室	社区卫生服务站	社区卫生服务中心	乡镇卫生院	县（区）级医院	市级医院	自治区级及以上医院	民营医院	其他
职工医保	23.1	7.7	1.9	—	—	3.8	36.5	15.3	7.7	4.0	—
居民医保	38.9	14.4	—	0.6	8.9	2.8	12.8	3.9	11.1	5.0	1.6
西藏农牧区医疗制度	14.0	4.8	6.9	0.1	0.5	31.2	33.5	2.4	1.9	4.1	0.6

二、住院服务利用

　　三种医疗保险制度，无论是职工医保、居民医保，还是西藏农牧区医疗制度覆盖人口，需住院患者住院服务利用比例均较高，分别达到了 92.6％、89.2％和 94.5％。三类医保制度覆盖人口的住院率从高到低依次为职工医保（16.5％）、西藏农牧区医疗制度（7.7％）和居民医保（7.1％）。从三种基本医疗保险制度覆盖人口住院地点的分布情况来看，三类医保制度住院患者在县（区）级医院利用住院服务的比例最高，高于其他级别医疗机构，其中农牧区医疗制度在该级别医院住院的比例高达 62.6％，而三类医保制度在社区卫生服务中心和乡镇卫生院住院的比例均较低。详见表 10-4-3。

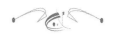

表 10-4-3　　　　　　　**3 种医保制度参保人口住院地点分布**　　　　　　单位：%

住院地点	职工医保	居民医保	西藏农牧区医疗制度
社区卫生服务中心	—	—	0.3
乡镇卫生院	—	4.3	5.0
县（区）级医院	30.2	39.8	62.6
地市级医院	17.0	14.0	18.0
自治区级及以上医院	30.2	22.6	9.3
民营医院	15.1	12.9	3.1
其他	7.5	6.4	1.6

三、住院服务费用

　　三类基本医疗保险制度覆盖人口住院费用的报销情况，无论是职工医保、居民医保还是西藏农牧区医疗制度，绝大多数的住院患者都获得了费用报销，报销费用比均在60％左右。此次调查结果显示，三类医保制度覆盖的住院人口次均自付费用占家庭人均收入的比例分别是 45.7％、53.8％和 56.2％。详见表 10-4-4。

表 10-4-4　　　　　　**三类医保制度覆盖人口住院费用及报销情况比较**

项目	获得报销患者/％	报销费用比/％	次均报销费用/元	次均自付费用/元	家庭人均年收入/元	次均自付费用占家庭人均收入比例/％
职工医保	75.5	63.0	9 788.0	5 758.0	12 587.0	45.7
居民医保	89.2	59.0	10 532.0	7 332.0	13 621.0	53.8
西藏农牧区医疗制度	85.0	61.5	7 854.6	4 912.4	8 737.0	56.2

第五节　本章小结

　　第一，西藏农牧区医疗制度覆盖人口的两周患病率最低，患病未治疗的比例也是最低的，这与该制度 100％的覆盖率有很大关系，对于提高农牧民的健康水平意义重大，建议相关部门加大政策宣传，提高居民卫生服务的利用。相比较而言，参加城镇职工医保的调查人口两周患病率最高，但两周就诊率也相对较高，说明城镇职工具备良好的健康意识，把卫生服务的需要转变为利用的能力相对较高。

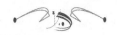

第二,三类医保制度调查人口中,住院人数占需住院人数的比例均较高,与此同时住院患者获得报销的比例也保持在较高的水平,但次均自付费用占家庭人均收入的比例也相对较高。住院患者在不同级别的医院住院所能获得的报销水平不同,且目前在村、乡镇一级能提供住院服务的医疗机构比例较少,这可能会使得调查人口住院次均自付费用增加,从而影响卫生服务的利用,需要有关部门改善相关政策,以保障人群健康。

第三,对三类医保制度调查人口的就诊机构而言,无论是门诊服务利用还是住院服务利用,在县(区)级医院就诊的比例都高于其他级别的医疗机构,因此该级别医院是三种医保制度调查人口最主要的卫生服务供方机构。改善该类级别卫生机构的各类资源,能够更好地保障人群健康。同时,提高该级别医疗机构的报销水平可以有效增加人群对卫生服务的利用。

第十一章　主要发现和政策建议

第一节　居民卫生服务需要方面

第一，居民两周患病率和疾病严重程度都较 5 年前有所提高，这提示居民卫生服务需要增加，卫生服务的质量和可及性也应相应提高。

第二，慢性病患病率较 2013 年有所上升，农牧区慢性病率高于城镇，提示应加大慢性病卫生服务力度，尤其是在农牧区。对高危人群（如 65 岁及以上老人）应开发相应的、普及性好的慢性病知识手册，从而提高慢性病预防知识的普及率和受益率。

第三，慢性病疾病别患病谱前五位为高血压病、类风湿性关节炎、胆结石症和胆囊炎、急（慢）性胃肠炎、其他类型心脏病。无论城镇还是农牧区，慢性病患病率位居前四的疾病类型与总体一致，提示在今后的慢性病预防和控制工作中应将这几种慢性病作为防治的重点疾病。

第四，居民自评健康状况与 2013 年相比，EQ-5D 的大部分维度有问题的比例有所上升，而 VAS 评分有所下降。这说明西藏居民在自我感知方面和健康状况评价方面的期望有所提高，提示需关注居民的生活质量，尤其是在精神层面。

第二节　居民卫生服务需求和利用方面

第一，居民整体的卫生服务利用水平有所提高。调查居民两周因患病就诊的比例、两周就诊率和过去一年的住院率均有明显增长，而两周因患病未就诊和未治疗的比例均有所下降。

第二，居民患病首次就医机构的流向并无大的变化，以基层医疗卫生机构为主，城镇居民中不少患者开始流向门诊部。住院机构以县级医疗机构为主，在基层医疗机构（卫生院和社区卫生服务中心）和地市级（或省辖市、直辖市区属）医院住院的比例均在逐步

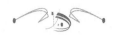

降低。不同的地市间,除了阿里地区的患者主要流向地市级医疗机构外,其他 6 个地市的住院患者都主要流向当地的县级医院。

第三,居民门诊医疗服务利用水平有所提高,5 年来调查地区居民门诊需求未满足的状况有了明显改善,经济困难已不再是导致两周患病者不就诊的主要原因,即便在两周未就诊的原因中因经济困难无法救治的比例有所上升的状况下,未住院的原因中因经济困难而未住院的比例仍有明显降低。

第四,消化系统疾病成为威胁调查地区居民健康的主要疾病(2013 年为呼吸系统疾病),在两周就诊率的疾病构成中前五位疾病依次为急(慢)性肠胃炎(19.0%)、类风湿关节炎(18.5%)、高血压病(16.6%)、感冒(13.1%)及胆石症和胆囊炎(11.6%);而住院率的疾病构成中前五位疾病依次为胆结石症和胆囊炎(6.5‰)、肾炎和肾病变(4.5‰)、其他运动系统疾病(4.1‰)、急(慢)性胃肠炎(3.8‰)和其他原因(3.2‰)。在农牧区居民患慢性病病种与总体住院率方面,胆结石症和胆囊炎均占首位,其可能与调查地区居民脂肪摄入过多的饮食习惯有关。

第五,居民预防保健服务利用有待进一步提高。调查地区六成的 15 岁及以上的居民自报已建立健康档案,其中农牧区高于城镇。随着疾病谱、死因谱的改变以及老龄化社会的加剧,家庭医生签约制度应运而生,并且成为西藏地区近年来全面推广的医疗服务模式。然而西藏地区 15 岁及以上居民签约家庭医生的比例不到四成,表明此项工作还有很多提升空间。今后,一方面要提高作为这种模式主要推动力量的全科医生的积极性,另一方面要积极宣传家庭签约制度的必要性,努力提高居民签约意愿。

第三节　居民卫生服务满意度方面

第一,要加强医护人员与患者的交流沟通。医患沟通是现代医疗服务中最重要的环节,会直接影响医疗服务的质量,更是医院员工在医院经营中最有效、最直接的途径。良好的医患沟通会使患者和患者家属感受到医护人员的关怀,从而大幅提高就医满意度。

第二,优化医疗服务流程,加强医院信息化建设,对医院信息化建设要与时俱进,患者可通过电话、网络和微信等多种渠道进行挂号、预约,保证患者能及时就诊,有效缩短候诊时间,从而提高患者的满意度。

第三,近 5 年来西藏的医疗卫生服务得到明显改善,但随着社会经济的快速发展,居民对医疗机构的需求明显提高,对医疗服务的质量要求也越来越高,这给医护人员、医疗管理者带来了新的挑战。因此,相应机构要与时俱进,学习先进的管理方法与技术,加强对技术人员的培训等。

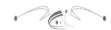

第四节　慢性病管理和健康影响因素方面

第一,西藏地区高血压病患病率与前一次调查结果差异不大,但 7 个地市的高血压病患病率差异明显,应加强对林芝市、山南市、日喀则市、昌都市和阿里地区居民的高血压病防治工作。相关卫生部门应针对不同年龄、不同文化程度的患者进行对应的健康宣教,提高患者对高血压病的认知度、依从性,并制订个性化血压调控方案,针对高血压病的患病原因,采取一系列防控措施,如改变生活方式、低盐饮食、戒烟戒酒等。

第二,卫生服务部门应针对糖尿病相关知识开展多种形式的普及工作,加强群众对糖尿病的正确认识,改善人群不良生活习惯,提高群众对相关知识的重视程度。

第三,强化卫生服务机构对糖尿病患者的随访管理,尤其是城镇地区,使随访服务内容、随访服务形式等更加丰富,对随访信息详细准确记录。

第四,农牧区居民的口腔卫生意识仍较薄弱,相关部门应继续加强对农牧区居民的口腔卫生宣教。

第五节　孕产妇及儿童保健方面

第一,还需要进一步加强提高妇女的健康意识、疾病预防等方面的宣教工作。

第二,孕产妇管理有待进一步改善,重点应提高 5 次及以上产前产检的检查率。

第三,在宣传、普及纯母乳喂养,如何正确添加辅食的观念和知识上仍需加强,尤其是在农牧区。

第四,5 岁以下儿童体检率和达标率仍有待提高,应积极开展儿童保健工作的监测和指导,提高儿童家长健康检查意识,保障儿童健康成长。

第六,加强儿童常见病的防治,特别是对急性呼吸道感染的防治,这仍是现阶段儿童保健工作的重点。

第六节　老年人卫生保健方面

第一,加强健康教育,西藏居民的保健意识相对薄弱,应该充分利用现代媒体向群众宣传防病治病知识,多方位、多渠道宣传新的健康观与健康的饮食结构。

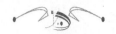

第二,我国老龄化速度加快,老年人健康问题已成为卫生服务体系的主要挑战,应该加大对老年人卫生经费的投入比例,加大对老年人的保障力度。卫生服务体系应以慢性病危险因素预防控制、慢性病的管理和多种慢性疾病联合控制为重点,促进健康老龄化。

第三,医疗机构应根据老年人对健康服务的不同需求,为其提供更为个性化的卫生服务,提高卫生服务利用率。

第二篇　西藏自治区卫生机构现状分析

第十二章 概 述

一、背景

通常,医疗服务被分为供方和需方。医疗服务供方为提供各种医疗服务的机构和组织,需方为使用医疗卫生服务的居民。

国家卫生服务调查工作重点在于了解需方的卫生服务需要、需求和利用的信息,同时,也采集了样本地市和县(区)的部分医院、乡镇卫生院(社区卫生服务中心)等卫生服务机构的信息。西藏医疗卫生服务机构分为五级:自治区级、地市级、县(区)级、乡镇(社区)级、村级。其中后三级通常称为基层医疗卫生机构,一般由县(区)级卫生行政部门直接管理,各级均有医疗服务提供体系(包括藏医服务)和公共卫生服务提供体系。

西藏自治区第六次国家卫生服务调查主要收集了部分县级医院和乡镇卫生院的信息,分析这些数据以及来自"国家卫生统计信息网络直报系统"等方面的相关信息,有助于全面了解西藏卫生服务情况。

二、目的

了解西藏医疗卫生机构资源配置、医疗服务提供、医改进展等情况。

三、调查对象

本次调查对象为样本区县所在辖区内的部分医院、乡镇卫生院和社区卫生服务中心。抽样方法是多阶段分层整群随机抽样,共调查西藏 7 个地市 16 家地市级医院、27 家县级医院、50 家乡镇卫生院、5 家社区卫生服务中心。

四、调查内容

调查内容包括:

(1)样本区县 2017 年基本情况调查:人口情况、财政收入与支出、居民收入、行政区划。

(2)样本区县部分医院 2017 年调查基本情况:医保定点情况,人员数量、年龄构成、学历构成、职称构成、人员引进流失情况,收入、支出情况,服务提供,改革进展。

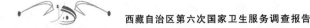

（3）样本区县基层医疗卫生机构 2017 年基本情况：服务人口情况，人员数量及性别、学历、职称构成，人员引进与流失情况，设备与药品配备情况，收入、支出情况，基本医疗及基本公共卫生服务提供情况。

五、研究内容

本部分内容分为六个章节：

第十二章为概述，简要介绍本部分内容的背景、研究对象和研究内容。

第十三章为卫生资源分布和变化，主要描述 2017 年西藏自治区卫生机构、床位、卫生人力的分布情况，以及历年来卫生资源变化情况。

第十四章为卫生机构基本情况，描述被调查样本医疗机构基础设施和固定资产、卫生服务提供情况、基层医疗机构卫生服务半径、基层医疗机构基本药物制度实施情况。

第十五章为卫生人力资源配置现状分析，主要分析被调查地市级及县级医院、乡镇卫生院、社区卫生服务中心等医疗卫生机构卫生人员基本信息、人员分布、队伍结构、人员引进与流失情况。

第十六章为医改进展情况，描述样本地市级医院和县级医院医联体建立、远程医疗、药品零差率、医疗服务价格调整、药品集中采购、医院信息化、薪酬制度以及支付制度等方面的改革情况。

第十七章为主要发现和政策建议。

第十三章 卫生资源分布和变化

本章主要描述历年来西藏自治区卫生机构、床位、卫生人力等资源变化情况,以及2017年西藏自治区卫生的分布情况和财务收支情况。

第一节 医疗卫生机构分布和变化

一、医疗卫生机构数量

1951年5月,西藏和平解放。随后在1952年6月,西藏建立了历史上的第一所综合医院,即昌都市人民医院。截至2017年底,西藏各类卫生机构已经发展到6 832家,其中医院153家,基层医疗卫生机构6 533家,专业公共卫生机构144家。详见表13-1-1。

在医疗机构数量构成中,包括各级各类医院、乡镇卫生院(社区卫生服务中心)、村卫生室以及各级疾病预防控制中心和妇幼保健院。西藏卫生服务机构与行政区划设置呈正相关,即基本上所有的县、乡镇、村都设置了相应级别的医疗服务机构,因此从医疗机构地域分布来看,拥有医疗机构数量排名前三的地市为日喀则市、那曲市和昌都市。从医院的分布来看,拉萨市、日喀则市最多,其次是那曲市、昌都市和林芝市。

截至2017年12月,西藏共有三级综合医院12家,三级医院都是地市级及以上医院,其中拉萨市5家,阿里地区没有三级医院。详见表13-1-2。西藏总共有三级民族医院5家,其中拉萨市1家,日喀则市2家、山南市1家、昌都市1家。

无论是医疗机构、医院,还是基层医疗机构和专业公共卫生机构的数量,阿里地区都是全区最少的。

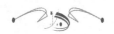

表 13-1-1　2017 年西藏各地市卫生机构数

合计	医院					基层医疗卫生机构							专业公共卫生机构					其他机构		
	小计	综合医院	中西医结合医院	藏医院	专科医院	小计	社区卫生服务中心	社区卫生服务站	乡镇卫生院	村卫生室	门诊部	诊所/卫生所/医务室	小计	疾病预防控制中心	妇幼保健院/所/站	采供血机构	卫生监督所	小计	疗养院	医学在职培训机构
总计 6 832	153	108	1	35	9	6 533	9	3	678	5 324	1	518	144	82	54	5	3	2	1	1
拉萨市 486	28	17	0	2	9	441	9	1	52	193	0	186	15	10	3	1	1	2	1	1
日喀则市 1 972	28	25	0	3	0	1 915	0	2	201	1 652	1	59	29	19	8	1	1	0	0	0
山南市 734	19	17	0	2	0	689	0	0	82	545	0	62	26	13	13	0	0	0	0	0
林芝市 661	21	13	0	8	0	623	0	0	55	490	0	78	17	8	8	1	0	0	0	0
昌都市 1 389	23	15	0	8	0	1 341	0	0	138	1 130	0	73	25	12	12	0	1	0	0	0
那曲市 1 394	24	13	0	11	0	1 348	0	0	113	1 188	0	47	22	12	9	1	0	0	0	0
阿里地区 196	10	8	1	1	0	176	0	0	37	126	0	13	10	8	1	1	0	0	0	0

数据来源：国家卫生统计信息网络直报系统。

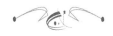

表 13-1-2　　　　　　　　　2017 年西藏各地市医院等级情况分布表

地市	合计	三级				二级				一级					其他
		小计	甲等	乙等	未评	小计	甲等	乙等	未评	小计	甲等	乙等	丙等	未评	
拉萨市	28	5	3	1	1	0	0	0	0	9	7	0	0	2	14
日喀则市	28	2	0	2	0	3	1	2	0	16	16	0	0	0	7
山南市	20	2	1	1	0	1	0	1	0	13	9	0	0	4	4
林芝市	21	2	0	1	1	4	1	3	0	9	5	0	2	2	6
昌都市	20	0	0	0	0	2	2	0	0	16	10	2	0	4	2
那曲市	21	1	0	0	1	0	0	0	0	17	0	0	0	17	2
阿里地区	10	0	0	0	0	2	1	0	1	4	2	0	0	2	4
总计	148	12	4	6	2	13	6	6	1	84	49	2	2	31	39

数据来源:国家卫生统计信息网络直报系统。

二、医疗卫生机构数量变化情况

从有卫生统计资料数据的年份(1958 年)至 2017 年,西藏卫生机构数量有明显增长,其中医院从 8 家发展到了 153 家,乡镇卫生院和公共卫生机构从空白分别发展到 678 家和 144 家。详见表 13-1-3、图 13-1-1。

国家不断加大对西藏卫生服务体系的投入,仅 2017 年上半年,中央和自治区共投入西藏自治区的卫生计生服务体系建设资金 6.3 亿元,比 2016 年同期增长 2.9 亿元。其中,地市级医院 6 个,投资 26 950 万元;12 个县级医院,投资 15 820 万元;6 个地市级妇幼保健院,投资 4 540 万元;林芝市和 42 个县级疾病预防控制中心,投资 10 700 万元;西藏妇产儿童医院 5 000 万元。

表 13-1-3　　　　　　　　　西藏历年卫生机构数量

年份	1958 年	1963 年	1968 年	1973 年	1978 年	1983 年	1988 年	1995 年	2000 年	2005 年	2010 年	2017 年
卫生机构合计	43	168	208	607	855	940	883	1 198	12 37	1 378	1 352	1 508
医院	8	14	91	89	92	96	104	109	105	97	101	153
乡镇卫生院	0	0	7	371	427	423	460	773	705	666	672	678
公共卫生机构	0	0	1	6	14	54	84	114	120	136	136	144

数据来源:国家卫生统计信息网络直报系统。

注:由于 1992、1993、1994 年数据的缺失,因此自 1988 年后直接使用了 1995 年的数据。

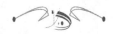

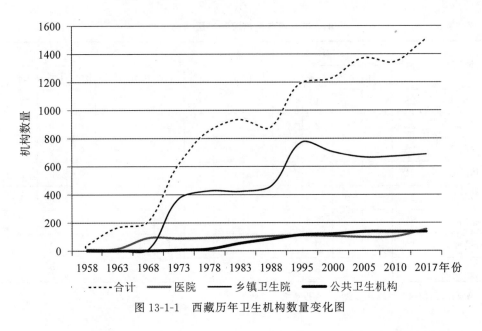

图 13-1-1　西藏历年卫生机构数量变化图

三、民营医院情况

总体上来讲,西藏医疗卫生服务体系以公立医疗卫生机构为主。近年来,随着"新医改"不断推进,非公立医疗机构也发挥着重要的辅助作用。从地域分布来看,拉萨市的非公立医疗机构数量最多;从医院级别来看,民营医院主要集中在"一级"和"未评级"。详见表 13-1-4。

表 13-1-4　　　　　　　　　　西藏民营医院分布情况表

地市	合计	医院级别			按类别分			
		二级医院	一级医院	未评级	综合医院	中西医结合医院	藏医医院	专科医院
总计	38	1	11	26	25	1	4	8
拉萨市	16	0	2	14	7	0	1	8
日喀则市	6	1	0	5	5	0	1	0
山南市	4	0	4	0	4	0	0	0
林芝市	5	0	2	3	5	0	0	0
昌都市	5	0	3	2	3	0	2	0
那曲市	1	0	0	1	1	0	0	0
阿里地区	1	0	0	1	0	1	0	0

数据来源:国家卫生统计信息网络直报系统。

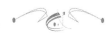

第二节　医疗卫生设施与设备

一、床位数量和分布情况

床位数能够直观反映医疗服务的提供规模。在我国卫生统计中,也将床位数作为一项重要的指标进行统计。

2017年,西藏床位数张数为16 138张,其中医院床位张数为11 854张,基层医疗卫生机构为3 659张。拉萨市拥有床位张数最多,占23.7％;阿里地区最少,占4.8％。详见表13-2-1。

表 13-2-1 　　　　　　　　　　2017年各地市医疗卫生机构床位数

| 地区 | 合计 | 医院 | | | | | 基层医疗卫生机构 | | | | 妇幼保健院/所/站 | 其他机构 |
		小计	综合医院	中西医结合医院	藏医医院	专科医院	小计	社区卫生服务中心	社区卫生服务站	乡镇卫生院		
总计	16 138	11 854	9 178	50	1 911	715	3 659	81	9	3 569	585	40
拉萨市	3 817	3 519	2 426	0	378	715	198	81	6	111	60	40
日喀则市	3 191	1 951	1 686	0	265	0	1 131	0	3	1 128	109	0
山南市	1 491	1 214	1 009	0	205	0	207	0	0	207	70	0
林芝市	1 571	1 149	991	0	158	0	370	0	0	370	52	0
昌都市	2 996	2 218	1 697	0	521	0	615	0	0	615	163	0
那曲市	2 303	1 325	959	0	366	0	884	0	0	884	94	0
阿里地区	769	478	410	50	18	0	254	0	0	254	37	0

数据来源:国家卫生统计信息网络直报系统。

床位张数按城乡分布来看,城市和农牧区分布比较均匀,分别占49.04％和50.96％。按经济类型来看,以公立为主(占82.58％);按主办单位来看,以政府办为主(占82.39％);按管理类别来看,以非营利性为主(占83.35％)。详见表13-2-2。

表13-2-2

2017年西藏各类卫生机构床位数

医疗机构	合计	按城乡分		按经济类型分		按主办单位分			按管理类别分	
		城市	农牧区	公立	非公立	政府办	社会办	个人办	非营利性	营利性
总计	16 138	7 914	8 224	13 326	2 812	13 296	856	1 986	13 451	2 687
一、医院	11 854	7 497	4 357	9 042	2 812	9 026	842	1 986	9 167	2 687
综合医院	9 178	5 298	3 880	7 255	1 923	7 255	310	1 613	7 380	1 798
中西医结合医院	50	0	50	0	50	0	0	50	0	50
藏医医院	1 911	1 484	427	1 599	312	1 583	81	247	1 599	312
专科医院	715	715	0	188	527	188	451	76	188	527
二、基层医疗卫生机构	3 659	90	3 569	3 659	0	3 645	14	0	3 659	0
社区卫生服务中心/站	90	90	0	90	0	90	0	0	90	0
社区卫生服务中心	81	81	0	81	0	81	0	0	81	0
社区卫生服务站	9	9	0	9	0	9	0	0	9	0
乡镇卫生院	3 569	0	3 569	3 569	0	3 555	14	0	3 569	0
三、妇幼保健院/所/站	585	287	298	585	0	585	0	0	585	0
妇幼保健院	314	277	37	314	0	314	0	0	314	0
妇幼保健所/站	271	10	261	271	0	271	0	0	271	0
四、其他卫生机构	40	40	0	40	0	40	0	0	40	0
疗养院	40	40	0	40	0	40	0	0	40	0

数据来源：国家卫生统计信息网络直报系统。

注：①城市包括直辖市辖区和地级市辖区，农村包括县和县级市。②社会办医疗机构包括企业、事业单位、社会团体和其他社会组织办的医疗卫生机构。

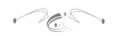

二、床位数量变化情况

同医疗机构数量的变化相似,西藏卫生机构床位数也经历了持续增长的变化。1958年,西藏的卫生机构床位数只有 174 张,到 2017 年增长为 16 138 张。医院的床位张数增长最多,其次为乡镇卫生院。详见图 13-2-1。

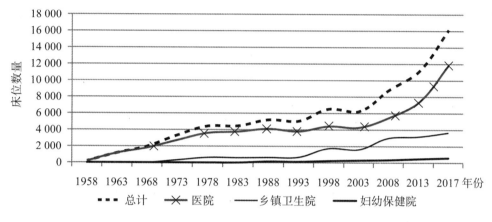

图 13-2-1 西藏各类卫生机构床位数变化图

数据来源:国家卫生统计信息网络直报系统。

考虑到人口数量的增长,我们以每千人口拥有床位数来看医疗卫生机构的床位数变化。1970 年每千人口床位数为 1.41 张,到 2017 年增长到 4.5 张,是之前的 3.19 倍。2017年,西藏每千人口医疗卫生机构床位数增长到 4.5 张,但相比于 2017 年全国每千人口医疗卫生机构床位数的 5.72,邻省青海省的每千人口床位 6.3 张的数据来看,还是存在着一定的差距,详见图 13-2-2。

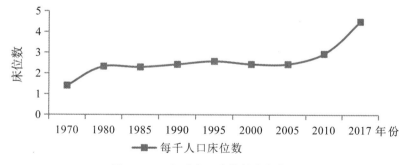

图 13-2-2 每千人口床位数变化情况

数据来源:国家卫生统计信息网络直报系统。

三、床位利用情况

总体来看,西藏 2017 年公立医院的病床使用率高于民营医院;拉萨市和山南市的病

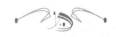

床使用率排在前两位,分别为79.82%、79.17%,阿里地区病床使用率最低,为46.35%。详见表13-2-3。

表 13-2-3 　　　　　　　　　2017 年西藏不同地市床位利用情况

地区	病床工作日/天			病床使用率/%			出院者平均住院日/天		
	合计	公立医院	民营医院	合计	公立医院	民营医院	合计	公立医院	民营医院
合计	263.1	278.0	212.1	72.08	76.16	58.11	8.72	9.90	5.47
拉萨市	291.3	317.0	232.6	79.82	86.85	63.72	9.71	12.22	4.88
日喀则市	266.1	277.9	124.4	72.90	76.13	34.08	10.99	11.56	4.77
昌都市	273.6	309.2	205.3	74.95	84.71	56.25	7.23	7.58	6.42
林芝市	208.0	217.1	190.9	56.98	59.48	52.30	5.80	7.07	4.32
山南市	289.0	294.8	255.3	79.17	80.77	69.95	11.80	13.06	8.21
那曲市	215.4	215.2	362.6	59.01	58.97	99.33	5.57	5.63	1.00
阿里地区	169.2	173.8	130.2	46.35	47.62	35.68	8.64	9.65	4.01

数据来源:国家卫生统计信息网络直报系统。

四、医疗设备

2017 年西藏医疗机构万元以上设备总价值为 404 799 万元,台数为 39 502 台,以医院设备为主,医院在万元以上设备总价值和台数中分别占 90.92%、90.80%。每家医院平均拥有万元以上的设备台数为 234.44 台,拥有价值 1 万～49 万元、50 万～99 万元、100 万元及以上设备分别为 229.87 台、3.01 台和 1.56 台。详见表 13-2-4。

表 13-2-4 　　　　　　　2017 年西藏医疗机构万元以上设备价值及台数

	万元以上设备总价值/万元	万元以上设备台数			
		合计	1 万～49 万元	50 万～99 万元	≥100 万元
总计	404 799	39 502	38 747	505	250
一、医院	368 063	35 869	35 170	461	238
综合医院	209 046	35 223	34 635	374	214
中西医结合医院	1 800	3	3	0	0
藏医医院	150 326	384	286	78	20
专科医院	6 891	259	246	9	4
口腔医院	180	10	8	2	0
心血管病医院	832	64	62	2	0

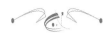

续表

	万元以上设备总价值/万元	万元以上设备台数			
		合计	1万～49万元	50万～99万元	≥100万元
妇产(科)医院	4 589	90	86	3	1
传染病医院	496	77	77	0	0
骨科医院	45	4	4	0	0
美容医院	88	3	2	1	0
其他专科医院	661	11	7	1	3
二、基层医疗卫生机构	16 429	2 635	2 622	11	2
社区卫生服务中心/站	3 682	122	118	3	1
乡镇卫生院	12 747	2 513	2 504	8	1
三、专业公共卫生机构	20 307	998	955	33	10
疾病预防控制中心	8326	463	443	17	3
省属	358	11	8	3	0
省辖市(地区)属	5 748	182	170	9	3
地辖市属	141	8	7	1	0
县属	2 079	262	258	4	0
妇幼保健院/所/站	9 433	215	198	14	3
省辖市(地区)属	8 738	164	148	13	3
县属	695	51	50	1	0
采供血机构	2 494	304	298	2	4
卫生监督所/中心	54	16	16	0	0
省辖市(地区)属	54	16	16	0	0

数据来源：国家卫生统计信息网络直报系统。

近年来，国家不断加大对基层医疗机构的投入，其医疗设备配置也得到逐年改善，基本可以满足当地医疗服务的需要。

五、医疗机构房屋建筑面积

2017年，西藏医疗机构房屋建筑总面积为3 272 284平方米，其中医院用房建筑面积为2 390 940平方米。房屋所有权性质基本为自有产权，租房面积占比为5.15％。详见表13-2-5。

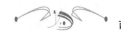

表 13-2-5　　　　　　　　　2017 年西藏医疗机构房屋建筑面积　　　　　　　　单位：平方米

机构分类	合计	房屋建筑面积	业务用房面积	租房面积
总计	3 272 284	3 103 654	2 135 332	168 630
一、医院	2 390 940	2 226 377	1 637 703	164 563
综合医院	2 035 646	1 919 171	1 394 610	116 475
民族医院	246 503	237 585	188 435	8 918
中西医结合医院	8 300	4 500	3 800	3 800
专科医院	100 491	65 121	50 858	35 370
二、基层医疗卫生机构	685 843	685 058	358 511	785
社区卫生服务中心/站	64 411	64 411	48 411	0
乡镇卫生院	419 832	419 047	310 100	785
村卫生室	158 250	158 250	0	0
诊所、卫生所、医务室	43 350	43 350	0	0
三、专业公共卫生机构	170 309	167 027	121 809	3 282
疾病预防控制中心	101 403	99 041	76 657	2 362
妇幼保健院/所/站	58 734	58 234	38 373	500
采供血机构	6 204	5 904	3 914	300
卫生监督所/中心	3 968	3 848	2 865	120
四、其他卫生机构	25 192	25 192	17 309	0

数据来源：国家卫生统计信息网络直报系统。

注：其他卫生机构包括疗养院和医学在职培训机构。

第三节　卫生人力资源

本研究中，卫生人员指在医院、基层医疗卫生机构、专业公共卫生机构及其他医疗机构工作的人员，包括卫生技术人员、其他技术人员、乡村医生、管理人员和工勤技能人员。卫生人力资源是所有卫生资源中最重要的资源。

一、卫生人力资源数量变化

西藏卫生人力总量基本一直处于上升趋势，从 1958 年到 2017 年近 60 年中，卫生人员数从 502 人增加到了 33 478 人，其中注册护士增长幅度相对较小。详见图 13-3-1。

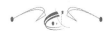

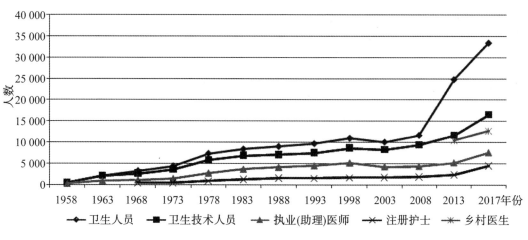

图 13-3-1 西藏卫生人员总量变化情况

数据来源：国家卫生统计信息网络直报系统。

注：2013 年、2017 年卫生人员数量中增加了乡村医生的数量。

二、卫生人力资源结构

同全国的情况基本相同,西藏卫生人员以女性居多,占 65.98%,其中注册护士中,女性高达 95.58%。在年龄结构中,以年轻人为主,25～44 岁年龄段的人数占到 72.01%。在工作年限中,以工龄 20 年以下的居多,占 71.86%。学历以大专和本科为主,分别占 38.20% 和 28.61%。按职称来看,主要集中在中级以下,占 87.13%,其中有 18.22% 未评级。本研究所用卫生统计数据中,缺乏卫生技术人员民族信息,从以往的相关调查数据来看,西藏卫生技术人员以藏族为主,卫生机构级别越低,藏族所占比例越高,村医中藏族比例接近 100.00%。详见表 13-3-1。

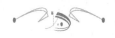

表 13-3-1　　　　　　2017 年西藏卫生人员性别、年龄、学历、职称构成情况　　　　单位：%

| | | 卫生技术人员 | | | | | | 其他技术人员 | 管理人员 |
		小计	执业（助理）医师	注册护士	药师（士）	技师（士）	其他		
按性别分	男	34.02	54.27	4.42	38.06	40.08	41.29	32.16	53.04
	女	65.98	45.73	95.58	61.94	59.92	58.71	67.84	46.96
按年龄分	<25 岁	3.80	0.17	8.07	3.28	4.32	2.92	4.50	1.86
	25～34 岁	44.92	16.92	49.74	52.69	26.72	54.80	51.37	23.98
	35～44 岁	27.09	37.90	23.34	16.72	34.97	25.16	26.34	29.07
	45～54 岁	15.56	29.27	13.93	19.10	24.56	9.42	12.73	26.96
	55～59 岁	4.71	7.37	3.43	4.78	6.88	4.11	3.29	10.81
	≥60 岁	3.92	8.38	1.50	3.43	2.55	3.60	1.76	7.33
按工作年限分	<5 年	17.98	8.79	22.43	19.25	16.31	19.35	22.72	16.15
	5～9 年	30.46	15.16	33.36	37.16	17.49	35.68	33.70	16.77
	10～19 年	23.42	29.10	20.93	16.42	26.13	23.02	19.65	21.49
	20～29 年	17.57	31.16	13.74	15.67	29.27	13.16	14.49	22.48
	≥30 年	10.56	15.79	9.53	11.49	10.81	8.79	9.44	23.11
按学历分	研究生	0.62	2.39	0.06	0.45	0.59	0.21	0.22	1.61
	大学本科	28.61	38.44	16.32	44.93	19.65	30.32	26.23	28.07
	大专	38.20	33.67	43.18	29.10	37.72	38.40	41.27	41.12
	中专及中技	26.59	23.62	37.73	20.45	38.51	21.15	20.09	18.14
	技校	0.27	0.25	0.19	0.30	0.39	0.32	0.33	0.00
	高中及以下	5.70	1.63	2.52	4.78	3.14	9.60	11.86	11.06
按聘任技术职务分	正高	0.32	1.42	0.00	0.00	0.20	0.07	0.66	1.74
	副高	1.71	7.17	0.12	2.24	0.59	0.34	0.77	9.45
	中级	10.83	28.37	8.57	11.79	16.11	4.06	3.84	19.90
	师级/助理	29.37	52.93	27.35	30.90	39.29	19.40	11.75	27.86
	士级	39.54	9.01	55.70	39.40	36.74	43.55	45.66	28.11
	未评级	18.22	1.09	8.26	15.67	7.07	32.58	37.32	12.94

数据来源：国家卫生统计信息网络直报系统。

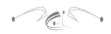

三、卫生人力资源分布

从各类卫生人员的地理分布来看，排在前三位的地市分别为日喀则市、拉萨市和昌都市，卫生人员人数最少是阿里地区，全区医护比为 1.7∶1。详见表 13-3-2。

表 13-3-2 **2017 年西藏各地市卫生人员分布情况**

| 地区 | 合计 | 卫生技术人员 | | | | | | 乡村医生和卫生员 | 其他技术人员 | 管理人员 | 工勤技能人员 |
		小计	执业（助理）医师	注册护士	药师（士）	技师（士）	其他				
总计	33 478	16 575	7 613	4 460	787	892	2 823	12 685	1 149	1 200	1 869
拉萨市	7 693	5 442	2 552	1 779	222	318	571	446	387	491	927
日喀则市	7 933	2 896	1 383	673	123	151	566	4 498	156	179	204
山南市	3 482	1 895	1 007	402	113	105	268	1 277	107	78	125
林芝市	3 234	1 611	808	499	117	87	100	1 253	59	118	193
昌都市	5 540	2 396	836	600	86	127	747	2 593	207	131	213
那曲市	4 521	1 678	770	351	84	78	395	2 315	197	146	185
阿里地区	1 075	657	257	156	42	26	176	303	36	57	22

数据来源：国家卫生统计信息网络直报系统。

第四节 各类卫生机构财务收支情况

2017 年西藏各类机构总收入和总支出中，人民医院的占比都是最大的；医院和乡镇卫生院主要收入来源于医疗收入（事业收入）、财政补助收入，社区卫生服务中心几乎所有收入来源于医疗收入（事业收入），村卫生室主要收入为上级补助收入；医院、社区卫生服务中心、乡镇卫生院的主要支出为医疗业务成本、医疗及公共卫生支出、事业支出，人员经费为其中的重要支出。详见表 13-4-1。

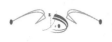

表 13-4-1

2017 年各类卫生机构财政收入与支出情况

机构分类	总计/万元	人民医院	藏医医院	专科医院	社区卫生服务中心/站	乡镇卫生院	村卫生室	门诊部	诊所/卫生所/医务室	疾病预防控制中心	妇幼保健院/所/站	采供血机构	卫生监督所/中心	其他卫生机构
总收入	664 077.5	385 096.5 (58.0%)	67 716.6 (10.2%)	28 888.5 (4.4%)	489.9 (0.1%)	42 913.4 (6.5%)	10 311.9 (1.6%)	130.0 (0.0%)	17 382.6 (2.6%)	49 291.6 (7.4%)	14 447.7 (2.2%)	36 269.1 (5.5%)	9 466.8 (1.4%)	1 027.2 (0.2%)
财政补助收入	243 046.3	131 566.3 (34.2%)	30 056.9 (44.4%)	4 119.4 (14.3%)	0.9 (0.2%)	23 060.1 (53.7%)	—	0.0 (0.0%)	0.0 (0.0%)	43 390.4 (88.0%)	7 595.5 (52.6%)	1 252.1 (3.5%)	1 377.0 (14.5%)	580.4 (56.5%)
上级补助收入	1 0313.6	0.0 (0.0%)	0.0 (0.0%)	0.0 (0.0%)	0.0 (0.0%)	1 639.4 (3.8%)	7 889.7 (76.5%)	0.0 (0.0%)	0.0 (0.0%)	784.5 (1.6%)	0.0 (0.0%)	0.0 (0.0%)	0.0 (0.0%)	0.0 (0.0%)
医疗收入(事业收入)	346 011.9	244 345.1 (63.5%)	35 551.3 (52.5%)	24 742.3 (85.6%)	415.4 (99.8%)	18 019.4 (42.0%)	2 171.5 (21.1%)	130.0 (100.0%)	12 120.4 (69.7%)	597.9 (1.2%)	6 794.3 (47.0%)	17.0 (0.0%)	0.0 (0.0%)	445.3 (43.4%)
总费用(支出)	508 757.6	296 593.2 (58.3%)	64 552.7 (12.7%)	26 100.8 (5.1%)	163.4 (0.0%)	42 260.7 (8.3%)	7 966.2 (1.6%)	80.0 (0.0%)	11 301.5 (2.2%)	43 076.1 (8.5%)	12 262.2 (2.4%)	2 728.2 (0.5%)	1 100.8 (0.2%)	230.4 (0.0%)
医疗业务成本,医疗卫生支出,事业支出及公共卫生支出	302 031.2	194 725.1 (65.7%)	38 690.3 (59.9%)	11 322.9 (43.4%)	163.4 (100.0%)	41 679.0 (98.6%)	—	0.0 (0.0%)	0.0 (0.0%)	4 084.4 (9.5%)	9 881.6 (80.6%)	204.3 (7.5%)	1 055.8 (95.9%)	0.0 (0.0%)
管理费用	55 149.9	41 666.2 (14.0%)	8 175.8 (12.7%)	4 604.3 (17.6%)	0.0 (0.0)	0.0 (0.0%)	—	0.0 (0.0%)	0.0 (0.0%)	0.0 (0.0%)	676.6 (5.5%)	0.0 (0.0%)	0.0 (0.0%)	0.0 (0.0%)
财政项目补助支出	79 727.1	32 280.0 (10.9%)	9 854.3 (15.3%)	1 607.2 (6.2%)	0.0 (0.0%)	103.8 (0.2%)	—	0.0 (0.0%)	0.0 (0.0%)	33 676.3 (78.2%)	940.2 (7.7%)	1 228.1 (45.0%)	0.0 (0.0%)	37.2 (16.1%)
人员经费	213 924.0	121 353.1 (40.9%)	31 731.1 (49.2%)	6 861.9 (26.3%)	0.0 (0.0%)	15 640.5 (37.0%)	6081.5 (76.3%)	74.0 (92.5%)	4 102.2 (36.3%)	19 346.1 (44.9%)	5673.6 (46.3%)	1 859.7 (68.2%)	825.1 (75.0%)	193.2 (83.9%)

数据来源:国家卫生统计信息网络直报系统。

注:其他卫生机构中包含疗养院和医学在职培训机构;数据中未含中西医结合医院数据(因为只有一家)。

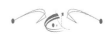

第五节　本章小结

第一,截至 2017 年底,西藏各类卫生机构已经发展到 6 832 家,床位数张数为 16 138 张。

第二,西藏卫生服务机构与行政区划设置正相关,即基本上所有的县、乡镇、村都设置了相应级别的医疗服务机构。因此,从医疗机构地域分布来看,拥有医疗机构最多的前三个地市为日喀则市、那曲市和昌都市,阿里地区的医疗机构数量是全区最少的。

第三,西藏医疗卫生服务体系以公立医疗卫生机构为主,非公立医疗机构占有一定数量,发挥着重要的辅助作用。

第四,西藏卫生人力从 1958 年到 2017 年的近 60 年中,增长明显,达到 33 478 人。从结构上来看,女性居多,以年轻人为主,职称偏低。

第十四章　卫生机构基本情况

本章描述和分析被调查样本医疗机构基础设施和固定资产、卫生服务提供情况、基层医疗机构卫生服务半径、基层医疗机构基本药物制度实施情况。

第一节　调查样本量

本次调查共涉及 98 家各地市不同样本医疗卫生机构,其中包括 16 家地市级医院、27 家县级医院;基层医疗卫生机构共 55 家,包括 5 家社区卫生服务中心和 50 家乡镇卫生院。样本覆盖西藏自治区所有 7 个地市。详见表 14-1-1。

表 14-1-1　　　　　　　　　各地市被调查卫生机构样本量

区域	地市级			县级		基层医疗卫生机构	
	人民医院	藏医院	妇幼保健院	人民医院	藏医院	社区卫生服务中心	乡镇卫生院
拉萨市	—	—	—	1	—	4	5
日喀则市	1	1	1	6	1	1	12
山南市	1	1	1	3	—	0	6
林芝市	1	1	—	2	2	0	5
昌都市	1	1	1	5	2	0	11
那曲市	1	—	1	2	1	0	6
阿里地区	1	1	1	2	—	0	5
合计	6	5	5	21	6	5	50

注:"—"代表在该地市没有抽取样本。

第二节　医院基本情况

一、急诊和重症监护室床位

被调查地市级人民医院急诊床位和重症监护室(intensive care unit，ICU)床位最多，地市级妇幼保健院急诊床位数均数只有 1.4 张。详见表 14-2-1。

表 14-2-1　　　　　　　　　　　被调查医院急诊及 ICU 床位数量

指标	地市级						县级			
	人民医院		藏医院		妇幼保健院		人民医院		藏医院	
	均数	中位数	均数	中位数	均数	中位数	均数	中位数	均数	中位数
急诊床位数	9.5	9.0	2.4	0.0	1.4	0.0	3.9	3.0	2.2	1.0
医院 ICU 床位数	7.8	8.5	1.2	0.0	0.0	0.0	0.8	0.0	1.0	1.0

二、医疗服务量

(一)地市级医院

1. 诊疗数量

被调查地市级人民医院总诊疗人次、门诊人次、急诊人次、出院人次等均高于地市级藏医院和妇幼保健院，说明地市级人民医院承担的医疗、急救、保健等服务工作任务相对较重。其与 2013 年相比，2018 年被调查地市级人民医院、地市级藏医院医疗服务量有大幅增加；地市级妇保院总诊疗人次和门诊人次有所下降，急诊人次增加接近两倍。被调查的 5 家地市级藏医院中，那曲市藏医院未开展急诊业务；由于基建设施不完备，昌都市妇保院和阿里地区妇保院尚未开展住院业务。

本次调查新增加了电子计算机断层扫描(computer tomography，CT)检查人次数、磁共振成像(magnetic resonance imaging，MRI)检查人次数 2 项指标。所有地市级人民医院均开展了 CT 检查业务，林芝市藏医院和阿里地区藏医院以及所有地市级妇保院未开展此项业务。在被调查医院中只有 3 家医院开展 MRI 检查业务，分别为日喀则市藏医院、日喀则市人民医院和林芝市人民医院。详见表 14-2-2。

表 14-2-2   被调查地市级医院卫生服务提供情况

指标	人民医院		藏医院		妇幼保健院	
	2018 年	2013 年	2018 年	2013 年	2018 年	2013 年
总诊疗人次	113 839.5	10 4674.7	78 849.2	57 245.3	9 079.6	12 683.2
门诊人次	98 444.3	76 941.9	65 758.6	54 843.2	7 527.0	12 254.4
急诊人次	15 196.3	12 636.6	3 709.8	1 177.2	1 185.8	428.8
门急诊 CT 检查人次	305.5	—	502.5	—	0	—
门急诊 MRI 检查人次	143.3	—	207.3	—	0	—
出院人次	7 729.0	5 549.1	2 956.2	140.3	720.0	258.2
住院 CT 检查人次	464.0	—	358.0	—	0	—
住院 MRI 检查人次	86.7	—	129.3	—	0	—

注:数据为均值,"—"代表 2013 年无相关的数据。

2. 转诊情况

"双向转诊"通常以医院的等级为基础,将转诊的情况分为横向转诊和纵向转诊两种情况,横向转诊是同级别专科、专长医院间转诊;纵向转诊包括正向转诊和逆向转诊,正向转诊是指由下级卫生机构(可以是社区卫生服务中心或者乡镇卫生院)向上级医院逐级转诊,逆向转诊是指由上级医院向下级(社区)医院转诊。

本次调查衡量正向转诊的指标包括"基层医疗卫生机构向本医院转诊的门诊患者数量""本医院转往上级医院的门诊患者数量""基层医疗卫生机构向本医院转诊的住院患者数量""本医院转往上级医院的住院患者数量"的四个方面。衡量逆向转诊情况的指标包括"本医院转往基层医疗卫生机构门诊患者数量""上级医院向本医院转诊的门诊患者数量""上级医院向本医院转诊的住院患者数量"三个方面。

被调查地市级人民医院的"本医院转往基层医疗卫生机构门诊患者数量""上级医院向本医院转诊的门诊患者数量""基层医疗卫生机构向本医院转诊的住院患者数量""本医院转往上级医院的住院患者数量"均为最多,分别是 321.6 人次、166.7 人次、2 523.7 人次、562.2 人次;地市级妇幼保健院转往上级妇幼保健院的门诊患者数量最多,为 1 359.8人次,说明地市级妇幼保健卫生服务力量较薄弱。在双向转诊"上级医院向本医院转诊的住院患者数量"上,地市级藏医院转诊人次最多。详见表 14-2-3。

表 14-2-3　　　　　　　　　　　　被调查地市级医院双向转诊情况

	指　标	人民医院	藏医院	妇幼保健院
正向转诊	基层医疗卫生机构向本医院转诊的门诊患者数量	1 029.8	1 250.0	83.5
	本医院转往上级医院的门诊患者数量	666.0	132.0	1 359.8
	基层医疗卫生机构向本医院转诊的住院患者数量	2 523.7	1 239.8	9.8
	本医院转往上级医院的住院患者数量	562.2	116.4	1.3
逆向转诊	本医院转往基层医疗卫生机构门诊患者数量	321.6	24.0	0.0
	上级医院向本医院转诊的门诊患者数量	166.7	68.0	25.4
	上级医院向本医院转诊的住院患者数量	0.0	44.0	0.0

注:数据均为均值。

(二)县级医院

1. 诊疗数量

总体来看,县级人民医院的卫生服务提供量远高于县级藏医院。被调查县级人民医院和藏医院 2017 年总诊疗人次分别为 27 796.0 人次、10 733.2 人次。相比 2013 年调查数据,县级人民医院的总诊疗人次有所增加,而县级藏医院诊疗量大幅下降。

被调查 27 家县级医院中,只有 4 家人民医院开展了 CT 检查业务,分别是日喀则市 2 家,拉萨市 1 家,昌都市 1 家,县级藏医院均未开展此项业务。县级医院均未配备 MRI 设备。详见表 14-2-4。

表 14-2-4　　　　　　　县级医疗卫生机构卫生服务提供情况

指标	人民医院		藏医院	
	2018 年	2013 年	2018 年	2013 年
总诊疗人次	27 796.0	23 243.9	10 733.2	38 457.7
门诊人次	25 514.2	21 750.3	10 660.5	37 552.3
急诊人次	1 869.3	1 247.2	40.8	192.7
门急诊 CT 检查人次	68.8	—	0	—
出院人次	1 116.9	661.0	761.3	0.0
住院 CT 检查人次	81.1	—	0	—

注:数据均为均值,"—"代表 2013 年无相关的数据。

2. 转诊情况

被调查县级人民医院所有正向转诊数均远高于县级藏医院,尤其是"基层医疗卫生机构向本医院转诊的门诊患者数量"是藏医院的 17.9 倍。在逆向转诊方面,县级藏医院没有"上级医院向本医院转诊的门诊患者"。详见表 14-2-5。

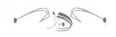

表 14-2-5 被调查县级医院双向转诊情况

	指　标	人民医院	藏医院
正向转诊	基层医疗卫生机构向本医院转诊的门诊患者数量	2 516.5	140.3
	本医院转往上级医院的门诊患者数量	450.8	89.2
	基层医疗卫生机构向本医院转诊的住院患者数量	490.7	18.0
	本医院转往上级医院的住院患者数量	405.0	47.7
逆向转诊	本医院转往基层医疗卫生机构门诊患者数量	7.1	7.8
	上级医院向本医院转诊的门诊患者数量	8.3	0.0
	上级医院向本医院转诊的住院患者数量	2.0	0.5

注:数据为均值。

第三节　基层医疗卫生机构

一、基础设施与设备

(一)业务用房面积

本次调查基层医疗机构共有 5 家社区卫生服务中心和 50 家乡镇卫生院。其中,社区卫生服务中心业务用房面积(1 499.0 平方米)远大于乡镇卫生院业务用房的面积(635.8 平方米),均比全国公办政府基层医疗机构业务用房占地面积(82.8 平方米)要高。医疗卫生机构业务用房面积包括自有产权(政府或集体免费提供)面积和非自有产权(租赁)面积,被调查乡镇卫生院业务用房以自有产权为主(628.6 平方米),社区卫生服务中心的业务用房均为政府或者集体免费提供。详见表 14-3-1。

表 14-3-1 被调查基础医疗卫生机构业务用房面积及设备配备情况 单位:平方米

指标	社区卫生服务中心	乡镇卫生院
业务用房面积	1 499.0	635.8
自有产权面积	1 499.0	628.6
非自有产权面积	0.0	7.2

注:表中数据为均值。

(二)设施配备

在设备配备方面,被调查的 5 家社区卫生服务中心中有 3 家配备了数字 X 线成像

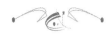

(digital radiology,DR)机,占 60.0%;被调查的 50 家乡镇卫生院中,有 6 家配有 DR 机, 占 12.0%。所有被调查社区卫生服务中心和乡镇卫生院均未配备 CT 机。

二、卫生服务提供情况

本次卫生服务调查,对乡镇卫生院和社区卫生服务中心进行了基本医疗和基本公共卫生两个部分的调查。

(一)基本医疗

基本医疗调查内容为出院人次数和手术人次数。被调查 55 家基层医疗机构中,有 21 家乡镇卫生院提供住院服务,其中有 18 家提供接生服务。所有社区卫生服务中心均没有住院患者,亦不提供接生服务。在被调查社区卫生服务中心手术人次数高于乡镇卫生院。详见表 14-3-2。

表 14-3-2　　　　　　　被调查基层医疗卫生机构基本医疗服务提供情况

指标	社区卫生服务中心	乡镇卫生院
出院人次数	0	35.0
分娩人数	0	18.9
手术人次数	13.7	3.3

注:表中数据为均值。

(二)基本公共卫生

除了基本医疗服务,基层医疗卫生机构还承担着预防、保健、康复、健康教育和计生指导等方面的公共卫生服务工作。详见表 14-3-3。

1. 家庭医生签约情况

家庭医生签约服务可以有效提高社区卫生服务的连续性。被调查社区卫生服务中心、乡镇卫生院签约服务的平均人数分别为 9 187.4 人、1 722.8 人,其中乡镇卫生院有偿签约人数所占比例为 12.0%。

2. 儿童保健管理

整体来讲,被调查社区卫生服务中心的儿童免疫接种、儿童保健等管理人数远高于乡镇卫生院,这可能与城市人口密集有关。

3. 孕产妇保健管理

与儿童保健情况相同,在孕产妇保健管理数量方面,被调查社区卫生服务中心远高于乡镇卫生院。

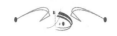

4. 老年人健康管理

被调查社区卫生服务中心和乡镇卫生院 65 岁以上老年人健康体检分别为 515.0 人次和 322.5 人次。

5. 高血压病患者管理

被调查乡镇卫生院高血压病有效控制率(58.4%)高于社区卫生服务中心(40.6%)。

6. 糖尿病患者管理

2 型糖尿病患者有效管理率,乡镇卫生院达到 91.3%,远高于社区卫生服务中心(46.2%)。

7. 严重精神病患者管理

被调查社区卫生服务中心严重精神障碍患者有效控制率为 71.1%,高于乡镇卫生院的 53.2%。

表 14-3-3　　　　　　　基层医疗卫生机构基本公共卫生服务提供情况

指　　标		社区服务中心	乡镇卫生院
签约服务人数		9 187.4	1 722.8
其中:有偿签约人数		0.0	206.0
儿童保健管理	7 岁以下儿童国家免疫规划疫苗常规预防接种人次数	6 649.0	884.2
	7 岁以下儿童二类疫苗接种人次数	1 070.7	79.5
	7 岁以下儿童保健人次数	1 436.0	719.5
	3 岁以下儿童保健人次数	919.8	378.4
孕产妇保健管理	产前检查人次数	598.3	103.2
	产后访视人次数	846.5	76.9
老年人健康管理	65 岁及以上老年人健康体检人次数	515.0	322.5
高血压病患者管理	高血压病患者规范管理人数	667.8	207.6
	血压得到有效控制的患者人数	271.0	121.2
糖尿病患者管理	2 型糖尿病患者规范健康管理人数	80.8	4.6
	血糖得到有效控制的患者人数	37.3	4.2
严重精神病患者管理	严重精神障碍患者规范管理人数	17.3	6.2
	病情得到有效控制的患者人数	12.3	3.3

注:表中数据为均值。

(三)健康教育

健康教育是指在调查研究的基础上,通过健康信息传播等干预方法,使个人或人群自觉地采纳有利于健康的行为和生活方式来加强健康教育,避免或减少个人或人群暴露

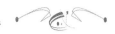

在危险因素下,从而实现疾病预防和治疗康复,提高居民的健康水平。健康教育可帮助人们改善与健康相关的行为。

整体来说,被调查社区卫生服务中心的健康教育服务提供数量远高于乡镇卫生院。社区卫生服务中心"发放健康教育印刷材料的数量"是乡镇卫生院的 3.4 倍,"播放健康教育音像资料的次数"是乡镇卫生院的 23.1 倍,"健康教育宣传栏更新次数"是乡镇卫生院的 5.0 倍,"举办健康教育讲座和健康教育咨询活动次数"是乡镇卫生院的 2.0 倍。详见表 14-3-4。

表 14-3-4　　　　　　　　被调查基层医疗卫生机构健康教育服务提供情况

指　标	社区卫生服务中心	乡镇卫生院
发放健康教育印刷材料的数量	12 030.8	3 508.5
播放健康教育音像资料的次数	959.3	41.6
健康教育宣传栏更新次数	34.5	6.9
举办健康教育讲座和健康教育咨询活动次数	52.5	26.3

注:表格中的数据均为均值。

(四)公共卫生事件报告及卫生监督协管

被调查社区卫生服务中心在公共卫生事件报告及卫生监督协管方面服务量远比乡镇卫生院高。社区卫生服务中心"传染病报告例数"是乡镇卫生院的 4.7 倍,"年内卫生监督协管信息报告例数"是乡镇卫生院的 1.6 倍,"为育龄人群免费提供避孕药具数量"是乡镇卫生院的 10.5 倍。详见表 14-3-5。

表 14-3-5　　　被调查基层医疗卫生机构公共卫生事件报告及卫生监督协管情况

指　标	社区卫生服务中心	乡镇卫生院
传染病报告例数	34.0	7.3
年内卫生监督协管信息报告例数	14.0	8.5
为育龄人群免费提供避孕药具数量	1 741.0	166.2

注:表格中的数据均为均值。

(五)重大公共卫生服务

被调查社区卫生服务中心在结核病全程督导、艾滋病快速检查、叶酸服用、乳腺癌筛查、宫颈癌筛查方面做的工作比乡镇卫生院充足,如每个社区卫生服务中心做艾滋病快速检查的人数平均为 187.4 人次,每个乡镇卫生院只有 9.5 人次做相应检查。详见表 14-3-6。

表 14-3-6   基层医疗卫生机构重大公共卫生服务情况

指　标	社区卫生服务中心	乡镇卫生院
结核病患者全程督导化疗人数	8.4	4.4
艾滋病患者管理人数	0.0	0.2
艾滋病快速检查人次	187.4	9.5
叶酸服用人数	223.3	103.9
乳腺癌筛查人数	403.5	145.6
宫颈癌筛查人数	726.0	203.4

注:表格中的数据均为均值。

三、卫生服务半径

被调查日喀则市基层医疗机构服务辖区内行政村(居委会)数量(21.3 个)最多,阿里地区(5.2 个)最少。

从被调查基层医疗机构至最远的行政村(居委会)之间的距离来看,拉萨市(8.0 千米)最短,阿里地区(110.4 千米)最长;从乘坐常用交通工具到最远行政村(居委会)所需要的时间来看,拉萨市(17.6 分钟)最短,阿里地区(117.0 分钟)则最长,那曲市(95.0 分钟)为第二长。可见阿里地区、那曲市卫生服务半径相对较大,需要耗时较多。详见表14-3-7。

表 14-3-7   被调查基层医疗机构至最远行政村(居委会)之间的距离与时间

指标	拉萨市	日喀则市	山南市	林芝市	昌都市	那曲市	阿里地区
服务辖区内行政村(居委会)数量	7.9	21.3	14.8	14.4	12.4	13.7	5.2
到最远的行政村或居委会的距离/千米	8.0	34.2	25.0	25.2	32.6	56.7	110.4
采用常用交通工具到最远行政村/居委会所需时间/分钟	17.6	59.5	41.2	34.4	72.7	95.0	117.0

注:表格中的数据均为均值。

四、药品配备与使用情况

(一)基本药物配备情况

调查结果显示,2018 年被调查基层医疗机构配备的基本药物品种数为 141.6 个,与2013 年相比,减少了 20.4 种。相比于 2013 年,各类药品种数都有所下降,其中化学药品

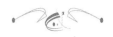

从 2013 年的 117.0 种减少到 95.9 种,减少了 21.1 种,减少品种较多;而中成药的品种数减少了 2.4 种。详见表 14-3-8。

表 14-3-8 被调查基层医疗机构基本药物配备情况

指标	2018 年	2013 年
现配备的药物品种数	157.6	169.0
基本药物品种数	141.6	162.0
化学药品	95.9	117.0
中成药	40.6	43.0

(二)药品使用情况

调查结果显示,2018 年,被调查乡镇卫生院药品销售总额平均达到 94.9 万元,其中基本药物销售额占 87.5 万元,占药品销售总额的 92.2%。其与 2013 年相比,药品销售总额增长了 70.5 万元,基本药物销售额增长了 64.5 万元。本数据说明,近 5 年我区基层医疗卫生机构药品销售额呈直线上升趋势。详见表 14-3-9。

表 14-3-9 被调查基层卫生机构药品使用情况 单位:万元

	2018 年	2013 年
药品销售总额	94.9	24.4
基药销售额	87.5	23.0

(三)药品零差率制度实施及补偿情况

零差率是指所有药品医院不再收取"差价",取消药品的批零差价。2011 年 5 月 1 日起,全区所有基层医疗机构实现了取消药品加成,一律按采购配送价格实行"零差率"销售的目标,享受政策的人口达 250 万。

自治区财政厅于 2010 年 3 月制定出台《西藏自治区实施国家基本药物制度财政补贴办法》,确定财政补助实行自治区与地市、县分级负担的办法,按 8∶1∶1 比例承担补助经费,并分别于 2010 年 7 月和 2011 年 2 月为西藏自治区第一、二批实施国家基本药物制度的 5 个地市、432 个基层医疗机构发放实施国家基本药物制度财政补贴资金共计 570.6 万元。

被调查基层医疗卫生机构药物零差率补偿方式中,以财政补贴为主,占 65.7%。详见表 14-3-10。

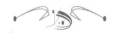

表 14-3-10　　　　　　　被调查基层卫生机构药品零差率补偿方式构成比　　　　　　单位:%

医疗机构	财政专项补贴	医保报销	收支两条管理	服务价格调整	其他
乡镇卫生院	65.7	17.3	8.4	1.8	6.8

第四节　本章小结

第一,各级医院急诊床位数量及 ICU 床位数量较少,基层医疗机构 DR 机较少。

第二,地市级人民医院医疗服务量最多,地市级人民医院和藏医院总诊疗人次明显增加。

第三,地市级妇保院医疗服务量有所下降,基础设施持续改善中。

第四,县级人民医院医疗服务量远高于县级藏医院。

第五,双向转诊政策执行比较理想,正向转诊数量高于逆向转诊。

第六,阿里地区、那曲市基层医疗机构卫生服务半径大。

第七,基层医疗机构基本药物配备数量减少,使用量增加,药品零差率补偿以财政专项补贴为主。

第十五章　卫生人力资源配置现状分析

本章主要描述被调查地市级及县级医院、乡镇卫生院、社区卫生服务中心等医疗卫生机构卫生人员基本信息、人员分布、队伍结构、人员引进与流失情况。

第一节　卫生技术人员存量

不论是在地市级还是在县级,人民医院在岗人员数都是最多的,这也印证了人民医院规模更大、设备更齐全,需要的相应卫生技术人员比较多。数据显示,除了妇幼保健院,所有被调查机构在编人员数与在岗工作人员数之比都低于 65%,说明各个机构卫生人力缺编情况较为严重。详见表 15-1-1。

表 15-1-1　　　　　　　　　　　**样本卫生机构在岗人员情况表**

	地市级			县级		社区卫生服务中心	乡镇卫生院
	人民医院	藏医院	妇幼保健院	人民医院	藏医院		
在岗工作人数	427.3	223.8	59.2	79.1	25.7	26.6	9.3
在编人员数	264.0 (61.8%)	98.4 (44.0%)	45.2 (76.4%)	51.1 (64.6%)	12.8 (49.8%)	15.2 (57.1%)	4.4 (47.3%)
合同聘用制人员数	90.7 (21.2%)	90.6 (40.5%)	4.2 (7.1%)	16.3 (20.6%)	7.5 (29.2%)	4.1 (15.4%)	2.3 (24.7%)
返聘人员数	2.8 (0.7%)	6.0 (2.7%)	2.6 (4.4%)	0.2 (0.3%)	0.2 (0.8%)	1.5 (5.6%)	0.2 (2.2%)
其他临时人员数	69.8 (16.3%)	28.8 (12.9%)	7.2 (12.2%)	11.5 (14.5%)	5.2 (20.2%)	5.8 (21.8%)	2.4 (25.8%)

注:数据均为均值。

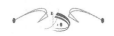

第二节　执业医师队伍结构

一、地市级医院

（一）性别构成

从性别构成来看，在执业医师中，人民医院和妇幼保健院的女性多于男性，男女比例分别为 1∶1.2 和 1∶1.7，藏医院男性多于女性（1∶0.8）。地市级人民医院执业医师女性占地市级卫生人员总数的 54.9％，低于全国平均水平（71.0％）。其与 2013 年相比，人民医院和妇保院男女比例有所接近，藏医院男女比例基本不变。妇幼保健院中，执业医师女性占总人数的 62.5％，低于全国总体水平（83.6％）。妇保院作为妇女和儿童的专科医院，儿科执业医师平均也只有 3.2 个。藏医院在岗人数不及人民医院。详见表 15-2-1。

表 15-2-1　　　　　　　　样本卫生机构在岗执业医师人员平均数及占比

	人民医院		藏医院		妇幼保健院	
	2018 年	2013 年	2018 年	2013 年	2018 年	2013 年
儿科执业医师人数	8.3 (4.7％)	—	1.4 (1.4％)	—	3.2 (16.7％)	—
执业医师男性人数	79.0 (45.1％)	78.7 (37.4％)	56.0 (54.4％)	51.5 (54.4％)	7.2 (37.5％)	5 (14.7％)
执业医师女性人数	96.3 (54.9％)	131.6 (62.6％)	47.0 (45.6％)	43.2 (45.6％)	12 (62.5％)	29 (85.3％)
执业医师男女比例	1∶1.2	1∶1.7	1∶0.8	1∶0.8	1∶1.7	1∶5.8

注：数据为均值，其中"—"代表无相关数据。2013 年数据为医疗卫生机构卫生人员数据，没有相关执业医师数据。

（二）年龄构成

从年龄来看，被调查地区人民医院执业医师 34 岁及以下的占 52.7％，35～44 岁占 31.3％，45 岁及以上占 15.9％，显示执业医师呈年轻化，与全国总体水平相当。而妇幼保健院 35～44 岁年龄段的占 37.5％，35 岁以下所占的比例为 32.3％，低于全国妇幼保健院总体水平。其与 2013 年相比，人民医院 25 岁以下和 25～34 岁年龄段的所占比例增大，藏医院 25～34 岁和 35～44 岁年龄段比例增加，妇保院 25～34 岁和 45～54 岁年龄段所占比例增加。详见表 15-2-2。

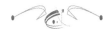

表 15-2-2　　　　　样本卫生机构执业医师年龄构成人员平均数及占比

年龄组/岁	人民医院		藏医院		妇幼保健院	
	2018 年	2013 年	2018 年	2013 年	2018 年	2013 年
<25	23.7 (13.5%)	17.4 (8.3%)	1.3 (1.3%)	11.5 (12.1%)	0.2 (1.0%)	1.8 (5.3%)
25～34	68.8 (39.2%)	66.4 (31.6%)	46.6 (45.1%)	35.3 (37.3%)	6.0 (31.3%)	9.8 (28.8%)
35～44	54.8 (31.3%)	63.7 (30.3%)	39.0 (37.8%)	22.5 (23.8%)	7.2 (37.5%)	14.8 (43.5%)
45～54	25.5 (14.5%)	43.0 (20.5%)	14.4 (13.9%)	19.5 (20.6%)	5.6 (29.2%)	6.6 (19.4%)
55～59	2.3 (1.3%)	17.4 (8.3%)	1.8 (1.7%)	5.2 (5.5%)	0.2 (1.0%)	0.8 (2.4%)
≥60	0.2 (0.1%)	2.3 (1.1%)	0.2 (0.2%)	0.7 (0.7%)	0.0 (0.0%)	0.2 (0.6%)

注:数据为均值,其中"—"代表无相关数据。2013 年数据为医疗卫生机构卫生人员数据,没有相关执业医师数据。

(三)学历构成

被调查地市级人民医院、藏医院和妇幼保健院执业医师以大学本科学历的人员居多,分别占总人数的 51.1%、47.2%和 41.0%,这说明西藏地市级医院卫生人员中,本科学历卫生人员已经是卫生技术队伍的主体。在地市级医院中,具有研究生学历的卫生人员仅有 71 人,占总数的 4.3%,低于全国平均水平(5.4%);高中及以下学历的比例为 5.7%,明显高于全国平均水平(2.1%)。详见表 15-2-3。

数据与 2013 年相比,研究生、大学本科学历所占比例明显增加,中专、高中及以下学历人员所占比例普遍明显降低。值得注意的是,近 5 年,妇保院一直没有研究生学历的卫生技术人员,高层次人才极度缺乏加上妇幼保健院系统人员年龄普遍偏大,均提示西藏自治区卫生系统应加大妇保专业人才的培养和引进力度。由此说明,西藏卫生技术人员的学历层次有不断提高的趋势,但整体的学历层次仍较低。

表 15-2-3　　　　　样本卫生机构执业医师学历构成人员平均数及占比

学历分类	人民医院		藏医院		妇幼保健院	
	2018 年	2013 年	2018 年	2013 年	2018 年	2013 年
研究生	9.8 (5.6%)	4.3 (2.0%)	2.4 (2.3%)	1.2 (1.3%)	0.0 (0.0%)	0.0 (0.0%)

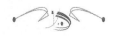

续表

学历分类	人民医院		藏医院		妇幼保健院	
	2018 年	2013 年	2018 年	2013 年	2018 年	2013 年
大学本科	89.7 (51.1%)	56.0 (27.0%)	48.6 (47.2%)	24.3 (25.7%)	5.0 (41.0%)	4.2 (12.4%)
大专	35.2 (20.1%)	74.0 (35.2%)	29.4 (28.5%)	22.5 (23.8%)	4.0 (32.8%)	14.4 (42.4%)
中专	25.0 (14.3%)	62.6 (29.8%)	22.6 (21.9%)	32.7 (34.5%)	3.0 (24.6%)	12.6 (37.1%)
高中及以下	15.7 (8.9%)	12.7 (6.1%)	0.0 (0.0%)	14.0 (14.8%)	0.2 (1.6%)	2.8 (8.2%)

注:数据为均值,其中"—"代表无相关数据。2013 年数据为医疗卫生机构卫生人员数据,没有相关执业医师数据。

(四)职称构成

调查结果显示,在西藏医疗机构执业医师中,具有副高级及以上职称的人员占整个地市级医院执业医师的 9.1%,中级职称占 29.8%,师级(助理)占 36.3%。地市级医院副高级及以上职称所占比例与全国平均水平(9.7%)基本持平。地市级人民医院职称不详的有 65 人,占整个人民医院执业医师人数的 6.2%。详见表 15-2-4。

表 15-2-4　　　　样本卫生机构执业医师职称构成人员平均数及占比

职称级别	人民医院		藏医院		妇幼保健院	
	2018 年	2013 年	2018 年	2013 年	2018 年	2013 年
副高级及以上	11.8 (6.7%)	7.7 (3.7%)	15.4 (15.0%)	8.5 (9.0%)	1.0 (9.1%)	0.4 (1.2%)
中级	43.8 (25.0%)	69.0 (32.8%)	39.4 (38.3%)	29.7 (31.4%)	4.0 (36.4%)	7.0 (20.6%)
师级(助理)	68.5 (39.1%)	84.0 (39.9%)	33.0 (32.0%)	33.8 (35.7%)	3.0 (27.3%)	17.6 (51.8%)
士级	40.3 (23.0%)	44.3 (21.1%)	15.2 (14.8%)	14.7 (15.5%)	3.0 (27.3%)	9.0 (26.5%)
不详	10.8 (6.2%)	5.3 (2.5%)	0.0 (0.0%)	8.0 (8.4%)	0.0 (0.0%)	0.0 (0.0%)

注:数据为均值,其中"—"代表无相关数据。2013 年数据为医疗卫生机构卫生人员数据,没有相关执业医师数据。

二、县级医院

(一)性别构成

被调查县级人民医院的女性多于男性,男女比例为 1:1.5;藏医院男性多于女性

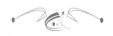

（1∶0.9）。县级人民医院执业医师女性占卫生人员总数的 59.5％,低于全国平均水平（71.0％）。其与 2013 年相比,人民医院执业医师男女比例差距缩小,藏医院男女比例基本不变。详见表 15-2-5。

表 15-2-5　　　　　　　　样本卫生机构执业医师人员平均数及占比

	人民医院		藏医院	
	2018 年	2013 年	2018 年	2013 年
儿童执业医师数	1.5(7.5％)	—	0.3(2.4％)	—
执业医师男性人数及占比	8.1(40.5％)	13.8(33.1％)	6.7(53.6％)	7.7(55.0％)
执业医师女性人数及占比	11.9(59.5％)	27.9(66.9％)	5.8(46.4％)	6.3(45.0％)
执业医师男女比例	1∶1.5	1∶2.0	1∶0.9	1∶0.8

注:数据为均值,其中"—"代表无相关数据。2013 年数据为医疗卫生机构卫生人员数据,没有相关执业医师数据。

（二）年龄构成

从年龄来看,被调查县级人民医院、藏医院执业医师以 34 岁及以下为主,分别占 64.9％和 65.6％,35～44 岁分别占 24.3％和 22.4％,45 岁及以上占 10.9％和 12.0％。其与 2013 年相比,县级人民医院 25～34 岁年龄段的所占比例增大,藏医院 25～34 岁和 35～44 岁年龄段比例增加。详见表 15-2-6。

表 15-2-6　　　　　　　　样本卫生机构执业医师年龄构成人员平均数及占比

年龄组/岁	人民医院		藏医院	
	2018 年	2013 年	2018 年	2013 年
<25	2.0(9.9％)	5.4(12.9％)	0.2(1.6％)	2.3(16.4％)
25～34	11.1(55.0％)	20.1(48.2％)	8.0(64.0％)	6.7(47.9％)
35～44	4.9(24.3％)	11.5(27.6％)	2.8(22.4％)	1.7(12.1％)
45～54	1.9(9.4％)	3.2(7.7％)	1.5(12.0％)	2.7(19.3％)
55～59	0.2(1.0％)	1.3(3.1％)	0.0(0.0％)	0.3(2.1％)
≥60	0.1(0.5％)	0.2(0.5％)	0.0(0.0％)	0.3(2.1％)

注:数据为均值,其中"—"代表无相关数据。2013 年数据为医疗卫生机构卫生人员数据,没有相关执业医师数据。

（三）学历构成

县级人民医院和藏医院的执业医师以大学本科学历的人员居多,占总人数的 52.2％和 64.0％。在县级医院中,具有研究生学历的有 71 人,占县级医院总数的 6.3％,高于全国平均水平（5.4％）;高中及以下的学历的比例为 2.4％,几乎与全国平均水平持平（2.1％）。其与 2013 年相比,县级医院研究生和大学本科学历比例明显增加,中专、高中及以下所占比例明显降低。由此可见,西藏卫生技术人员的学历层次有不断提高的趋势,但整体的学历层次还是较低。详见表 15-2-7。

表 15-2-7　　　　样本卫生机构执业医师学历构成人员平均数及占比

分类	人民医院		藏医院	
	2018 年	2013 年	2018 年	2013 年
研究生	1.3(6.5%)	0.1(0.2%)	0.7(5.6%)	0.0(0.0%)
大学本科	10.5(52.2%)	9.5(22.7%)	8.0(64.0%)	3.7(26.2%)
大专	6.8(33.8%)	18.3(43.8%)	2.0(16.0%)	4.7(33.3%)
中专	0.9(4.5%)	9.0(21.5%)	1.8(14.4%)	3.0(21.3%)
高中及以下	0.6(3.0%)	4.9(11.7%)	0.0(0.0%)	2.7(19.1%)

注:数据为均值,其中"—"代表无相关数据。2013 年数据为医疗卫生机构卫生人员数据,没有相关执业医师数据。

(四)职称构成

调查结果显示,在西藏县级医院执业医师中,具有副高级及以上职称的人员占整个县级医院执业医师的 11.3%,相比 2013 年有所提高;中级占 24.2%,师级(助理)占 38.0%。详见表 15-2-8。

表 15-2-8　　　　样本卫生机构执业医师职称构成人员平均数及占比

职称级别	人民医院		藏医院	
	2018 年	2013 年	2018 年	2013 年
副高级及以上	2.0(10.0%)	0.3(0.7%)	2.5(20.0%)	0.0(0.0%)
中级	5.0(25.0%)	5.1(12.2%)	2.5(20.0%)	4.0(28.4%)
师级(助理)	7.3(36.5%)	15.3(36.7%)	5.8(46.4%)	5.7(40.4%)
士级	4.4(22.0%)	14.3(34.3%)	1.7(13.6%)	2.7(19.1%)
不详	1.3(6.5%)	6.7(16.1%)	0.0(0.0%)	1.7(12.1%)

注:数据为均值,其中"—"代表无相关数据。2013 年数据为医疗卫生机构卫生人员数据,没有相关执业医师数据。

三、基层医疗卫生机构

(一)性别构成

从性别构成来看,社区卫生中心和乡镇卫生院在岗卫生技术人员女性多于男性,男女性别比例为1:1.9,女性占在岗卫生人员总数的 65.3%,低于全国平均水平(71.0%)。其与 2013 年相比,社区卫生中心和乡镇卫生院在岗卫生技术人员男女比例有所增大。详见表 15-2-9。

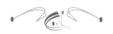

表 15-2-9   样本卫生机构在岗卫生技术人员数性别构成平均数及占比

	2018 年	2013 年
在岗卫生技术人员数	7.5	6.0
男性	2.6(34.7%)	2.3(38.3%)
女性	4.9(65.3%)	3.7(61.7%)
男女比例	1∶1.9	1∶1.6

注:数据包括社区卫生中心和乡镇卫生院,表中的数据均为均值。

(二)学历构成

社区卫生中心和乡镇卫生院在岗卫生技术人员以大学本科学历居多,占基层医疗卫生机构调查总人数的 36.0%,高于其他学历的人员。研究生在岗卫生技术人员占 2.7%,低于全国平均水平(5.4%);高中及以下学历的比例为 9.3%,高于全国平均水平(2.1%)。详见表 15-2-10。

本次数据与 2013 年相比,社区卫生中心和乡镇卫生院在岗卫生技术人员研究生、大学本科学历所占比例明显增加,中专、高中及以下学历比例明显降低。由此可见,西藏基层医疗卫生机构卫生技术人员的学历层次有不断提高的趋势,但整体的学历层次还是较低。

表 15-2-10   样本卫生机构在岗卫生技术人员学历构成平均数及占比

分类	2018 年	2013 年
研究生	0.2(2.7%)	0.1(1.6%)
大学本科	2.7(36.0%)	1.4(23.0%)
大专	2.4(32.0%)	2.0(32.8%)
中专	1.5(20.0%)	1.7(27.9%)
高中及以下	0.7(9.3%)	0.9(14.8%)

注:数据包括社区卫生中心和乡镇卫生院,表中的数据均为均值。

(三)职称构成

调查结果显示,在社区卫生中心和乡镇卫生院在岗卫生技术人员中,副高级及以上、中级、师级(助理)所占比例分别为 6.7%、21.3%、29.3%,高级职称所占比例低于全国平均水平(9.7%)。详见表 15-2-11。

表 15-2-11　　　　样本卫生机构在岗卫生技术人员职称构成平均数及占比

职称级别	2018 年	2013 年
副高级及以上	0.5(6.7%)	0.0(0.0%)
中级	1.6(21.3%)	0.6(9.8%)
师级（助理）	2.2(29.3%)	2.0(32.8%)
士级	3.2(42.7%)	3.5(57.4%)

注：数据包括社区卫生中心和乡镇卫生院，表中的数据均为均值。

第三节　人员引进情况

过去 5 年，地市级人民医院新进人员最多，平均为 166.0 人，其次依次为地市级藏医院（51.4 人）、县级人民医院（28.0 人）、县级藏医院（14.5 人）、地市级妇幼保健院（13.0 人），基层医疗卫生机构最少（4.0 人）。相比西藏第五次国家卫生服务调查数据，人才引进力度大大增加，就医院而言，近 5 年的引进人数是上一个 5 年的 3.1 倍。

从引进人员的学历层次来看，在地市级医疗机构中，人民医院的人才引进以本科为主，占 52.8%；藏医院和妇幼保健院以大专为主，占比分别为 56.8%、49.2%。详见表15-3-1。

表 15-3-1　　　　近 5 年医疗机构人员引进平均数及占比

指标	地市级			县级		
	人民医院	藏医院	妇幼保健院	人民医院	藏医院	基层医疗卫生机构
新进人员数	166.0	51.4	13.0	28.0	14.5	4.0
硕士及以上	2.2(1.3%)	0.6(1.2%)	0.2(1.5%)	0.4(1.4%)	0.2(1.4%)	0.2(5.0%)
本科	87.7(52.8%)	20.4(39.7%)	5.2(40.0%)	11.9(42.5%)	5.8(40.0%)	1.6(40.0%)
大专	44.2(26.6%)	29.2(56.8%)	6.4(49.2%)	13.1(46.8%)	2.0(13.8%)	1.5(37.5%)
中专	24.8(14.9%)	0.8(1.6%)	1.2(9.2%)	1.9(6.8%)	5.7(39.3%)	0.4(10.0%)
高中及以下	7.2(4.3%)	0.4(0.8%)	0.0(0.0%)	0.7(2.5%)	0.8(5.5%)	0.3(7.5%)

注：基层医疗卫生机构包括社区卫生中心和乡镇卫生院，表中的数据均为均值。

各级医疗机构引进人员的主要来源是应届毕业生，地市级医院该来源平均为 114.4 人，县级医院平均为 20.9 人，其次来源于下级医疗卫生机构。详见表 15-3-2。

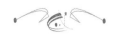

表 15-3-2　　　　　　　　**近 5 年医疗机构人员引进来源平均数及占比**

来源情况	地市级				县级			基层医疗卫生机构
	合计	人民医院	藏医院	妇幼保健院	合计	人民医院	藏医院	
应届毕业生	114.4	82.8 (49.9%)	24.0 (46.7%)	7.6 (58.5%)	20.9	15.7 (56.1%)	5.2 (35.9%)	2.6 (72.2%)
上级医疗卫生机构	0.2	0.0 (0.0%)	0.0 (0.0%)	0.2 (1.5%)	0.1	0.1 (0.4%)	0.0 (0.0%)	0.1 (2.8%)
同级医疗卫生机构	7.3	2.7 (1.6%)	3.6 (7.0%)	1.0 (7.7%)	5.1	2.9 (10.4%)	2.2 (15.2%)	0.4 (11.1%)
下级医疗卫生机构	67.7	49.3 (29.7%)	16.0 (31.1%)	2.4 (18.5%)	9.4	6.6 (23.6%)	2.8 (19.3%)	0.1 (2.8%)
其他来源	40.8	31.2 (18.8%)	7.8 (15.2%)	1.8 (13.8%)	7.0	2.7 (9.6%)	4.3 (29.7%)	0.4 (11.1%)

注:基层医疗卫生机构包括社区卫生中心和乡镇卫生院,表中的数据均为均值。

第四节　人员流失情况

　　总体来看,地市级医疗机构近 5 年人员流失平均为 41.0 人,高于县级(8.5 人)和基层医疗卫生机构(1.9 人)。地市级人民医院人才流失非常严重,近 5 年内平均流失人员数为 33.6 人,高于其他的医疗机构。这与西藏自治区第五次卫生服务调查数据相比,卫生人员流失大大增加,就地市级人民医院而言,近 5 年的人员流失数是上个 5 年的 3.2 倍;流失人数最少的是县级藏医院,但是流失的人员数量也多于上一个 5 年。

　　从引进人员的学历层次来看,医院的人才流失主要以本科和大专为主,这也是跟学历层次所占比例有一定关系的。详见表 15-4-1。

表 15-4-1　　　　　　　　**近 5 年医疗机构人才流失平均数及占比**

乡镇指标	地市级				县级			基层医疗卫生机构
	合计	人民医院	藏医院	妇幼保健院	合计	人民医院	藏医院	
流失人员数(不含退休)	41.0	33.6	6.2	1.2	8.5	7.9	0.6	1.9

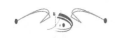

续表

乡镇指标	地市级				县级			基层医疗卫生机构
	合计	人民医院	藏医院	妇幼保健院	合计	人民医院	藏医院	
硕士及以上	0.2	0.0 (0.0%)	0.2 (3.2%)	0.0 (0.0%)	0.0	0.0 (0.0%)	0.0 (0.0%)	0.02 (1.0%)
本科	15.9	12.3 (36.6%)	3.0 (48.4%)	0.6 (50.0%)	3.9	3.6 (45.6%)	0.3 (50.0%)	1.0 (51.5%)
大专	19.7	17.5 (52.1%)	1.6 (25.8%)	0.6 (50.0%)	4.0	3.7 (46.8%)	0.3 (50.0%)	0.7 (36.1%)
中专	3.5	2.5 (7.4%)	1.0 (16.1%)	0.0 (0.0%)	0.6	0.6 (7.6%)	0.0 (0.0%)	0.2 (10.3%)
高中及以下	1.7	1.3 (3.9%)	0.4 (6.5%)	0.0 (0.0%)	0.0	0.0 (0.0%)	0.0 (0.0%)	0.02 (1.0%)

注:基层医疗卫生机构包括社区卫生中心和乡镇卫生院,表中的数据均为均值。

调查发现,地市级和县级医疗机构人员流失的去向是上级医疗卫生机构的人数平均为 11.2 人和 5.9 人,去向是同级医疗卫生机构的人数平均为 7.2 人和 1.0 人。详见表 15-4-2。

表 15-4-2　　　　近 5 年医疗机构人员流失去向平均数及占比

流失去向	地市级				县级			基层医疗卫生机构
	合计	人民医院	藏医院	妇幼保健院	合计	人民医院	藏医院	
上级医疗卫生机构	11.2	8.0 (23.7%)	3.0 (48.4%)	0.2 (16.7%)	5.9	5.4 (69.2%)	0.5 (71.4%)	1.6 (82.5%)
同级医疗卫生机构	7.2	6.8 (20.2%)	0.4 (6.5%)	0.0 (0.0%)	1.0	0.8 (10.3%)	0.2 (28.6%)	0.2 (10.3%)
下级医疗卫生机构	1.4	1.2 (3.6%)	0.2 (3.2%)	0.0 (0.0%)	0.5	0.5 (6.4%)	0.0 (0.0%)	0.02 (1.0%)
非医疗卫生机构	4.0	4.0 (11.9%)	0.0 (0.0%)	0.0 (0.0%)	0.7	0.7 (9.0%)	0.0 (0.0%)	0.02 (1.0%)
不清楚流失方向	17.3	13.7 (40.7%)	2.6 (41.9%)	1.0 (83.3%)	0.4	0.4 (5.1%)	0.0 (0.0%)	0.1 (5.2%)

注:基层医疗卫生机构包括社区卫生中心和乡镇卫生院,表中的数据均为均值。

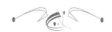

第五节　本章小结

通过对调查样本地区各级各类医疗卫生机构执业医师或者卫生技术人员的数量、性别、年龄、岗位、职称、引进与流失等信息进行分析,提示以下问题。

第一,西藏地市级人民医院缺乏高素质卫生技术人才,藏医院人员学历层次普遍较低,地市级人民医院及县级医院人员职称层级较低。

第二,地市级人民医院的人员数量在不断增加,但高层次人才所占比例仍然较低。总体来说,人员引进数大于人才流失数,人员层次和队伍结构仍没有得到根本性的改变。

第三,妇幼保健院人员数量增加缓慢,学历和职称层次偏低,人员老化趋势逐步凸显。

第四,西藏基层医疗卫生机构中本科所占的比例已远远高于全国基层医疗卫生机构的平均水平,基层医疗卫生机构队伍呈现高学历、年轻化、无资质、高流动性的特点。

第十六章 医改进展情况

我国自 2009 年开始实施的"新医改",对于解决居民"看病难、看病贵"的问题,避免出现"因病致贫、因病返贫"的现象确实起到了积极作用。

西藏与全国同步进行了医疗卫生体制方面的改革。本次对样本地市级医院和县级医院进行了"医改进展情况"调查,调查内容包括医联体建立、远程医疗、药品零差率、医疗服务价格调整、药品集中采购、医院信息化、薪酬制度以及支付制度等方面的改革情况。

第一节 医院改革情况

一、建立医联体情况

医联体是对区域医疗联合体的简称。它是将同一个区域内的各级医院、乡镇卫生院、社区卫生服务中心等医疗资源整合在一起,旨在实现技术帮扶、人才培养、巡回医疗、双向转诊的目的,方便群众看病就医,提高卫生服务可及性。

被调查医院中,地市级人民医院建立医联体比例最高,为 83.3％,其次为县级人民医院(71.4％)、地市级藏医院(60.0％)、地市级妇幼保健院(50.0％),只有三分之一的被调查县级藏医院建立了医联体,比例最低。在建立医联体的医院中,县级藏医院医联体覆盖的基层卫生机构达到 15.5 个,数目最多;地市级藏医院最少(3.0 个)。总体来看,地市级医院建立医联体比例高于县级医院。

在开展同一级别医疗机构互认检查结果方面,县级藏医院较好,为 83.3％,其他医院均在五成左右。除此之外,只有三分之一的人民医院在全区县建立了统一的临床检验中心,其他医院均未建立。详见表 16-1-1。

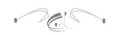

表 16-1-1　　　　　　　　　　　被调查医院建立医联体情况

调查内容	地市级			县级	
	人民医院	藏医院	妇幼保健院	人民医院	藏医院
建立医联体/％	83.3	60.0	40.0	71.4	33.3
覆盖的基层卫生机构数	6.8	3.0	5.5	4.4	15.5
开展同级检查结果互认/％	50.0	40.0	60.0	40.0	83.3
在全区县建立统一的临床检验中心/％	33.3	0.0	0.0	33.3	0.0

二、药品零差率制度

西藏自治区政府发文：自 2017 年 8 月 31 日 24 时起，所有地市级以上公立医院（含驻藏部队、武警部队医院，各部门和企事业单位所属医院）全面取消药品加成（中藏药饮片除外），西藏所有公立医疗卫生机构（包括妇幼保健院）实现药品零差率销售，全区药品价格平均降低 13％左右。调查数据显示，截至 2017 年底，基本上所有被调查医院均实施了药品零差率制度，各家医院开始实行该制度时间有所不同，最早始于 2013 年 5 月，最晚开始时间是 2017 年 11 月。

各级医院药物零差率补偿方式中，地市级医院以"调整价格"为主，其次为"通过收取一般诊疗费用"，而县级医院以"财政补贴"为主。详见表 16-1-2。

表 16-1-2　　　　　　　被调查医院药品零差率制度实施情况　　　　　　　单位：％

调查内容		地市级			县级	
		人民医院	藏医院	妇幼保健院	人民医院	藏医院
实行药品零差率制度		100.0	80.0	100.0	100.0	100.0
补偿方式	财政补贴	50.0	40.0	20.0	100.0	60.0
	通过收取一般诊疗费	50.0	60.0	40.0	47.4	33.3
	调整价格	100.0	100.0	80.0	26.3	50.0
	其他方式	25.0	0.0	20.0	6.7	0.0

三、日间手术开展情况

日间手术是指在 1～2 个工作日内，安排患者住院、手术、术后短暂观察、恢复和办理出院的治疗模式，患者不在医院过夜。被调查医院中，县级人民医院开展此项服务比例最高，为 52.4％，其次为地市级人民医院（50.0％）。县级藏医院没有进行日间手术。

在开展日间手术的医院中，开展例数最多的为地市级藏医院，为 140.0 例；最少的是县级人民医院，为 60.2 例。详见表 16-1-3。

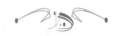

表 16-1-3 被调查医院日间手术开展情况

调查内容	地市级			县级	
	人民医院	藏医院	妇幼保健院	人民医院	藏医院
开展日间手术比例/%	50.0	40.0	40.0	52.4	0.0
开展日间手术例数	117.0	140.0	116.5	60.2	0.0

四、价格调整情况

在 2013～2017 年间,83.3%的被调查地市级人民医院进行了医疗服务价格调整,调整的医疗服务项目数量平均在 135.0 个;有 33.3%的县级人民医院实施了价格调整,在所有调查的医疗机构中所占比例最低;县级藏医院涉及调整的医疗服务项目为 11.0 个,在所有被调查的医疗机构中数目最少。详见表 16-1-4。

表 16-1-4 被调查医院过去 5 年医疗服务项目价格调整情况

调查内容	地市级			县级	
	人民医院	藏医院	妇幼保健院	人民医院	藏医院
近 5 年调整医疗服务价格/%	83.3	60.0	60.0	33.3	66.7
调整价格的医疗服务项目数量	135.0	83.5	64.5	113.9	11.0

五、省级平台采购情况

在 17 家县级人民医院中,9 家未在省级药品采购平台采购药品,有 4 家医疗机构的药品在该平台采购的采购率为 100%,其余 4 家均是部分采购;6 家县级藏医院中,1 家在该平台 100%采购,另外 5 家未在该平台采购。

在 5 家地市级人民医院中,2 家未在该平台采购药品,其余 3 家是部分采购;5 家地市级藏医院中,3 家未在该平台采购;4 家妇幼保健院中,有 1 家未在该平台采购,1 家 100%在该平台采购,其余 2 家部分采购。

在该平台,采购高值医用耗材占比最高的是地市级藏医院,为 40.0%;地市级妇保院未在该平台采购高值医用耗材。详见表 16-1-5。

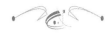

表 16-1-5　　　　　　被调查医院在升级药品集中采购平台采购情况　　　　　单位:%

调查内容		地市级			县级	
		人民医院	藏医院	妇幼保健院	人民医院	藏医院
采购药品金额比例	未采购	40.0	60.0	25.0	52.9	83.3
	部分采购	60.0	20.0	50.0	23.5	0.0
	100%采购	0.0	20.0	25.0	23.5	16.7
	采购高值医用耗材	16.7	40.0	0.0	25.0	16.7

第二节　医院治理情况

一、院长相关制度

(一)院长聘任制

被调查所有地市级人民医院和藏医院未实施院长聘任制;被调查 5 家妇幼保健院中,有 3 家实施了院长聘任制,实施比例为 60.0%;县级人民医院和藏医院实施比例分别为 23.8%、50.0%。

(二)院长年薪制

被调查所有医院尚未实行院长年薪制。

二、薪酬制度改革

被调查医院实施薪酬制度改革的情况:地市级人民医院占比最高,为 66.7%,其次为县级人民医院(52.4%),排在第三位的为县级藏医院(33.3%),地市级藏医院和妇幼保健院所占比例最低(20.0%)。

三、总会计制度

地市级医院中,实施总会计制度的比例由高到低分别为妇幼保健院(60.0%)、人民医院(50.0%)、藏医院(40.0%);县级人民医院和藏医院实施总会计制度的比例分别为 35.0%、33.3%。

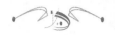

第三节　医院信息化进展情况

一、远程医疗

总体来看,县级医院开展远程医疗比例高于地市级医院;各级各类医院中,县级人民医院开展比例最高。需要说明的是,进一步的个案访谈等信息表明,现阶段西藏医院建立的所谓"远程医疗",普遍都是以视频会议为主的远程会诊,尚未实现与院内信息系统交互、病历资料互传,进行远程教学的医院也为数不多。

从2017年远程医疗服务的人次上看,地市级人民医院、县级人民医院位列前二,分别达到44.8人次和17.6人次。详见表16-3-1。

二、医院信息化

地市级人民医院和藏医院的医院信息化建设较好;妇幼保健院和县级藏医院的医院信息化建设情况较差,被调查县级藏医院没有建立住院电子病历。详见表16-3-1。

表 16-3-1　　　　　　　　　　被调查医院信息化进展情况

调查内容	地市级			县级	
	人民医院	藏医院	妇幼保健院	人民医院	藏医院
与上级医疗机构开展远程医疗服务/%	50.0	20.0	20.0	81.0	50.0
远程医疗服务人次数	44.8	3.2	0.2	17.6	0.6
建立门诊电子病历/%	83.3	80.0	20.0	57.1	16.7
建立住院电子病历/%	83.3	60.0	40.0	71.4	0.0

第四节　本章小结

第一,地市级医院建立医联体比例高于县级医院。

第二,只有三分之一的人民医院在全区县建立了统一的临床检验中心,其他医院均未建立。

第三,尽管开始的时间不尽相同,但被调查医院基本上都实行了药品零差率制度。

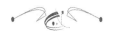

第四,县级藏医院没有开展日间手术,其余各类医院开展率均在五成左右。

第五,省级平台上采购药品情况不甚理想,只有小部分医院药品在该平台100％采购。

第六,被调查所有地市级人民医院和藏医院未实施院长聘任制。

第七,被调查所有医院尚未实行院长年薪制。

第八,地市级人民医院薪酬制度改革工作走在各级医院前列。

第九,区内远程医疗以视频会议形式的远程会诊为主。

第十,地市级人民医院和藏医院的医院信息化建设较好,妇幼保健院和县级藏医院的医院信息化建设情况较差。

第十七章　主要发现和政策建议

一、主要发现

(一)西藏自治区医疗卫生体系已基本完善

研究数据表明,西藏自治区卫生服务机构与当地行政区划成正比,卫生机构设置基本合理,设施设备基本能够满足卫生服务需要;基本上所有的地市、区县、乡镇(社区)、村(居委会)都设置了相应的卫生服务机构,地理可及性较好;各级政府都不断加大地方医疗卫生机构建设的投入,机构硬件设备基本能够满足需要。

(二)西藏自治区医疗卫生体系改革得到稳步推进

本次调查的所有三级医院、部分县级医院参与了医联体建设;所有被调查医疗机构基本都实施了药物制度,取消了药品批零差价;基层医疗机构家庭医生签约制度得到逐步落实;双向转诊制度执行比较理想,分级诊疗初见成效。

(三)西藏自治区医疗服务量明显增大

相比第五次西藏自治区的卫生服务调查,西藏自治区卫生服务量明显增大,地市级人民医院和地市级藏医院尤为明显。

(四)西藏自治区的妇幼保健院医疗服务量减少

同其他医疗服务机构相反,西藏自治区的妇幼保健院医疗服务量减少,主要原因是多家妇幼保健院正在硬件建设中,致使无法正常提供医疗服务。

(五)西藏自治区卫生人才队伍建设需要继续加强

总体来讲,被调查医疗机构卫生人员引进大于流失,人才队伍结构没有得到根本性的改变,而且医疗卫生人才学历不高、职称偏低、整体素质不高等老问题依然存在,亟待改善。

(六)西藏自治区医院卫生信息化发展不平衡

本次调查涉及的部分医疗机构开通了以视频会议形式为主的远程医疗,地市级医院基本建立了门诊和住院电子病历系统,县级医院建设电子病历系统的不多,提示应尽快加强县级医院信息化建设。

二、政策建议

党的十九大报告指出，人民健康是民族昌盛和国家富强的重要标志，要完善国民健康政策，为人民群众提供全方位、全周期的健康服务。要加快推进健康中国建设，为实现"两个一百年"奋斗目标，实现中华民族伟大复兴的中国梦打下坚实的健康基础。

(一)落实"放管服"改革

纵深推进卫生计生领域"简政放权、放管结合、优化服务"改革工作，破除制约医疗卫生机构、企业和群众办事创业的体制机制障碍，降低制度性交易成本，激发社会创造力和市场活力，推进卫生与健康事业改革发展，增进人民群众健康福祉。例如，大力推进县域医共体建设，具体做法还需要经过实地调研并列出明细清单。

(二)加快卫生信息化建设

做好顶层设计，合理分配资源，进一步加大投资，加快全区各级医疗卫生机构信息化建设，尤其解决好数据共享问题，解放卫生技术人员劳动力，提高工作效率。以"远程医疗"为例，现在西藏 100 多家医院中，建设远程会诊系统的只有 30 余家，这些医院的系统主要以实现视频会议为主，真正做到与院内信息系统交互，实现病历资料互传和远程会诊、远程教学的只有 10 余家。因此，应结合西藏的实际情况，第一阶段可按照远程教学培训、远程会诊、远程心电诊断、远程影像诊断以及结合干部保健和家庭签约医生方向；第二阶段通过建设区域医疗联合体的方式，开展手术示教、院前急救、远程超声诊断、慢病管理等；第三阶段成立区域心电、病理、影像、检验、健康中心，发展远程医疗大数据。

(三)在尚未设立单独藏医院的县级成立"藏西医结合"医院

在西藏基层，藏医发展不均衡。根据国家和自治区相关政策，各个县级正在或筹划建立单独的藏医院。但是在某些条件不太成熟的县级，强行成立单独的藏医院可能会造成有限医疗资源的碎片化。因此，建议在尚未设立单独藏医院的县级成立"藏西医结合"医院，在院内设立西医部、藏医部和医技科。首先，成立藏医部符合西藏自治区"面向农牧区、藏西医结合"的卫生工作方针。其次，可以提高基层藏医影响力，通过加大人员、设备设施等资源方面的投入，使藏医人才受到足够的重视。再次，藏医可以与西医共享并有效利用现有卫生资源。参考相邻地区县级医院做法，建议在县级藏医部安排临床医生 6～8 名、护士 2～4 名、药剂师 1 名，设立床位 6～10 张，并设置藏药房、卡擦室、外治科、药浴室、理疗室等科室。除此之外，在乡镇卫生院也应逐步设立藏医科。

(四)加强卫生人力队伍建设

卫生人力是卫生资源中最重要的资源，也是卫生体系的主要组成部分。西藏卫生人力既要补充数量，更要提高质量，还要稳定卫生人力队伍。

1. 重新核定卫生事业单位的编制

西藏卫生服务体系现有的编制基本上已有 20 年的历史，同社会发展、老百姓医疗卫

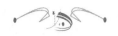

生需要不相匹配,故急需根据卫生服务需要的实际情况,重新核定人员编制。

2. 优化引人用人环境

目前卫生系统在引进人才方面渠道较窄,政策约束较强,还存在西藏户籍、西藏学籍的人员不能作为"人才引进人员"引进,急需专业人才的调入周期长,人才留住难、流失严重等具体问题。因此,建议自治区政府赋予西藏卫健委引人用人自主权,根据实际需求,自主确定招聘方式和招聘人员,聘用结果报区人社厅和区编办备案。破除西藏户籍、西藏学籍高层次人才引进壁垒,开通骨干离退休卫生技术人员返聘渠道,为高层次人才引进开设绿色通道。给予专项经费支持,完善"国字号"人才及博士以上人才引进配套政策,通过"事业留人、感情留人、待遇留人"留住人才,为高端人才解决后顾之忧。

3. 积极提高卫生技术人员职称

首先,在西藏基层不断宣传,引起医务人员对晋升职称的重视,激发医务人员的内在动力。其次,通过专项奖励的方式使得医务人员积极付诸行动。再次,地区级行政部门开办应对职称考试的短期培训班,提高考试通过率。

在西藏各个地市,探索建立"本地职称"模式。国家统一认定的职称条件在西藏地区显得要求过高,很多卫生人员年年考、年年考不过。基于这种现象,建议同人社部门协商制定本地任职条件,任职条件通常低于国家要求。医务人员通过该考核达到任职条件,即可以得到聘任,被聘任的地点只在本地区有效,一旦调离本地区辖区,任职资格需要按国家标准执行。这种模式有利于提高医务人员的职称,同时更有利于提高人员稳定性。

4. 继续推进医疗"组团式援藏"

"组团式援藏"政策实施几年来,对西藏当地卫生技术人员"传帮带"起到了积极的作用,西藏医疗服务能力得到持续改善。"十年树木,百年树人",医疗卫生人才的培养尤其需要长时间的持续推进,才能有"质"的变化。

5. 加强与教育、人社部门的联系和合作

卫生人才供需还存在一些矛盾的情况:一方面,医疗卫生机构卫生人才短缺;另一方面,医学院校培养人才分配困难。研究者认为,这些问题源于卫生部同有关部门沟通不力,因此建议卫生部门大力加强同医学院校、人社部门的联系,共同商讨卫生人员的培养数量、方式以及卫生人员分配去向等问题。

6. 加强在岗继续培训

医疗卫生技术人员能力需要持续提升,应提倡终身学习。利用各种资源,进行针对性培训,如对基层医务人员进行业务能力培训,针对医院管理人员进行医院管理能力培训等。

(五)推进卫生支付机制改革

卫生支付机制改革具有重要意义。只有当医疗服务的支付者有效推动这一改革,才能使医疗机构在控制成本的前提下为参保者提供性价比高的服务,以减少医药费用快速增长给医保基金可持续发展带来的冲击。目前,我区医保支付方式仍然是以按服务项目

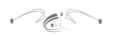

付费为主,在有条件的地方可以适当推动按服务项目付费、按服务单元付费、按人头付费、按总额预算、按病种付费等预付制方式。

(六)加强公共卫生能力建设

落实国家关于公共卫生机构设置、检验检测能力建设规定和政策,有序推进国家基本公共卫生服务项目实施,推动西藏自治区妇幼机构和精神健康机构建设,不断提升重大疾病防治能力,切实增强卫生应急处置能力,确保公共卫生服务各项工作向纵深推进。

(七)科学规划健康事业

对"十三五"期间西藏自治区基层卫生、藏医药、公共卫生、卫生信息等健康事业发展进行全面、科学评估,在此基础上,展开"十四五"机构设置规划和标准设定,指导下一个5年工作。

第三篇　西藏自治区医务人员执业状况分析

第十八章 概 述

一、背景

医务人员调查是国家卫生服务调查的三个重要组成部分之一。医务人员作为医疗卫生服务的提供方,是医疗卫生机构运行的主体,是医疗资源配置有效化的最重要的组成部分,也是在深化医疗制度改革的浪潮中重点关注的群体之一。2009 年 3 月 17 日,中共中央、国务院为建立中国特色医药卫生体制,逐步实现人人享有基本医疗卫生服务的目标,提高全民健康水平,颁布了《中共中央、国务院关于深化医药卫生体制改革的意见》(简称"新医改")。新医改明确提出,建立可持续发展的医药卫生科技创新机制和人才保障机制,鼓舞医务人员,调动医务人员的积极性,优化医务人员执业环境和条件,保护医务人员的合法权益,调动医务人员改善服务和提高效率的积极性;完善医疗执业保险,开展医务社会工作,完善医疗纠纷处理机制,增进医患沟通,在全社会形成尊重医学科学、尊重医疗卫生工作者、尊重患者的良好风气。如果说 2008 年的第四次卫生服务调查是新医改的基线研究,那么 2018 年的第六次卫生服务调查便是新医改近十年的进展评价。本报告通过对西藏全区被调查地市、区县、乡镇(社区)等各级公立医疗机构的医务人员的调查和分析,并与 2013 年第五次卫生服务调查西藏调查结果进行比较,了解新医改近十年来西藏在卫生人力方面的成绩以及目前存在的问题和不足,为卫生行政部门制定医疗卫生人才队伍发展政策提供参考依据。

二、目的

通过分析调查国家点和全区"扩点项目"的医务人员调查数据,了解调查地区医务人员的基本情况、收入、工作强度、工作特征、工作感受、工作动机和投入、执业环境和身心健康等情况,分析影响医务人员身心健康、工作积极性和造成离职意愿等问题的相关因素,为西藏行政部门制定和完善相关政策提供参考。

三、调查范围与对象

本次调查的范围包括样本地市、县区中的所有医院及样本乡镇(街道)中的所有社区卫生服务中心和乡镇卫生院。

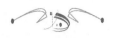

调查对象为上述机构中被抽中的临床医生、护理人员和医疗技术等相关职位工作人员,共调查1 910名医务人员,占全区卫生技术人员总数的11.6%,样本量比2013年增加了2.9个百分点。

四、调查方法

调查采用了匿名自填问卷的方法;问卷集中发放,集中收回;现场完成问卷的审核。在抽样方法上,"国家点"和"扩点"略有不同。

(一)"国家点"(拉萨城关区和墨竹工卡县)调查

"国家点"调查采用了国家统一调查方法,从样本县区中的所有三级综合医院及部分二级医院分别抽取20名临床医生、10名护理人员。

从样本街道、样本乡镇中所有的社区卫生服务中心和乡镇卫生院分别抽取5名临床医生、3名护理人员以及2名防保人员。

样本抽样原则:①全院所有临床科室均要抽到;②职称分布均匀,兼顾高、中、初级职称。如机构内人员数量不满足样本需求时,按实际人数进行调查。

(二)"扩点"(6个地市的22个县)调查

在调查期间,被调查扩点地市人民医院、藏医院和妇幼保健医院以及社区卫生服务中心和乡镇卫生院的当时在岗所有医务人员均被调查。

本次从西藏7个地市24个区县共调查1 912人,剔除不合格问卷,纳入分析的共计1 910人。

鉴于国家项目调查点样本量较小(212人,11.1%),除对个别变量进行单独分析外,对"国家点"和"扩点"地区样本量数据进行了合并分析。

五、调查内容

调查内容包括被调查对象的个人基本情况、工作特征、工作环境、工作感受、工作投入和动机、执业环境、感知变化和身心健康八个内容。其中,在基本情况、工作特征和工作环境三部分分别设置了针对基层医护人员的一些问题。

六、分析方法

医务人员调查涉及的所有量表抽样适合性检验(Kaiser-Meyer-Olkin检验)度量大于0.6,且巴特莱特(Bartlett)的球形度检验均小于0.05的水平,符合因子分析的条件。因此,先对工作特征和个人特征、工作环境、工作感受、工作投入和动机、执业环境和感知变化6个量表进行了主成分因子分析,并根据文献检索和实际情况进行了如下分类:

(1)工作特征:工作意义与工作负荷。

(2)工作环境:付出-回报、发展制约因素和促进因素。

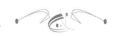

（3）工作感受：个人能力提高、工作压力、离职倾向和满意度。

（4）工作投入和动机：工作活力、工作奉献、工作专注和工作动机。

（5）执业环境：社会支持、医患关系。

（6）对改革措施的感知变化分为三方面：工作环境（工作环境变化、设备与药品变化）、个人工作维度（收入变化、培训与晋升、绩效改革）和社会支持维度（尊重、社会地位、医患关系和医改政策）以及工作上最希望改善的领域。

（7）身心健康：医务人员健康状况及健康相关行为。

对本次调查主要进行了描述统计分析，采用频数、率、构成比、均数和中位数等统计指标描述了医务人员基本人口学特征、工作特征和身心健康状况，采用线性回归（logistic回归）分析探索了可能的影响因素。

由于各个指标的数据缺失情况不一，且因匿名问卷无法补全缺失值，数据描述多采用频数、均数±标准差和构成比（n，％）来表示。

第十九章 医务人员基本人口学特征

　　本章主要描述了不同医疗机构的被调查医务人员的基本人口学特征、晋升和培训、多点执业等情况，并对基层医护人员承担公共卫生工作情况进行了分析。本次调查共计1 910人，其中，各地市和县级人民医院、藏医院和妇幼保健等医院调查人数最多，共计1 531人，占总调查人数的80.2%；乡镇卫生院医务人员238人，占比12.5%；社区卫生服务中心最少，141人，占比为7.4%。

第一节 基本人口学特征

一、性别

　　被调查医务人员中，男性有636人（占33.3%），女性有1 274人（占66.7%）。性别分布不均衡，整体构成与2013年第五次卫生服务调查结果相似。医院和乡镇卫生院被调查医务人员性别比与总体接近，比《西藏卫生统计资料2017》报告的乡镇卫生院性别比（70.5%）低；社区卫生服务中心女性医务人员达到78.0%，这与《西藏卫生统计资料2017》报告的全区社区卫生服务中心的女性占比相近（72.8%）。详见表19-1-1。

表 19-1-1　　　　　　　　不同机构被调查医务人员性别构成

性别	合计		医院		社区卫生服务中心		乡镇卫生院	
	人数	百分比/%	人数	百分比/%	人数	百分比/%	人数	百分比/%
男	636	33.3	517	33.8	31	22.0	88	37.0
女	1 274	66.7	1 014	66.2	110	78.0	150	63.0
性别比（以女性为100）	49.9		51.0		28.2		58.7	

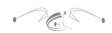

二、年龄

被调查医务人员平均年龄为 32 岁(31.9±7.5),最小 19 岁,最大 63 岁,大于等于 55 岁的仅有 7 人。其中,25 岁及以下、25～34 岁、35～44 岁和 45 岁及以上的比例分别为 22.4％、44.8％、24.0％和 8.8％。详见表 19-1-2。

表 19-1-2　　　　　　　　　　不同机构被调查医务人员年龄构成

年龄段/岁	合计		医院		社区卫生服务中心		乡镇卫生院	
	人数	百分比/％	人数	百分比/％	人数	百分比/％	人数	百分比/％
≤25	427	22.4	333	21.8	35	24.8	59	24.8
25～34	856	44.8	680	44.4	64	45.4	112	47.1
35～44	459	24.0	375	24.5	35	24.8	49	20.6
45～	168	8.8	143	9.3	7	5.0	18	7.6

三、婚姻状况

不同医疗机构被调查医务人员在婚的比例接近三分之二,其中,社区卫生服务中心医务人员在婚比例最低,这可能与西藏社区卫生服务中心成立时间普遍较晚,引进和接收的人员多为应届毕业生有关。详见表 19-1-3。

表 19-1-3　　　　　　　　　　不同机构被调查医务人员婚姻状况构成

婚姻状况	合计		医院		社区卫生服务中心		乡镇卫生院	
	人数	百分比/％	人数	百分比/％	人数	百分比/％	人数	百分比/％
不在婚	734	38.4	582	38.0	58	41.1	94	39.5
在婚	1176	61.6	949	62.0	83	58.9	144	60.5

四、最高学历

被调查医务人员最高学历以大学本科的比例最高(50.8％),其次为大专(34.0％)和大专以下学历的人(12.5％),硕士和博士研究生仅占 2.7％。社区卫生服务中心和医院医务人员学历构成和总体类似,乡镇卫生院大专及以下学历比例高于医院和社区卫生服务中心。详见表 19-1-4。

表 19-1-4　　　　　　　　　　不同机构被调查医务人员学历构成

最高学历	合计		医院		社区卫生服务中心		乡镇卫生院	
	人数	百分比/%	人数	百分比/%	人数	百分比/%	人数	百分比/%
硕士或博士研究生	52	2.7	43	2.8	2	1.4	7	2.9
本科	970	50.8	824	53.8	72	51.1	74	31.1
大专	650	34.0	513	33.5	52	36.9	85	35.7
大专以下	238	12.5	151	9.9	15	10.6	72	30.3

五、专业技术职称

被调查医务人员专业技术职称为师(初)级职称的比例最高(34.6%),然后依次为无职称(23.6%)、中级职称(18.5%)、士级职称(18.2%)和高级职称(5.1%)。整体而言,西藏医务人员技术职称不高,乡镇卫生院无职称的比例高达50.0%,比《西藏卫生统计资料2017》报告的乡镇卫生院卫生技术人员待聘比例(46.8%)略高。详见表 19-1-5。

表 19-1-5　　　　　　　　　不同机构被调查医务人员专业技术职称构成

职称	合计		医院		社区卫生服务中心		乡镇卫生院	
	人数	百分比/%	人数	百分比/%	人数	百分比/%	人数	百分比/%
高级	97	5.1	92	6.0	2	1.4	3	1.3
中级	354	18.5	314	20.5	19	13.5	21	8.8
师(初)级	661	34.6	555	36.3	53	37.6	53	22.3
士级	347	18.2	282	18.4	23	16.3	42	17.6
无职称	451	23.6	288	18.8	44	31.2	119	50.0

六、执业资格

被调查医务人员持有执业医师资格证者551人,占28.8%,与执业资格类型为"其他"的比例接近。执业资格类型为"其他"的比例在乡镇卫生院最高,与《西藏卫生统计资料2017》报告的乡镇卫生院的"士级"医务人员比例(55.0%)接近。详见表 19-1-6。

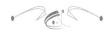

表 19-1-6 　　　　　　　不同机构被调查医务人员执业资格构成

执业资格	合计		医院		社区卫生服务中心		乡镇卫生院	
	人数	百分比/%	人数	百分比/%	人数	百分比/%	人数	百分比/%
执业医师	551	28.8	481	31.4	36	25.5	34	14.3
执业助理医师	180	9.4	130	8.5	17	12.1	33	13.9
中医执业（助理）医师	128	6.7	96	6.3	8	5.7	24	10.1
注册护士	482	25.2	414	27.0	35	24.8	33	13.9
其他	569	29.8	410	26.8	45	31.9	114	47.9

七、在编情况

被调查医务人员中在编的有 1 497 人,占 78.4%,不在编的有 344 人,占 18.0%,另有 69 人(3.6%)不清楚在编情况。医院在编人员比例最高,乡镇卫生院最低。详见表19-1-7。

表 19-1-7 　　　　　　　不同机构被调查医务人员在编情况构成

在编与否	合计		医院		社区卫生服务中心		乡镇卫生院	
	人数	百分比/%	人数	百分比/%	人数	百分比/%	人数	百分比/%
是	1 497	78.4	1229	80.3	106	75.2	162	68.1
否	344	18.0	251	16.4	30	21.3	63	26.5
不知道	69	3.6	51	3.3	5	3.5	13	5.5

八、所在科室

被调查医务人员在医技等其他科室所占比例最高(40.1%),其次依次为内科、外科、妇产科、药剂科、儿科、藏医科、放射科和预防保健科,占比分别为 16.2%、12.5%、10.4%、6.0%、4.3%、4.2%、3.5%和2.9%。医院不同科室医务人员构成比与总体情况相似;在乡镇卫生院,除了其他科室,藏医科所占比例最高。详见表19-1-8。

表 19-1-8 不同机构被调查医务人员所在科室构成

所在科室	合计		医院		社区卫生服务中心		乡镇卫生院	
	人数	百分比/%	人数	百分比/%	人数	百分比/%	人数	百分比/%
内科	309	16.2	265	17.3	23	16.3	21	8.8
外科	238	12.5	226	14.8	10	7.1	2	0.8
妇产科	199	10.4	170	11.1	21	14.9	8	3.4
儿科	83	4.3	79	5.2	1	0.7	3	1.3
藏医科	80	4.2	45	2.9	8	5.7	27	11.3
药剂科	114	6.0	103	6.7	4	2.8	7	2.9
放射科	66	3.5	58	3.8	7	5.0	1	0.4
预防保健科（公共卫生）	56	2.9	22	1.4	10	7.1	24	10.1
其他	765	40.1	563	36.8	57	40.4	145	60.9

九、工作年限

被调查医务人员工作年限均数为 8.87 年,最长为 40 年,最短不足一年。工作年限小于 5 年的医务人员有 800 人,占比最大(41.9%),其次为 10～19 年和 5～9 年,工作年限达到 30 年以上的比例最小。详见表 19-1-9。

表 19-1-9 不同机构被调查医务人员工作年限构成

工作年限/年	合计		医院		社区卫生服务中心		乡镇卫生院	
	人数	百分比/%	人数	百分比/%	人数	百分比/%	人数	百分比/%
<5	800	41.9	628	41.0	68	48.2	104	43.7
5～	417	21.8	322	21.0	34	24.1	61	25.6
10～	450	23.6	380	24.8	29	20.6	41	17.2
20～	228	11.9	191	12.5	9	6.4	28	11.8
30～	15	0.8	10	0.7	1	0.7	4	1.7

十、在现单位工作年限

被调查医务人员在现单位工作年限均数为 7.1 年,最长为 34 年,最短不足一年。在

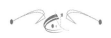

现单位工作年限小于 5 年的医务人员有 1 068 人,占比最大(55.9%),其次为 5~9 年和 10~19 年,工作年限达到 30 年以上的比例最小。详见表 19-1-10。

表 19-1-10　　　　不同机构被调查医务人员在现单位工作年限构成

在现单位工作年限/年	合计		医院		社区卫生服务中心		乡镇卫生院	
	人数	百分比/%	人数	百分比/%	人数	百分比/%	人数	百分比/%
<5	1 068	55.9	823	53.8	111	78.7	130	54.6
5~	345	18.1	290	18.9	14	9.9	45	18.9
10~	322	16.9	276	18.0	13	9.2	33	13.9
20~	163	8.5	134	8.8	3	2.1	26	10.9
30~	12	0.6	8	0.5	0	0.0	4	1.7

十一、行政管理职务

被调查医务人员具有行政业务管理职务者 536 人,占 28.1%;无行政业务管理职务的有 1 374 人,占 71.9%。不同机构医务人员有无行政管理职务的构成情况如表 19-1-11 所示。

表 19-1-11　　　　不同机构被调查医务人员担任行政管理职务情况

行政管理职务	合计		医院		社区卫生服务中心		乡镇卫生院	
	人数	百分比/%	人数	百分比/%	人数	百分比/%	人数	百分比/%
院长、中心主任	68	3.6	23	1.5	6	4.3	39	16.4
副院长、中心副主任	52	2.7	33	2.2	4	2.8	15	6.3
科室主任	198	10.4	183	12.0	14	9.9	1	0.4
科室副主任	101	5.3	97	6.3	2	1.4	2	0.8
护士长	117	6.1	108	7.1	4	2.8	5	2.1
无管理职务	1 374	71.9	1 087	71.0	111	78.7	176	73.9

十二、地市别被调查医务人员构成

被调查医务人员中,昌都市医务人员 552 人,占比最大(28.9%),林芝市 174 人,比

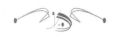

例最小(9.1%)。不同机构医务人员分地市构成情况如表 19-1-12 所示。

表 19-1-12　　　　　　　　不同机构被调查医务人员地市别构成

地市	合计		医院		社区卫生服务中心		乡镇卫生院	
	人数	百分比 /%	人数	百分比 /%	人数	百分比 /%	人数	百分比 /%
拉萨市	212	11.1	122	8.0	49	34.8	41	17.2
日喀则市	343	18.0	253	16.5	33	23.4	57	23.9
山南市	203	10.6	165	10.8	18	12.8	20	8.4
林芝市	174	9.1	148	9.7	6	4.3	20	8.4
昌都市	552	28.9	479	31.3	18	12.8	55	23.1
那曲市	237	12.4	212	13.8	2	1.4	23	9.7
阿里地区	189	9.9	152	9.9	15	10.6	22	9.2

十三、主要从事的专业类别

被调查医务人员中,接近一半的人从事临床医疗工作,其次是护理工作,医技达到 11.0%,药剂 6.5%,从事其他专业类别的比例最低。乡镇卫生院医务人员从事公共卫生工作的比例最高(14.3%),这可能与乡镇卫生院承担西藏广大基层群众的计划免疫工作和其他基本公共卫生服务的比例较大有关。不同机构医务人员从事不同专业类别的构成情况如表 19-1-13 所示。

表 19-1-13　　　　　不同机构被调查医务人员所从事的专业类别构成

主要从事的专业类别	合计		医院		社区卫生服务中心		乡镇卫生院	
	人数	百分比 /%	人数	百分比 /%	人数	百分比 /%	人数	百分比 /%
临床医疗	913	47.8	726	47.4	54	38.3	133	55.9
护理	529	27.7	449	29.3	37	26.2	43	18.1
公共卫生	71	3.7	19	1.2	18	12.8	34	14.3
医技	210	11.0	172	11.2	21	14.9	17	7.1
药剂	124	6.5	114	7.4	3	2.1	7	2.9
其他	63	3.3	51	3.3	8	5.7	4	1.7

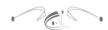

第二节　晋升、培训和工作情况

一、晋升情况

　　职称和职务的晋升是医务人员最关心的问题之一,特别是对于基层医务人员来说。然而本次被调查医务人员近五年来职务得到晋升的比例均不高,乡镇卫生院最低。从表19-2-1和图19-2-1可见,职称晋升比例在各医院最高,达到42.3%,高于平均;社区卫生服务中心次之,乡镇卫生院最低。

表 19-2-1　　　　　　　　不同机构被调查医务人员近五年晋升情况构成

近五年晋升情况		合计	医院	社区卫生服务中心	乡镇卫生院
职务晋升与否	是	469(25.4%)	400(26.8%)	35(27.3%)	34(15.2%)
	否	1 376(74.6%)	1093(73.2%)	93(72.7%)	190(84.8%)
职称晋升与否	是	727(39.4%)	631(42.3%)	41(31.3%)	55(24.7%)
	否	1 120(60.6%)	862(57.7%)	90(68.7%)	168(75.3%)

　　注:部分医务人员未对该问题作出回答。

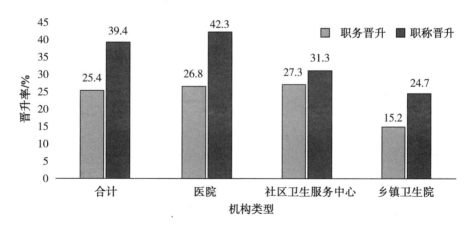

图 19-2-1　西藏自治区不同机构医务人员近五年职称、职务晋升比例比较

二、培训情况

　　各级医疗机构医务人员在上级医院接受过阶段性培训的比例均为30%～40%,社区卫生服务中心医务人员的该比例数值较低;而在过去一年内接受相关课程培训的比例在

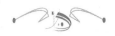
社区卫生服务中心最大。详见表19-2-2。平均在上级医院培训进修2.9个月,平均课程培训天数为5.5天。如图19-2-2所示,除了社区卫生服务中心,其余两个机构的两种培训形式的比例比较接近。这可能与社区卫生服务中心多在城市内,加之其承担公共卫生服务等任务较重,无法派出人员到上一级医院接受长期的培训,而由于地理交通等优势,方便请人到服务中心开展相关培训的情况有关。

表 19-2-2　　　　　不同机构被调查医务人员接受培训情况构成

培训情况		合计	医院	社区卫生服务中心	乡镇卫生院
在上一级医院接受在职培训与否	是	708(37.9%)	576(38.2%)	46(32.9%)	86(38.9%)
	否	1 160(62.1%)	931(61.8%)	94(67.1%)	135(61.1%)
过去一年内接受课程相关培训与否	是	714(38.7%)	578(38.8%)	56(41.5%)	80(36.2%)
	否	1 133(61.3%)	913(61.2%)	79(58.5%)	141(63.8%)

注:部分医务人员未对该问题作出回答。

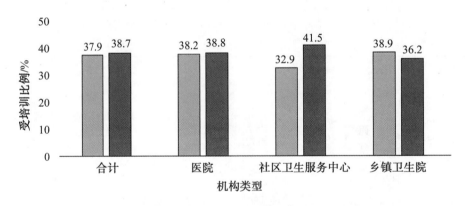

图 19-2-2　西藏自治区不同机构医务人员接受培训比例比较

三、工作量

每周工作时间、每月值班次数、医生和护士的接诊时间、患者和床位均为偏态分布,以上指标我们使用了均数±标准差($X \pm SD$)、中位数和极值来做描述。对各机构的医务人员平均工作量之间进行了比较;对各个计数变量进行了分段整理后,在不同医疗机构之间作了比较分析。分析结果如下:

(一)每周工作时间

被调查医务人员每周平均工作时间为50.6小时(50.6±18.2),中位数为48小时,

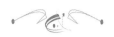

最大 149 小时,最少 20 小时。医院医务人员的每周平均工作时间最长,其次为乡镇卫生院,社区卫生服务中心最短,不同机构间每周平均工作时间有统计学差异($p<0.05$,见表 19-2-3)。如表 19-2-4 所示,以每天 8 小时工作制一周 40 小时作为分界,所有机构的医务人员每周工作时间超过 40 小时的比例均超过 60%,乡镇卫生院医务人员该比例达到 69.9%,机构间差异有统计学意义($p<0.05$)。可见,西藏乡镇卫生院大多数医生每周工作负荷比较重。

(二)每月到单位夜班次数

被调查医务人员每月平均在单位值夜班的次数约为 6 次(5.8±4.9),中位数为 5 次,最大 30 次,最少 0 次。医院值班均数最高,社区卫生服务中心最低,不同机构间差异有统计学意义($p<0.05$)。以每月 8 次值班(一周两次)计,比较医疗机构间每月在单位值夜班情况发现,同样医院值班超过 8 次的比例最高,卫生服务中心最低,差异具有统计学意义($p<0.05$)。详见表 19-2-3 和表 19-2-4。

(三)医生工作量

被调查医生最近一日的平均门诊接诊时间为 5.9 小时(5.9±2.7),中位数为 6 小时,最大 18 小时,最少 0 小时;平均接诊患者 26 人(26.2±25.1),中位数为 20 人,最大 151 人,最少 0 人。医生门诊接诊时间在医疗机构间相近,以 8 小时作为界线的比较亦在各医疗机构间无统计学差异。最近一日门诊接诊患者数以 20 人为界线,比较三种医疗卫生机构的医生日接诊患者数发现,医院医生接诊 20 个以上患者的比例最高,其次为社区卫生服务中心,乡镇卫生院最低,机构间差异有统计学意义($p<0.05$)。基层医生工作负担低于综合性医院的医生。相关数据详见表 19-2-4。

(四)护士工作量

被调查护士最近一日平均每个患者的护理时间为 4.2 小时(4.2±4.3),中位数为 3 小时,最多 24 小时,最少 0 小时;平均需要护理的患者为 12 人(12.0±12.5),中位数为 8 人,最多 98 人,最少 0 人。从表 19-2-3 可见,护士需要护理的平均床位张数医院最高,达到 13.5 张,乡镇卫生院最低,仅有 3.8 张;而护理每位患者所需平均时间乡镇卫生院最高,医院次之,社区卫生服务中心最低,以上两个指标在不同医疗机构间差异有统计学意义($p<0.05$)。以"日管床数"8 张为界线计算,一半以上的医院护士"日管床数"超过 8 张,仅有 23.1% 的社区卫生服务中心护士和 7.9% 的乡镇卫生院护士"日管床数"超过 8 张;三家医疗机构的 2/3 左右的护士平均每日护理患者的时间超过 1 个小时。详见表 19-2-4。

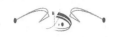

表 19-2-3　　　　　　　　　不同机构被调查医务人员平均工作量(均数)

工作量	合计	医院	社区卫生服务中心	乡镇卫生院	p 值*
医务人员平均每周工作时间/小时	50.6	51.3	47.1	48.2	0.005
医务人员平均每月夜班/次数	5.8	6.0	4.7	5.1	0.004
医生最近一日接诊工作时间/小时	5.9	5.9	5.8	5.8	0.931
医生最近一日接诊人数/人	26.2	27.8	26.8	18.7	<0.01
护士最近一日需要护理的床位/张	12.0	13.5	8.3	3.8	<0.01
护士最近一日平均每个患者的护理时间/小时	4.2	4.2	3.5	4.4	<0.01

注:＊为克鲁斯卡尔-沃利斯(Kruskal-Wallis)检验,p<0.05 为有统计学意义。

表 19-2-4　　　　　　　　　不同机构被调查医务人员工作量比较

工作量		合计	医院	社区卫生服务中心	乡镇卫生院	p 值*
医务人员平均每周工作时间	≤40 小时	709(38.7%)	588(39.9%)	52(39.4%)	69(30.1%)	0.018
	>40 小时	1 124(61.3%)	884(60.1%)	80(60.6%)	160(69.9%)	
医务人员平均每月夜班时间	≤8 次	1 255(76.2%)	998(74.5%)	111(87.4%)	146(80.7%)	0.002
	>8 次	392(23.8%)	341(25.5%)	16(12.6%)	35(19.3%)	
医生最近一日门诊接诊时间	≤8 小时	936(91.9%)	704(91.8%)	74(91.4%)	158(92.9%)	0.864
	>8 小时	82(8.1%)	63(8.2%)	7(8.6%)	12(7.1%)	
医生最近一日门诊接诊人数	20 人以内	577(57.6%)	407(53.8%)	48(60.8%)	122(73.1%)	<0.001
	>20 人	425(42.4%)	349(46.2%)	31(39.2%)	45(26.9%)	
护士最近一日需要护理的床位数	≤8 张	290(53.6%)	202(46)	30(76.9%)	58(92.1%)	<0.001
	>8 张	251(46.4%)	237(54%)	9(23.1%)	5(7.9%)	
护士最近一日平均每个患者的护理时间	≤1 小时	170(33.9%)	132(33.6%)	13(31.0%)	25(37.9%)	0.724
	>1 小时	331(66.1%)	261(66.4%)	29(69.0%)	41(62.1%)	

注:＊为卡方检验,p<0.05 为有统计学意义;部分医务人员未对该问题作出回答。

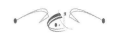

第三节　多点执业情况

一、多点行医率

在 1 910 名被调查医务人员中,仅有 115 名是多点执业,整体多点行医率仅为 6.0%。其中,有 58 名被调查医务人员的第一执业机构是样本点医院/社区卫生服务中心/乡镇卫生院。多点行医主要集中在医院(77.4%),社区卫生服务中心和乡镇卫生院分别占11.3% 和 11.3%。

二、多点执业机构类型

西藏被调查医务人员多点执业的机构主要是公立区县属医院(36.8%),其次为公立卫生部门所属医院(28.4%),再次分别为其他类型的医院(18.9%)、公立省市属医院(9.5%)、民营非营利医院(5.3%),民营营利医院所占比例最低(1.1%)。医院和社区卫生服务中心的该比例与总体类似,乡镇卫生院医生多点执业机构主要在公立医院。详见表19-3-1。

表 19-3-1　　　　　不同机构被调查医务人员多点执业机构类型

多点执业机构类型	合计	医院	社区卫生服务中心	乡镇卫生院
公立(卫计委属)	27(28.4%)	20(27.4%)	3(25%)	4(40.0%)
公立省市属	9(9.5%)	8(11.0%)	0(0.0)	1(10.0%)
公立区县属	35(36.8%)	28(38.4%)	7(58.3%)	0(0.0)
民营非营利	5(5.3%)	3(4.1%)	2(16.7%)	0(0.0)
民营营利	1(1.1%)	1(1.4%)	0(0.0)	0(0.0)
其他	18(18.9%)	13(17.7%)	0(0.0)	5(50.0%)

三、多点执业专科类型

西藏被调查医生多点行医者多点执业专业类型以综合为主(50.5%),其次是专科(26.9%),藏医最低(22.6%)。

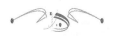

第四节 基层医务人员公共卫生服务情况

第六次卫生服务调查首次在个人基本情况表单独设置了针对基层医护人员的四个题目。本调查共计 379 名基层医护人员回答了针对基层医生和护士的四个问题。以下从基层公共卫生工作时间占比和参与公共卫生工作内容两方面进行分析。

一、基层公共卫生工作时间占比

被调查地区基层医生和护士固定为患者看病的时间平均比例,乡镇卫生院高于社区卫生服务中心,而社区卫生服务中心医护人员认为预防服务或行为建议内容占与患者交流的全部时间比和公共卫生工作占全部工作的平均时间比例略高于乡镇卫生院。可见,社区卫生服务中心医务人员承担着城镇地区较大的基本公共卫生服务工作。详见表 19-4-1。

表 19-4-1   **基层医务人员公共卫生服务占全部工作的比例**

项目	社区卫生服务中心（均数）	乡镇卫生院（均数）
固定为患者看病的时间比(0～100%)	35.0	42.8
预防服务或行为建议内容占与患者交流的全部时间比(0～100%)	54.9	52.4
公共卫生工作占全部工作时间比(0～100%)	67.3	55.4

如表 19-4-2 所示,按不同的地市比较可见,被调查地区在有社区卫生服务中心的地市固定来看病的患者的平均比例在林芝市最高(60.0%),山南市的医护人员认为预防服务或行为建议内容占全部与患者交流时间的比例和公共卫生工作占全部工作的平均时间比例最高,分别为 81.7% 和 84.0%。乡镇卫生院有固定患者来看病的比例在那曲市最高(71.7%),其次为阿里地区(53.3%),其他地市的该比例较为接近,均为 36.0%～43.0%。林芝市的乡镇卫生院医务人员认为预防服务或行为建议内容占全部与患者交流时间的比例和公共卫生工作占全部工作的平均时间比例最高,分别为 72.2% 和 73.9%。

由于卫生服务供方力量薄弱,加之那曲市和阿里地区卫生服务半径较大,医疗卫生服务可及性相对较差,患者可能高度依赖乡镇卫生院。如上述数据所示,两个地市固定患者比例较高。

山南市近年来在全区范围内以较大的力度推行基本公共卫生服务基本政策,取得了

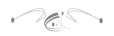

显著的成绩。该市的基层医疗卫生机构特别是社区卫生服务中心(承担该职责的卫生机构)的医务人员超过 80.0％的工作时间利用在了公共卫生服务工作上面可能印证了山南市在推行国家基本公共卫生政策方面的决心和成绩。

表 19-4-2　　2018 年西藏分地市基层医务人员公共卫生服务占全部工作的比例

机构	地市	基层公共卫生工作时间占比		
		固定为患者看病的时间比(0～100％)	预防服务或行为建议内容占全部与患者交流时间比(0～100％)	公共卫生工作占全部工作时间比(0～100％)
社区卫生服务中心	拉萨市	36.2	46.8	63.7
	日喀则市	20.0	61.3	67.5
	山南市	54.6	81.7	84.0
	林芝市	60.0	55.0	70.0
乡镇卫生院	拉萨市	39.7	53.0	65.8
	日喀则市	36.5	56.6	55.7
	山南市	37.7	58.3	44.7
	林芝市	42.8	72.2	73.9
	昌都市	38.5	44.9	52.3
	那曲市	71.7	63.3	61.6
	阿里地区	53.3	44.9	46.9

二、参与公共卫生工作内容

被调查的基层医务人员中,有 63.6％的基层医生护士应答了该题。从图 19-4-1 可见,乡镇卫生院医护人员参与卫生计生监督协办、精神病患者管理、预防接种、健康档案更新管理和孕产妇或儿童管理的比例较高,传染病报告和管理、慢性病和老年人随访和健康教育紧随其后;而社区卫生服务中心的医护人员参与慢性病和老年人随访和其他公共卫生服务的比例最高。说明了城乡基层卫生机构的医护人员参与公共卫生工作的侧重点有所不同,这也体现了西藏城乡基层医护人员的重点工作领域。

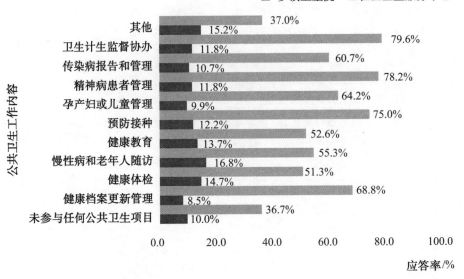

图 19-4-1　西藏基层医护人员 2018 年日常参与公共卫生工作内容情况

第二十章　医务人员的基本工作状况

第一节　医务人员的工作特征

本次调查的医务人员工作特征包括工作意义和工作负荷,其中工作负荷分为工作时间内工作负荷和工作时间外工作负荷,另外有单独针对基层医生的工作特征的 3 个条目,总计 17 个条目,所有条目均设置 4 个答案,分别为"完全不同意""不同意""同意""完全同意"。

对有关基层医生工作特征的 3 个条目分别计分,第一个条目为"公共卫生工作占据太多工作时间,影响了我临床诊疗工作的开展",得分越高表示公共卫生工作对临床诊疗影响越大;第二个条目为"我目前接受的教育和培训,让我储备了足够知识为社区居民常见病提供预防、治疗和管理的连续型服务",得分越高表示基层培训对知识储备的作用越大;第三个条目为"基层医生需要更注重维持和管理好社区居民的健康,而非仅仅治疗好疾病",得分越高表示基层医生越重视社区居民的预防保健。

一、工作意义

1. 工作意义的整体情况分析

工作意义涉及三个条目,分别为"我的工作会对他人的生活或幸福产生较大影响""我工作完成得好坏对很多人产生影响""我的工作很有意义,非常重要"。调查显示,认为"工作对他人生活产生影响"的医务人员比例为 83.3%(同意的比例和完全同意的比例之和);认为"工作完成得好坏对很多人产生影响"的比例为 91.6%;认为"我的工作很有意义"的比例为 96.5%,在三个条目中占比最高。详见表 20-1-1。

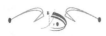

表 20-1-1　　　　　　　　　　被调查医务人员对工作意义的感觉体会

条目	感觉体会	人数	比例/%
工作对他人生活产生影响	完全不同意	123	6.5
	不同意	195	10.3
	同意	1 011	53.4
	完全同意	566	29.9
工作完成得好坏对很多人产生影响	完全不同意	40	2.1
	不同意	120	6.3
	同意	877	46.2
	完全同意	863	45.4
我的工作很有意义	完全不同意	19	1.0
	不同意	47	2.5
	同意	781	41.0
	完全同意	1 058	55.5

2. 工作意义评价的构成情况分析

不同性别的医务人员对工作意义的认识接近,均有超过 96.0％的医务人员认为工作有意义;从不同年龄段分析,小于 25 岁的医务人员认为自己工作有意义的占比最高,达到 97.4％,大于 45 岁的医务人员占比最低,为 94.0％,但是无明显差异;无论在婚或不在婚,均为认为工作有意义的医务人员比例远远大于认为工作无意义的医务人员,其中在婚的比例(96.6％)略高于不在婚比例(96.1％);在对工作意义的认识上,不同学历的医务人员中,硕士或博士研究生全部认为工作有意义,比例达 100.0％,其次占比较高的为大专以下医务人员,不同学历医务人员间认为工作有意义的构成无明显差异;不同职称医务人员认为工作有意义的构成也无明显差异,其中高级职称的医务人员占比最高,达 97.9％,师(初)级职称的医务人员占比最低,为 95.7％;不同执业资格的医务人员中,执业助理医师认为工作有意义的占比最大,达到 97.2％;不同机构的医务工作人员中,乡镇卫生院认为工作有意义的占比最高,达到 97.4％,其次为社区卫生服务中心和医院,分别为 96.4％和 96.2％,差异无明显意义;医务工作人员无论在编(96.5％)或不在编(96.2％),均为同意工作有意义的医务人员远远多于认为工作无意义的医务人员;分不同科室进行比较,儿科医务人员认为工作有意义的占比(98.8％)最高,其次分别为中医科(98.7％)和药剂科(98.2％),放射科占比最低,是唯一低于 90.0％的科室,为 89.1％;具有行政管理职务的医务人员中,担任副院长、中心副主任职务的医务人员全部认为工作有意义,担任院长、中心主任职务的医务人员有 92.4％认为工作有意义,占比最低,但差异不明显;工作年限大于 30 年的医务人员全部认为工作有意义,其次为工作 5～9 年的医务人员,占比达到 97.8％,工作 20～29 年的占比最低,为 93.8％,构成无明显差异;

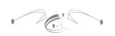

在现机构工作年限方面,构成大体一致;不同地市认为工作有意义的医务人员,林芝市占比最高,达98.8%,其次为拉萨市(97.2%),日喀则市最低,为94.9%,但无明显差异。详见表20-1-2。

表 20-1-2 医务人员工作意义评价的构成情况

项目		不同意	同意
		人数(%)	人数(%)
性别	男	20(3.2)	611(96.8)
	女	48(3.8)	1 208(96.2)
年龄段/岁	<25	11(2.6)	411(97.4)
	25~	31(3.7)	816(96.3)
	35~	16(3.5)	436(96.5)
	45~	10(6.0)	156(94.0)
婚姻状况	不在婚	28(3.9)	699(96.1)
	在婚	40(3.4)	1 120(96.6)
学历	硕士或博士研究生	0(0.0)	52(100.0)
	本科	35(3.6)	925(96.4)
	大专	26(4.1)	613(95.9)
	大专以下	7(3.0)	229(97.0)
职称	高级	2(2.1)	94(97.9)
	中级	13(3.7)	337(96.3)
	师(初)级	28(4.3)	621(95.7)
	士级	12(3.5)	334(96.5)
	无职称	13(2.9)	433(97.1)
资格	执业医师	20(3.7)	527(96.3)
	执业助理医师	5(2.8)	171(97.2)
	中医执业(助理)医师	5(4.0)	121(96.0)
	注册护士	14(2.9)	462(97.1)
	其他	24(4.3)	538(95.7)
机构类型	医院	57(3.8)	1 459(96.2)
	社区卫生服务中心	5(3.6)	134(96.4)
	乡镇卫生院	6(2.6)	226(97.4)

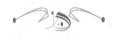

续表

项目		不同意	同意
		人数（%）	人数（%）
是否编制	是	51(3.5)	1 427(96.5)
	否	13(3.8)	328(96.2)
	不知道	4(5.9)	64(94.1)
所在科室	内科	10(3.3)	297(96.7)
	外科	8(3.4)	229(96.6)
	妇产科	7(3.6)	188(96.4)
	儿科	1(1.2)	82(98.8)
	中医科	1(1.3)	78(98.7)
	药剂科	2(1.8)	110(98.2)
	放射科	7(10.9)	57(89.1)
	预防保健科（公共卫生）	2(3.6)	54(96.4)
	其他	29(3.9)	709(96.1)
行政管理职务	院长、中心主任	5(7.6)	61(92.4)
	副院长、中心副主任	0(0.0)	51(100.0)
	科室主任	7(3.6)	186(96.4)
	科室副主任	5(5.0)	96(95.0)
	护士长	4(3.4)	112(96.6)
	无管理职务	47(3.5)	1 313(96.5)
工作年限/年	<5	30(3.8)	762(96.2)
	5～	9(2.2)	402(97.8)
	10～	15(3.4)	429(96.6)
	20～	14(6.2)	211(93.8)
	30～	0(0.0)	15(100.0)
现机构工作年限/年	<5	39(3.8)	997(96.2)
	5～	9(2.8)	309(97.2)
	10～	7(2.3)	299(97.7)
	20～	12(7.8)	142(92.2)
	30～	0(0.0)	12(100.0)

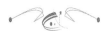

续表

项目		不同意	同意
		人数（%）	人数（%）
地市	拉萨市	6(2.8)	206(97.2)
	日喀则市	17(5.1)	318(94.9)
	山南市	10(5.0)	191(95.0)
	林芝市	2(1.2)	171(98.8)
	昌都市	17(3.1)	531(96.9)
	那曲市	8(3.4)	229(96.6)
	阿里地区	8(4.4)	173(95.6)
	合计	68(3.6)	1 819(96.4)

二、工作负荷

（一）工作时间内工作负荷

1. 工作时间内工作负荷的整体情况分析

工作时间内工作负荷涉及 7 个条目，评分范围为 7～28 分，以 14 分为界线，7～14 分为负荷小，15～28 分为负荷大。调查显示，98.9% 的医务人员认为自己在工作时间内的工作负荷大；97.2% 的人认为自己在工作时需要集中注意力，在 7 个条目中认为负荷大的占比最高；其次为认为在工作中必须承担很多责任的条目，有 96.5% 的医务人员认为负荷大；认为工作常常被打断或受到干扰的占比最低，为 59.4%。详见表 20-1-3。

表 20-1-3　　　　　医务人员对工作时间内工作负荷的感觉体会

条目	感觉体会	人数	比例/%
需要集中注意力	完全不同意	28	1.5
	不同意	26	1.4
	同意	691	36.3
	完全同意	1 161	60.9
对工作能力有要求	完全不同意	22	1.2
	不同意	55	2.9
	同意	899	47.2
	完全同意	927	48.7

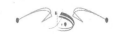

续表

条目	感觉体会	人数	比例/%
我必须承担很多责任	完全不同意	19	1.0
	不同意	48	2.5
	同意	749	39.4
	完全同意	1 087	57.1
一直有时间上的压力	完全不同意	39	2.0
	不同意	257	13.5
	同意	985	51.7
	完全同意	624	32.8
常常被打断或受到干扰	完全不同意	108	5.7
	不同意	660	34.9
	同意	818	43.2
	完全同意	307	16.2
工作负担越来越重	完全不同意	35	1.8
	不同意	321	16.9
	同意	954	50.2
	完全同意	591	31.1
因工作上的压力而烦躁	完全不同意	97	5.1
	不同意	635	33.4
	同意	772	40.6
	完全同意	396	20.8

2. 工作时间内工作负荷评价的构成情况分析

不同性别的医务人员对工作时间内工作负荷的感受接近,有98.5%的男性认为工作时间内的工作负荷大,女性达99.0%;从不同年龄段来分析,25～34岁的医务人员认为自己工作时间内工作负荷大的占比最高,达到99.2%,大于45岁的医务人员占比最低,为96.9%,但是无明显差异;无论在婚或不在婚,均为认为工作时间内工作负荷大的医务人员比例远远高于认为工作负荷小的医务人员,其中不在婚的比例(99.4%)略高于在婚的比例(98.5%);不同学历的医务人员中,硕士或博士研究生全部认为工作时间内工作负荷大,比例达100.0%,其次占比较高的为大专(99.2%),不同学历医务人员间认为工作时间内工作负荷大的构成无明显差异;不同职称医务人员认为工作时间内工作负荷大的构成也无明显差异,其中士级职称的医务人员占比最高,达99.4%;不同执业资格的医务人员中,注册护士认为工作时间内工作负荷大的占比最大,达到99.6%,中医执业(助

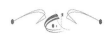

理)医师占比最低,为98.4%,差异无统计学差异;不同机构的医务工作人员中,医院认为工作时间内工作负荷大的占比最高,达到99.0%,其次为乡镇卫生院和社区卫生服务中心,分别为98.7%和97.8%,差异无明显意义;医务工作人员无论在编(99.1%)或不在编(98.5%),均为同意工作时间内工作负荷大的医务人员远远多于认为工作时间内工作负荷小的医务人员;分不同科室进行比较,外科、儿科、药剂科医务人员全部认为工作时间内工作负荷大,放射科占比最低,为92.1%,其余科室均为98.0%~100.0%;具有行政管理职务的医务人员中,担任副院长、中心副主任和护士长职务的医务人员全部认为工作时间内工作负荷大,担任院长、中心主任职务的医务人员有92.6%认为工作时间内工作负荷大,占比最低;工作年限小于5年的医务人员认为工作时间内工作负荷大的比例最高,达99.2%,工作年限大于30年的医务人员占比最低,为93.3%,构成无明显差异;在现机构工作年限方面,略有不同,在现机构工作10~19年的医务人员认为工作时间内工作负荷大的占比最高,为99.4%,工作大于30年的占比最低,为90.9%;不同地市认为工作时间内工作负荷大的医务人员中,阿里地区占比最高,达100.0%,其次为拉萨市和山南市(99.5%),那曲市最低,为97.0%,但无明显差异。详见表20-1-4。

表 20-1-4　　　　　　　　医务人员工作时间内工作负荷评价的构成情况

项目		不同意	同意
		人数(%)	人数(%)
性别	男	9(1.5)	611(98.5)
	女	12(1.0)	1 237(99.0)
年龄段/岁	<25	5(1.2)	413(98.8)
	25~	7(0.8)	830(99.2)
	35~	4(0.9)	448(99.1)
	45~	5(3.1)	157(96.9)
婚姻状况	不在婚	4(0.6)	714(99.4)
	在婚	17(1.5)	1 134(98.5)
学历	硕士或博士研究生	0(0.0)	50(100.0)
	本科	12(1.3)	937(98.7)
	大专	5(0.8)	634(99.2)
	大专以下	4(1.7)	227(98.3)

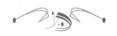

续表

项目		不同意	同意
		人数（%）	人数（%）
职称	高级	1(1.0)	95(99.0)
	中级	3(0.9)	342(99.1)
	师(初)级	7(1.1)	641(98.9)
	士级	2(0.6)	340(99.4)
	无职称	8(1.8)	430(98.2)
资格	执业医师	8(1.5)	532(98.5)
	执业助理医师	2(1.1)	175(98.9)
	中医执业(助理)医师	2(1.6)	123(98.4)
	注册护士	2(0.4)	471(99.6)
	其他	7(1.3)	547(98.7)
机构类型	医院	15(1.0)	1 487(99.0)
	社区卫生服务中心	3(2.2)	136(97.8)
	乡镇卫生院	3(1.3)	225(98.7)
是否编制*	是	13(0.9)	1 450(99.1)
	否	5(1.5)	334(98.5)
	不知道	3(4.5)	64(95.5)
所在科室*	内科	1(0.3)	303(99.7)
	外科	0(0.0)	235(100.0)
	妇产科	3(1.5)	191(98.5)
	儿科	0(0.0)	83(100.0)
	中医科	1(1.3)	76(98.7)
	药剂科	0(0.0)	108(100.0)
	放射科	5(7.9)	58(92.1)
	预防保健科(公共卫生)	1(1.9)	52(98.1)
	其他	10(1.4)	726(98.6)

续表

项目		不同意	同意
		人数(%)	人数(%)
行政管理职务*	院长、中心主任	5(7.4)	63(92.6)
	副院长、中心副主任	0(0.0)	50(100.0)
	科室主任	2(1.1)	188(98.9)
	科室副主任	2(2.0)	97(98.0)
	护士长	0(0.0)	112(100.0)
	无管理职务	12(0.9)	1 338(99.1)
工作年限/年	<5	6(0.8)	776(99.2)
	5～	7(1.7)	397(98.3)
	10～	4(0.9)	443(99.1)
	20～	3(1.4)	218(98.6)
	30～	1(6.7)	14(93.3)
现机构工作年限*/年	<5	11(1.1)	1 013(98.9)
	5～	4(1.3)	307(98.7)
	10～	2(0.6)	307(99.4)
	20～	3(2.0)	148(98.0)
	30～	1(9.1)	10(90.9)
地市	拉萨市	1(0.5)	205(99.5)
	日喀则市	6(1.8)	323(98.2)
	山南市	1(0.5)	201(99.5)
	林芝市	1(0.6)	171(99.4)
	昌都市	5(0.9)	541(99.1)
	那曲市	7(3.0)	228(97.0)
	阿里地区	0(0.0)	179(100.0)
	合计	21(1.1)	1 848(98.9)

注：* $p < 0.05$。

（二）工作时间外工作负荷

1. 工作时间外工作负荷的整体情况分析

工作时间外工作负荷涉及 4 个条目，评分范围为 4～16 分，以 8 分为界限，4～8 分为负荷小，9～16 分为负荷大。调查显示，96.0% 的医务人员认为自己在工作时间外的工作负荷大，略低于工作时间内的工作负荷。其中，86.9% 的人认为自己工作没做完晚上就会睡不好,在 4 个条目中认为负荷大的占比最高;其次为睡觉还想着工作的条目,有 82.1% 的医务人员认为负荷大;认为回家后不能放松的占比最低,为 43.6%。详见表 20-1-5。

表 20-1-5   医务人员对工作时间外工作负荷的感觉体会

条目	感觉体会	人数	比例/%
回家不能放松	完全不同意	241	12.7
	不同意	832	43.7
	同意	689	36.2
	完全同意	141	7.4
我为工作牺牲太多	完全不同意	56	3.0
	不同意	446	23.5
	同意	980	51.7
	完全同意	414	21.8
睡觉想着工作	完全不同意	39	2.0
	不同意	303	15.9
	同意	1 139	59.9
	完全同意	422	22.2
工作没做完晚上睡不好	完全不同意	37	2.0
	不同意	210	11.2
	同意	1 074	57.1
	完全同意	561	29.8

2. 工作时间外工作负荷评价的构成情况分析

不同性别的医务人员对工作时间外工作负荷的感受接近,女性认为工作时间外工作负荷大的比例(96.8%)略高于男性(94.5%);从不同年龄段来分析,25～34 岁的医务人员认为自己工作时间外工作负荷大的占比最高,达到 99.2%,大于 45 岁的医务人员占比最低,为 96.9%,但是无明显差异;无论在婚或不在婚,均为认为工作时间外工作负荷大的医务人员比例远远高于认为工作负荷小的医务人员比例,其中在婚的比例(97.0%)略高于不在婚的比例(94.4%);不同学历的医务人员中,硕士或博士研究生全部认为工作时间外工作负荷大,比例达 100.0%,其次占比较高的为大专以下(97.4%),不同学历医务人员间认为工作时间外工作负荷大的构成无明显差异;不同职称医务人员认为工作时间外工作负荷大的构成也无明显差异,其中师(初)级职称的医务人员占比最高,达 96.9%;不同执业资格的医务人员中,执业助理医师认为工作时间外工作负荷大的占比

最大,达到98.3％,"其他"医师占比最低,为95.2％,差异并不明显;不同机构的医务工作人员中,乡镇卫生院和医院认为工作时间外工作负荷大的占比最高,分别为96.6％和96.5％,社区卫生服务中心占比略低,为90.1％,差异无明显意义;医务工作人员无论在编(96.5％)或不在编(95.2％),均为认为工作时间外工作负荷大的医务人员远远多于认为工作时间外工作负荷小的医务人员;分不同科室进行比较,外科、中医科医务人员认为工作时间外工作负荷大的占比最高,均达98.7％,放射科和预防保健科占比最低,分别为85.7％和85.2％;具有行政管理职务的医务人员中,担任副院长、中心副主任职务的医务人员全部认为工作时间外工作负荷大,担任院长、中心主任职务的医务人员有92.6％认为工作时间外工作负荷大,占比最低,但差异不明显;工作年限20～29年的医务人员认为工作时间外工作负荷大的比例最高,达97.7％,工作年限大于30年的医务人员占比最低,为93.3％,构成无明显差异;在现机构工作年限方面,构成情况相似;不同地市认为工作时间外工作负荷大的医务人员中,拉萨市占比最高,达99.0％,其次为山南市(98.0％),那曲市最低,为93.5％,但无明显差异。详见表20-1-6。

表 20-1-6　　　　　　　医务人员工作时间外工作负荷评价的构成情况

项目		不同意	同意
		人数(％)	人数(％)
性别	男	34(5.5)	589(94.5)
	女	40(3.2)	1 198(96.8)
年龄段/岁	<25	5(1.2)	413(98.8)
	25～	7(0.8)	830(99.2)
	35～	4(0.9)	448(99.1)
	45～	5(3.1)	157(96.9)
婚姻状况	不在婚	40(5.6)	671(94.4)
	在婚	34(3.0)	1 116(97.0)
学历	硕士或博士研究生	0(0.0)	52(100.0)
	本科	42(4.4)	911(95.6)
	大专	26(4.1)	601(95.9)
	大专以下	6(2.6)	223(97.4)

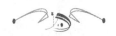

续表

项目		不同意	同意
		人数（％）	人数（％）
职称	高级	4(4.2)	92(95.8)
	中级	13(3.7)	336(96.3)
	师（初）级	20(3.1)	630(96.9)
	士级	12(3.7)	316(96.3)
	无职称	25(5.7)	413(94.3)
资格	执业医师	22(4.0)	524(96.0)
	执业助理医师	3(1.7)	174(98.3)
	中医执业（助理）医师	3(2.4)	121(97.6)
	注册护士	20(4.3)	447(95.7)
	其他	26(4.8)	521(95.2)
机构类型	医院	52(3.5)	1 436(96.5)
	社区卫生服务中心	14(9.9)	127(90.1)
	乡镇卫生院	8(3.4)	224(96.6)
是否编制	是	51(3.5)	1 406(96.5)
	否	16(4.8)	320(95.2)
	不知道	7(10.3)	61(89.7)
所在科室*	内科	12(3.9)	295(96.1)
	外科	3(1.3)	229(98.7)
	妇产科	5(2.6)	189(97.4)
	儿科	2(2.5)	79(97.5)
	中医科	1(1.3)	78(98.7)
	药剂科	6(5.6)	102(94.4)
	放射科	9(14.3)	54(85.7)
	预防保健科（公共卫生）	8(14.8)	46(85.2)
	其他	27(3.7)	701(96.3)

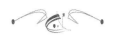

续表

项目		不同意	同意
		人数(%)	人数(%)
行政管理职务	院长、中心主任	5(7.4)	63(92.6)
	副院长、中心副主任	0(0.0)	51(100.0)
	科室主任	6(3.1)	189(96.9)
	科室副主任	2(2.0)	98(98.0)
	护士长	1(0.9)	111(99.1)
	无管理职务	60(4.5)	1 275(95.5)
工作年限/年	<5	43(5.6)	731(94.4)
	5~	14(3.4)	393(96.6)
	10~	11(2.5)	432(97.5)
	20~	5(2.3)	217(97.7)
	30~	1(6.7)	14(93.3)
现机构工作年限/年	<5	55(5.4)	963(94.6)
	5~	6(1.9)	305(98.1)
	10~	6(1.9)	302(98.1)
	20~	4(2.6)	148(97.4)
	30~	1(8.3)	11(91.7)
地市	拉萨市	2(1.0)	206(99.0)
	日喀则市	19(5.9)	305(94.1)
	山南市	4(2.0)	198(98.0)
	林芝市	4(2.3)	167(97.7)
	昌都市	20(3.7)	521(96.3)
	那曲市	15(6.5)	216(93.5)
	阿里地区	10(5.4)	174(94.6)
	合计	74(4.0)	1 787(96.0)

注：* $p < 0.05$。

三、基层医生工作特征

1. 基层医生工作特征基本情况

本次调查增加了对基层医生的 3 个条目,分别为公共卫生工作是否影响临床诊疗的开展、基层培训是否储备足够知识以提供服务、基层医生是否需要更注重维持和管理好

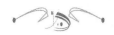

社区居民的健康。各个条目中选择同意的占比最大,选择完全不同意的占比最小。第三个条目选择同意和完全同意的基层医生占比最高,为90.0%,第二个条目选择同意和完全同意的基层医生占比77.1%,第一个条目中选择同意和完全同意的基层医生占比最低,为69.0%,均为同意者多于不同意者。详见表20-1-7。

表 20-1-7　　　　　　　　　　基层医务人员对临床工作的感觉体会

条目	感觉体会	人数	比例/%
基层公卫影响临床诊疗	完全不同意	16	3.0
	不同意	149	28.0
	同意	273	51.2
	完全同意	95	17.8
基层培训储备足够知识	完全不同意	17	3.4
	不同意	98	19.5
	同意	308	61.2
	完全同意	80	15.9
基层需要关心居民健康	完全不同意	11	2.2
	不同意	39	7.8
	同意	295	59.4
	完全同意	152	30.6

2. 基层医生对公共卫生工作的感觉体会

不同性别的基层医生,男性同意公共卫生工作影响临床诊疗的占比(74.4%)高于女性(66.2%),其中选择同意或完全同意的比例均为男性高于女性;分年龄段比较,35~44岁选择同意的比例最高,为58.0%,45岁以上选择同意的比例最低(41.3%),但选择完全同意的比例最高(28.3%),合计为35~44岁的基层医生认为公共卫生工作会对临床诊疗产生影响的占比最高(73.1%);不同地市的比较,拉萨市的基层医生选择同意的比例最高,远高于其他地市,占比73.5%,林芝市最低,为34.5%,但林芝选择完全同意的比例最高,为32.8%,合计显示认为公共卫生工作会对临床诊疗产生影响的医生占比拉萨市远高于其他地市,为82.7%,阿里地区最低,为59.6%。详见表20-1-8。

表 20-1-8　　　　　　　基层医生对公卫影响临床诊疗评价的构成情况

项目		完全不同意	不同意	同意	完全同意
		人数(%)	人数(%)	人数(%)	人数(%)
性别	男	8(4.4)	38(21.1)	96(53.3)	38(21.1)
	女	8(2.3)	111(31.4)	177(50.1)	57(16.1)

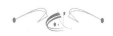

续表

项目		完全不同意	不同意	同意	完全同意
		人数（%）	人数（%）	人数（%）	人数（%）
年龄段/岁	＜25	3(3.2)	30(32.3)	43(46.2)	17(18.3)
	25～	7(2.5)	79(28.7)	142(51.6)	47(17.1)
	35～	5(4.2)	27(22.7)	69(58.0)	18(15.1)
	45～	1(2.2)	13(28.3)	19(41.3)	13(28.3)
地市*	拉萨市	1(1.0)	16(16.3)	72(73.5)	9(9.2)
	日喀则市	7(5.3)	44(33.3)	65(49.2)	16(12.1)
	山南市	3(4.0)	20(26.7)	38(50.7)	14(18.7)
	林芝市	1(1.7)	18(31.0)	20(34.5)	19(32.8)
	昌都市	2(3.1)	14(21.9)	29(45.3)	19(29.7)
	那曲市	0(0.0)	16(32.7)	25(51.0)	8(16.3)
	阿里地区	2(3.5)	21(36.8)	24(42.1)	10(17.5)
	合计	16(3.0)	149(28.0)	273(51.2)	95(17.8)

注：* $p < 0.05$。

3. 基层医生对教育培训的感觉体会

不同性别的基层医生，女性同意教育培训能够储备足够知识的占比（77.4%）略高于男性（76.5%）；分年龄段比较，35～44岁选择同意的比例（67.6%）最高，小于25岁选择完全同意的比例（20.0%）最高，合计为35～44岁同意的比例最高，为82.4%，25～34岁同意的比例最低（74.5%）；不同地市的比较，拉萨市的基层医生选择同意的比例最高，远高于其他地市，占比79.2%，那曲市最低，为45.8%，合计认为教育培训能够储备足够知识的医生占比也是拉萨市最高，为86.1%，山南市和那曲市最低，均为66.6%。详见表20-1-9。

表 20-1-9　　　　基层医生对培训储备足够知识评价的构成情况

项目		完全不同意	不同意	同意	完全同意
		人数（%）	人数（%）	人数（%）	人数（%）
性别	男	5(3.0)	34(20.5)	96(57.8)	31(18.7)
	女	12(3.6)	64(19.0)	212(62.9)	49(14.5)
年龄段/岁	＜25	1(1.1)	20(22.2)	51(56.7)	18(20.0)
	25～	12(4.6)	55(21.0)	155(59.2)	40(15.3)
	35～	3(2.8)	16(14.8)	73(67.6)	16(14.8)
	45～	1(2.3)	7(16.3)	29(67.4)	6(14.0)

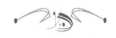

续表

项目		完全不同意	不同意	同意	完全同意
		人数（%）	人数（%）	人数（%）	人数（%）
地市*	拉萨市	3(3.0)	11(10.9)	80(79.2)	7(6.9)
	日喀则市	3(2.5)	27(22.1)	71(58.2)	21(17.2)
	山南市	4(5.8)	19(27.5)	35(50.7)	11(15.9)
	林芝市	3(5.3)	13(22.8)	29(50.9)	12(21.1)
	昌都市	1(1.9)	7(13.5)	33(63.5)	11(21.1)
	那曲市	1(2.1)	15(31.2)	22(45.8)	10(20.8)
	阿里地区	2(3.7)	6(11.1)	38(70.4)	8(14.8)
	合计	17(3.4)	98(19.5)	308(61.2)	80(15.9)

注：* $p < 0.05$。

4. 基层医生对关心社区居民的感觉体会

不同性别的基层医生，女性同意基层医生需要更加关心社区居民健康的占比（91.1%）高于男性（87.7%）；分年龄段比较，25～34 岁选择同意的比例（63.5%）最高，小于 25 岁选择完全同意的比例（36.8%）最高，合计为大于 45 岁同意的比例最高，为90.7%，小于 25 岁同意的比例最低（87.4%）；不同地市的比较，拉萨市的基层医生选择同意需要更加关心社区居民健康的比例最高，远高于其他地市，占比 72.3%，那曲市最低，为 45.7%，合计认为基层医生需要更加关心社区居民健康的医生占比林芝市最高，为96.4%，那曲市最低，为 84.8%。详见表 20-1-10。

表 20-1-10　　　　基层医生对需要关心居民健康评价的构成情况

项目		完全不同意	不同意	同意	完全同意
		人数（%）	人数（%）	人数（%）	人数（%）
性别	男	5(3.1)	15(9.3)	85(52.5)	57(35.2)
	女	6(1.8)	24(7.2)	210(62.7)	95(28.4)
年龄段/岁	<25	1(1.1)	10(11.5)	44(50.6)	32(36.8)
	25～	6(2.3)	19(7.3)	165(63.5)	70(26.9)
	35～	4(3.7)	6(5.6)	61(57.0)	36(33.6)
	45～	0(0.0)	4(9.3)	25(58.1)	14(32.6)

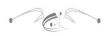

续表

项目		完全不同意	不同意	同意	完全同意
		人数(%)	人数(%)	人数(%)	人数(%)
地市*	拉萨市	0(0.0)	5(5.0)	73(72.3)	23(22.8)
	日喀则市	8(6.8)	8(6.8)	74(62.7)	28(23.7)
	山南市	1(1.4)	8(11.6)	39(56.5)	21(30.4)
	林芝市	0(0.0)	2(3.6)	32(57.1)	22(39.3)
	昌都市	0(0.0)	7(13.5)	27(51.9)	18(34.6)
	那曲市	1(2.2)	6(13.0)	21(45.7)	18(39.1)
	阿里地区	1(1.8)	3(5.5)	29(52.7)	22(40.0)
	合计	11(2.2)	39(7.8)	295(59.4)	152(30.6)

注：* $p < 0.05$。

综上，基层医生男性同意公共卫生工作影响临床诊疗的占比高于女性；女性同意教育培训能够储备足够知识的占比略高于男性；女性同意基层医生需要更加关心社区居民健康的占比高于男性；拉萨的基层医生选择同意需要更加关心社区居民健康的比例最高，远高于其他地市。

第二节　工作环境

本次调查的医务人员对工作环境有关方面的实际感受包括单位领导和同事给予应有的尊重、工作获得晋升的机会很少、工作环境变坏、工作没有保障等，一共 16 个条目。根据因子分析结果，分为 5 个维度，分别为影响工作回报的消极因素、影响工作回报的积极因素以及影响工作支持的主观正面因素、积极的单位因素和消极的制度因素。

一、工作回报

(一)影响工作回报的消极因素

影响工作回报的消极因素包括 3 个条目，分别为工作获得晋升的机会很少、曾经经历(或预料会经历)工作环境变坏和工作没有保障。根据实际感受进行评分：最低分 1 分(完全不同意)，最高分 4 分(完全同意)，从而判定工作回报程度。以 6 分为评定界限，由于使用反向评分，评分小于 6 分判定为工作回报较多，评分大于等于 6 分判定为工作回报较少。

调查发现，在工作获得晋升的机会很少、曾经经历(或预料会经历)工作环境变坏两个条目,医院、社区卫生服务中心和乡镇卫生院三种不同医疗机构间的医务人员选择比例均不同,差异有统计学意义($p<0.05$)。详见表 20-2-1。

表 20-2-1　　　　　　　　医务人员工作回报消极因素的构成情况

项目		医院	社区卫生服务中心	乡镇卫生院	p 值
		人数(%)	人数(%)	人数(%)	
工作获得晋升的机会很少	完全不同意	74(4.9)	6(4.3)	9(3.9)	0.006
	不同意	467(30.8)	36(25.5)	55(23.6)	
	同意	772(50.9)	76(53.9)	115(49.4)	
	完全同意	205(13.5)	23(16.3)	54(23.2)	
曾经经历(或预料会经历)工作环境变坏	完全不同意	103(6.8)	5(3.6)	15(6.4)	<0.001
	不同意	811(53.5)	58(41.7)	99(42.1)	
	同意	486(32.1)	67(48.2)	105(44.7)	
	完全同意	116(7.7)	9(6.5)	16(6.8)	
工作没有保障	完全不同意	327(21.4)	20(14.2)	45(19.0)	0.135
	不同意	841(55.1)	85(60.3)	127(53.6)	
	同意	274(18.0)	23(16.3)	52(21.9)	
	完全同意	83(5.4)	13(9.2)	13(5.5)	

按照工作回报程度,男性认为工作中回报较少的比例(80.0%)高于女性(72.1%)。

不同年龄段的医务人员,在 25~34 岁年龄段认为工作回报低的比例最高(71.8%),低于 25 岁的医务人员认为工作回报少的比例最低(64.6%)。

不同婚姻状况中,在婚医务人员中认为工作回报低的比例(71.8%)高于不在婚医务人员(66.2%);从评分来看,无论在婚或是不在婚的医务人员,认为工作回报高的比例均低于工作回报低的比例,差异有统计学意义($p=0.012$)。

不同学历医务人员中,本科学历所占比例最高,学历越高,认为工作回报低的比例越少;从评分来看,不同学历的医务人员,对工作回报的评分不同,差异有统计学意义($p<0.001$)。

不同职称医务人员中,职称越高,认为工作回报低的比例越少。

不同执业资格的医务人员中,认为回报低的医务人员以执业助理医师、中医执业(助理)医师和其他所占比例最高,分别为 74.7%、72.8% 和 72.5%;从评分来看,不同执业资格医务人员工作回报的评分差异有统计学意义($p=0.037$)。

医院、社区卫生服务中心和乡镇卫生院的医务人员中,在医院工作的医务人员认为回报高的比例最高,为33.1%,社区卫生服务中心的医务人员认为回报低的比例最高,为82.0%;从评分来看,不同医疗机构的医务人员的工作回报评分差异有统计学意义($p<0.001$)。

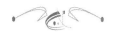

　　不同编制情况中,有编制的医务人员认为回报低的比例最低,为 67.8%;从评分来看,不同编制情况的医务人员的工作回报评分差异有统计学意义($p=0.002$)。

　　在现工作机构不同工作年限医务人员中,工作年限在 10~19 年的医务人员认为回报高的比例最高,为 31.2%;工作年限在 10 年以上的医务人员,随着工作年限的增加,认为回报低的比例随之增加。

　　在西藏 7 个地市中,阿里地区的医务人员认为回报高的比例最高,为 34.6%,其次为拉萨市(31.4%);那曲市的医务人员认为回报低的比例最高,为 72.2%。详见表 20-2-2。

表 20-2-2　　　　　　　　　医务人员工作消极回报评分差异的比较

项目		回报高	回报低
		人数(%)	人数(%)
性别	男	124(20.0)	495(80.0)
	女	349(27.9)	901(72.1)
年龄段/岁	<25	147(35.4)	268(64.6)
	25~	236(28.2)	602(71.8)
	35~	137(30.1)	318(69.9)
	45~	47(29.2)	114(70.8)
婚姻状况*	不在婚	243(33.8)	476(66.2)
	在婚	324(28.2)	826(71.8)
学历*	硕士或博士研究生	20(39.2)	31(60.8)
	本科	322(33.8)	631(66.2)
	大专	179(28.2)	455(71.8)
	大专以下	46(19.9)	185(80.1)
职称	高级	35(36.5)	61(63.5)
	中级	115(33.1)	232(66.9)
	师(初)级	200(30.7)	451(69.3)
	士级	100(29.8)	236(70.2)
	无职称	117(26.7)	322(73.3)
资格*	执业医师	190(34.9)	355(65.1)
	执业助理医师	44(25.3)	130(74.7)
	中医执业(助理)医师	34(27.2)	91(72.8)
	注册护士	146(31.1)	323(68.9)
	其他	153(27.5)	403(72.5)

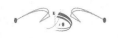

续表

项目		回报高	回报低
		人数（％）	人数（％）
机构类型*	医院	496(33.1)	1004(66.9)
	社区卫生服务中心	25(18.0)	114(82.0)
	乡镇卫生院	46(20.0)	184(80.0)
是否编制*	是	472(32.2)	993(67.8)
	否	82(24.3)	255(75.7)
	不知道	13(19.4)	54(80.6)
现机构工作年限/年	<5	318(31.1)	705(68.9)
	5～	75(23.8)	240(76.2)
	10～	96(31.2)	212(68.8)
	20～	42(27.6)	110(72.4)
	30～	3(27.3)	8(72.7)
地市	拉萨市	66(31.4)	144(68.6)
	日喀则市	95(29.9)	223(70.1)
	山南市	58(28.9)	143(71.1)
	林芝市	51(29.5)	122(70.5)
	昌都市	168(30.7)	380(69.3)
	那曲市	66(27.8)	171(72.2)
	阿里地区	63(34.6)	119(65.4)

注：* $p<0.05$。

（二）影响工作回报的积极因素

影响工作回报的积极因素包括 3 个条目，分别为在工作中能得到应有的尊重和威望、有恰当的工作前景、有恰当的工资收入。根据实际感受的同意程度进行评分：最低分 1 分，最高分 4 分，从而判定工作回报程度。以 6 分为评定界限，评分小于 6 分判定为工作回报低，评分大于等于 6 分判定为工作回报高。

调查发现，表示同意工作回报的积极因素的医务人员所占比例最高，有恰当的工作前景和有恰当的工资收入两个条目在医院、社区卫生服务中心和乡镇卫生院三种不同医疗机构间均不同，差异有统计学意义（$p<0.05$）。在三个机构中的医务人员表示同意在工作中能得到应有的尊重和威望的比例均为最高。详见表 20-2-3。

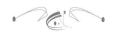

表 20-2-3　　　　　　　　　医务人员工作回报积极因素的构成情况

项目		医院 人数(%)	社区卫生服务中心 人数(%)	乡镇卫生院 人数(%)	p 值
工作中得到应有的尊重和威望	完全不同意	49(3.2)	1(0.7)	9(3.8)	0.168
	不同意	242(15.8)	25(17.9)	40(16.9)	
	同意	988(64.6)	97(69.3)	162(68.4)	
	完全同意	250(16.4)	17(12.1)	26(11.0)	
有恰当的工作前景	完全不同意	38(2.5)	3(2.1)	6(2.5)	0.003
	不同意	262(17.2)	40(28.4)	47(19.9)	
	同意	991(65.1)	86(61)	163(69.1)	
	完全同意	231(15.2)	12(8.5)	20(8.5)	
有恰当的工资收入	完全不同意	46(3.0)	2(1.4)	15(6.3)	0.021
	不同意	300(19.7)	31(22.0)	52(21.9)	
	同意	985(64.5)	96(68.1)	151(63.7)	
	完全同意	195(12.8)	12(8.5)	19(8.0)	

此次调查的医务人员中,男性认为工作回报高的比例略低于女性。

不同学历程度中,学历程度越高,认为工作回报高的比例越低。

不同医师资格中,职业助理医师认为工作回报高的比例最高,为 96.6%,执业医师认为工作回报低的比例最高,为 11.5%;从评分来看,不同医师资格的医务人员,对工作回报的满意程度不同,差异有统计学意义($p=0.026$)。

不同医疗机构中,认为工作回报高的比例在乡镇卫生院最高(91.5%),其次为医院(90.7%),最低为社区卫生服务中心(90.0%)。

不同编制情况中,不在编的医务工作人员认为工作回报高的比例(92.0%)略高于在编医务人员(90.4%)。

在不同行政管理职务中,护士长认为回报高的比例最高,为 95.7%。

工作年限在 10 年以上的医务人员,随着工作年限的增加认为工作回报高的比例增加;工作年限少于 5 年的医务人员认为工作回报高的比例(91.2%)高于工作年限为 5~9 年的医务人员(91.0%)。

在西藏 7 个地市中,拉萨市的医务人员认为回报低的比例最高,为 13.7%,其次为林芝市(10.3%);日喀则市的医务人员认为回报高的比例最高,为 93.7%,其次为山南市(92.6%)。详见表 20-2-4。

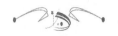
表 20-2-4 医务人员工作积极回报评分差异的比较

项目		回报低 人数（%）	回报高 人数（%）
性别	男	59(9.4)	568(90.6)
	女	116(9.2)	1147(90.8)
学历	硕士或博士研究生	6(11.8)	45(88.2)
	本科	96(9.9)	869(90.1)
	大专	55(8.6)	584(91.4)
	大专以下	18(7.7)	217(92.3)
资格*	执业医师	63(11.5)	485(88.5)
	执业助理医师	6(3.4)	171(96.6)
	中医执业（助理）医师	10(7.9)	117(92.1)
	注册护士	42(8.8)	435(91.2)
	其他	54(9.6)	507(90.4)
机构类型	医院	141(9.3)	1375(90.7)
	社区卫生服务中心	14(10.0)	126(90.0)
	乡镇卫生院	20(8.5)	214(91.5)
是否编制	是	143(9.6)	1339(90.4)
	否	27(8.0)	312(92.0)
	不知道	5(7.2)	64(92.8)
行政管理职务	院长、中心主任	5(7.6)	61(92.4)
	副院长、中心副主任	3(5.9)	48(94.1)
	科室主任	19(9.6)	179(90.4)
	科室副主任	11(10.9)	90(89.1)
	护士长	5(4.3)	112(95.7)
	无管理职务	132(9.7)	1225(90.3)
现机构工作年限/年	<5	69(8.8)	718(91.2)
	5~	37(9.0)	376(91.0)
	10~	48(10.7)	399(89.3)
	20~	21(9.2)	207(90.8)
	30~	0(0.0)	15(100.0)

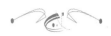

续表

项目		回报低	回报高
		人数（%）	人数（%）
地市	拉萨市	29(13.7)	182(86.3)
	日喀则市	21(6.3)	312(93.7)
	山南市	15(7.4)	188(92.6)
	林芝市	18(10.3)	156(89.7)
	昌都市	55(10.1)	491(89.9)
	那曲市	20(8.4)	217(91.6)
	阿里地区	17(9.1)	169(90.9)

注：* $p < 0.05$。

二、工作支持

（一）主观因素

影响工作支持的主观正面因素包括 6 个条目，分别为在工作中能得到单位领导和同事应有的尊重、领导有组织能力并能让职工团结一致工作、同事能胜任自己的工作、自己工作完成时能了解和感受到自己工作的绩效、清晰知道自己的工作职责与目标、工作能带来成就感。根据实际感受的同意程度进行评分：最低分 1 分，最高分 4 分，从而判定工作支持程度。以 12 分为评定界限，评分小于 12 分判定为工作支持度较差，评分大于等于 12 分判定为工作支持度较好。

调查发现，乡镇卫生院的医务人员中，表示同意工作环境能提供工作支持的比例最高；社区卫生服务中心中，86.5% 的医务人员对职工能团结一致开展工作表示同意。自己工作完成时能了解和感受到自己工作的绩效、清晰知道自己的工作职责与目标、工作能带来成就感的比例在不同医疗机构中均不同，差异均有统计学意义（$p < 0.05$）。详见表 20-2-5。

表 20-2-5　　　　医务人员工作主观正面因素的构成情况

项目		医院	社区卫生服务中心	乡镇卫生院	p 值
		人数（%）	人数（%）	人数（%）	
领导同事尊重	完全不同意	33(2.2)	4(2.8)	2(0.8)	0.051
	不同意	110(7.2)	7(5.0)	8(3.4)	
	同意	980(64.1)	102(72.3)	170(71.4)	
	完全同意	405(26.5)	28(19.9)	58(24.4)	

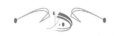

续表

项目		医院 人数(%)	社区卫生服务中心 人数(%)	乡镇卫生院 人数(%)	p 值
职工团结一致开展工作	完全不同意	29(1.9)	3(2.1)	4(1.7)	0.729
	不同意	168(11.0)	16(11.4)	22(9.3)	
	同意	976(64.0)	82(58.6)	147(62.0)	
	完全同意	353(23.1)	39(27.9)	64(27.0)	
同事能胜任工作	完全不同意	23(1.5)	0(0.0)	2(0.9)	0.612
	不同意	131(8.6)	16(11.3)	18(7.7)	
	同意	1059(69.5)	96(68.1)	162(69.2)	
	完全同意	310(20.4)	29(20.6)	52(22.2)	
了解自己的工作绩效	完全不同意	54(3.6)	4(2.8)	7(3.0)	0.034
	不同意	259(17)	25(17.7)	28(11.8)	
	同意	919(60.5)	99(70.2)	153(64.6)	
	完全同意	288(18.9)	13(9.2)	49(20.7)	
知道自己的工作职责	完全不同意	21(1.4)	0(0.0)	7(2.9)	<0.001
	不同意	67(4.4)	10(7.1)	8(3.4)	
	同意	903(59.1)	104(73.8)	139(58.4)	
	完全同意	537(35.1)	27(19.1)	84(35.3)	
我的工作能给我成就感	完全不同意	27(1.8)	1(0.7)	7(3.0)	0.003
	不同意	108(7.1)	16(11.3)	14(5.9)	
	同意	900(58.8)	100(70.9)	147(62.0)	
	完全同意	495(32.4)	24(17.0)	69(29.1)	

调查的医务人员中,男性同意工作主观正面支持因素的比例略低于女性。

在小于 45 岁年龄段的医务人员中,随着年龄的增加,表示同意工作主观正面支持因素的比例上升;低于 25 岁的医务人员表示不同意工作主观正面支持因素的比例最高,为 2.1%。

不同学历层次中,表示同意工作主观正面支持因素的比例排在第一位、第二位的分别为硕士或博士研究生、大专,其比例分别为 100.0%、98.7%;本科学历所占比例最低,为 98.2%。

不同职称中,在中级职称以下的医务人员中,职称越低,表示同意工作主观正面支持因素的比例越低;有职称的医务人员中,高级职称的医务人员表示不同意工作主观正面支持因素的比例最高,为 2.1%。

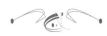

不同医师资格中,执业医师表示不同意工作主观正面支持因素的比例最高,为2.4%。从评分来看,不同医师资格的医务人员,对工作主观正面支持因素的同意程度不同,差异有统计学意义($p=0.035$)。

不同医疗机构中,乡镇卫生院的医务人员表示同意工作主观正面支持因素的比例最低(96.5%)。不同医疗机构的医务人员,对工作主观正面支持因素的同意程度不同,差异有统计学意义($p=0.018$)。

工作年限少于5年的医务人员表示同意工作主观正面支持因素的比例最低,为98.1%。

在西藏7个地市中,日喀则市的医务人员表示同意工作主观正面支持因素比例最高,为99.7%,其次为阿里地区(99.4%);山南市的医务人员表示不同意工作主观正面支持因素的比例最高,为3.5%,其次为那曲市(2.1%)。详见表20-2-6。

表 20-2-6　　　　　　　医务人员工作主观正面因素评分的差异比较

项目		支持度差	支持度好
		人数(%)	人数(%)
性别	男	11(1.8)	614(98.2)
	女	18(1.4)	1231(98.6)
年龄段/岁	<25	9(2.1)	411(97.9)
	25~	12(1.4)	830(98.6)
	35~	5(1.1)	443(98.9)
	45~	3(1.8)	161(98.2)
学历	硕士或博士研究生	0(0.0)	49(100.0)
	本科	17(1.8)	939(98.2)
	大专	8(1.3)	629(98.7)
	大专以下	4(1.7)	228(98.3)
职称	高级	2(2.1)	95(97.9)
	中级	1(0.3)	347(99.7)
	师(初)级	9(1.4)	636(98.6)
	士级	5(1.5)	337(98.5)
	无职称	12(2.7)	430(97.3)

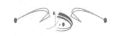

续表

项目		支持度差	支持度好
		人数（%）	人数（%）
资格*	执业医师	13(2.4)	524(97.6)
	执业助理医师	0(0.0)	177(100.0)
	中医执业（助理）医师	0(0.0)	128(100.0)
	注册护士	4(0.8)	469(99.2)
	其他	12(2.1)	547(97.9)
机构类型*	医院	21(1.4)	1482(98.6)
	社区卫生服务中心	0(0.0)	140(100.0)
	乡镇卫生院	8(3.5)	223(96.5)
工作年限/年	<5	15(1.9)	768(98.1)
	5～	6(1.5)	403(98.5)
	10～	5(1.1)	439(98.9)
	20～	3(1.3)	220(98.7)
	30～	0(0.0)	15(100.0)
地市	拉萨市	3(1.4)	204(98.6)
	日喀则市	1(0.3)	329(99.7)
	山南市	7(3.5)	195(96.5)
	林芝市	2(1.2)	171(98.8)
	昌都市	10(1.8)	536(98.2)
	那曲市	5(2.1)	230(97.9)
	阿里地区	1(0.6)	180(99.4)

注：* $p < 0.05$。

（二）客观因素

1. 单位因素

影响工作支持的单位因素包括 2 个条目，分别为工作单位提供了可供高效工作的设备和设施、在单位方便获得工作中需要的各种信息。根据实际感受的同意程度进行评分：最低分 1 分，最高分 4 分，从而判定工作支持单位因素的积极效果。以 4 分为评定界限，评分小于 4 分判定为积极效果较差，评分大于等于 4 分判定为积极效果较好。

本次调查发现，对在单位方便获得工作中需要的各种信息中表示同意的比例最高；在不同医疗机构中，对工作单位提供了可供高效工作的设备和设施的同意程度的比例不同，差异均有统计学意义（$p < 0.05$）。详见表 20-2-7。

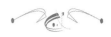

表 20-2-7　　　　　　　　　　医务人员工作单位因素的构成情况

项目		医院	社区卫生服务中心	乡镇卫生院	p 值
		人数(%)	人数(%)	人数(%)	
单位提供了可供高效工作的设备和设施	完全不同意	74(4.9)	4(2.8)	13(5.5)	0.011
	不同意	378(24.8)	43(30.5)	79(33.5)	
	同意	845(55.4)	82(58.2)	122(51.7)	
	完全同意	227(14.9)	12(8.5)	22(9.3)	
在单位方便获得工作所需信息	完全不同意	70(4.6)	3(2.1)	10(4.2)	0.191
	不同意	364(23.9)	28(20.0)	61(25.7)	
	同意	892(58.5)	98(70.0)	138(58.2)	
	完全同意	198(13.0)	11(7.9)	28(11.8)	

调查的医务人员中,女性表示同意工作单位能提供工作支持的比例略高于男性。

大于 45 岁年龄段的医务人员表示同意工作单位能提供工作支持的比例最低,为 74.4%;低于 25 岁的医务人员表示同意工作单位能提供工作支持的比例最高,为 85.1%。从评分来看,不同年龄段的医务人员同意工作单位能提供工作支持的比例不同,差异有统计学意义($p=0.004$)。

不同婚姻状况中,不在婚医务人员表示同意工作单位能提供工作支持的比例(83.6%)高于在婚医务人员(77.5%)。从评分来看,不同婚姻状况的医务人员对工作单位能提供工作支持的比例不同,差异有统计学意义($p=0.002$)。

不同学历层次中,硕士或博士研究生表示不同意工作单位能提供工作支持的比例为 26.9%。从评分来看,不同学历层次的医务人员对工作单位能提供工作支持的同意程度不同,差异有统计学意义($p<0.001$)。

不同职称中,从评分来看,不同职称的医务人员对工作单位能提供工作支持的同意程度不同,差异有统计学意义($p<0.001$)。

不同医师资格中,其他、执业助理医师和注册护士表示同意工作单位能提供工作支持的比例分别排第一、第二和第三,比例分别为 84.8%、80.4% 和 80.2%。从评分来看,不同医师资格的医务人员,对工作单位能提供工作支持的同意程度不同,差异有统计学意义($p=0.001$)。

不同医疗机构中,乡镇卫生院的医务人员表示不同意工作单位能提供工作支持的比例最高(23.8%),排在第二位和第三位的分别为医院和社区卫生服务中心,比例分别为 20.0%、15.0%。

没有编制的医务人员表示同意工作单位能提供工作支持的比例最高,为 86.5%。从评分来看,不同编制情况的医务工作人员对工作单位能提供工作支持的同意程度不同,差异有统计学意义($p=0.002$)。

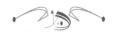
工作年限少于 5 年的医务人员表示同意工作单位能提供工作支持的比例最高,为83.3％;工作年限在 20～30 年的医务人员表示不同意工作单位能提供工作支持的比例最高,为 23.5％。从评分来看,不同工作年限的医务工作人员对工作单位能否提供工作支持的同意程度不同,差异有统计学意义($p = 0.033$)。

在现机构不同工作年限中,医务人员表示同意工作单位能提供工作支持的比例排在第一位、第二位的分别为大于 30 年和少于 5 年的医务人员,比例分别为 91.7％、81.9％。从评分来看,现工作年限不同的医务人员对工作单位能提供工作支持的同意程度不同,差异有统计学意义($p = 0.032$)。

在西藏 7 个地市中,医务人员表示不同意工作单位能提供工作支持的比例排在第一位、第二位和第三位的分别为林芝市、拉萨市和那曲市,分别占 27.2％、25.9％ 和22.4％;表示同意工作单位能提供工作支持的比例排在第一位、第二位和第三位的分别为昌都市、阿里地区和日喀则市,分别 86.1％、80.5％ 和 79.4％。从评分来看,不同地市的医务人员对工作单位能否提供工作支持的同意程度不同,差异有统计学意义($p <$ 0.001)。详见表 20-2-8。

表 20-2-8　　　　　　　　　医务人员工作单位因素评分的差异比较

项目		支持度差 人数(％)	支持度好 人数(％)
性别	男	131(20.7)	502(79.3)
	女	250(19.9)	1009(80.1)
年龄段*/岁	<25	63(14.9)	360(85.1)
	25～	189(22.3)	658(77.7)
	35～	86(18.9)	368(81.1)
	45～	43(25.6)	125(74.4)
婚姻状况*	不在婚	119(16.4)	607(83.6)
	在婚	262(22.5)	904(77.5)
学历*	硕士或博士研究生	14(26.9)	38(73.1)
	本科	206(21.3)	759(78.7)
	大专	139(21.8)	500(78.2)
	大专以下	22(9.3)	214(90.7)

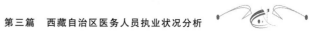

续表

项目		支持度差	支持度好
		人数(%)	人数(%)
职称*	高级	23(23.7)	74(76.3)
	中级	88(25.0)	264(75.0)
	师(初)级	146(22.4)	506(77.6)
	士级	59(17.1)	287(82.9)
	无职称	65(14.6)	380(85.4)
资格*	执业医师	132(24.1)	415(75.9)
	执业助理医师	35(19.6)	144(80.4)
	中医执业(助理)医师	34(27.0)	92(73.0)
	注册护士	95(19.8)	384(80.2)
	其他	85(15.2)	476(84.8)
机构类型	医院	304(20.0)	1213(80.0)
	社区卫生服务中心	21(15.0)	119(85.0)
	乡镇卫生院	56(23.8)	179(76.2)
是否编制*	是	324(21.9)	1158(78.1)
	否	46(13.5)	296(86.5)
	不知道	11(16.2)	57(83.8)
工作年限*/年	<5	132(16.7)	660(83.3)
	5～	95(22.9)	320(77.1)
	10～	98(22.1)	346(77.9)
	20～	53(23.5)	173(76.5)
	30～	3(20.0)	12(80.0)
现机构工作年限*/年	<5	187(18.1)	845(81.9)
	5～	79(24.7)	241(75.3)
	10～	70(22.7)	238(77.3)
	20～	38(24.5)	117(75.5)
	30～	1(8.3)	11(91.7)

续表

项目		支持度差 人数（%）	支持度好 人数（%）
地市*	拉萨市	55(25.9)	157(74.1)
	日喀则市	70(20.6)	269(79.4)
	山南市	44(21.9)	157(78.1)
	林芝市	47(27.2)	126(72.8)
	昌都市	76(13.9)	469(86.1)
	那曲市	53(22.4)	184(77.6)
	阿里地区	36(19.5)	149(80.5)

注：* $p < 0.05$。

2. 制度因素

影响工作支持的制度因素包括 2 个条目，分别为等待别人或别的部门工作常减慢工作进度、有些行政程序和不必要的管理条框阻碍工作效率的提高。根据实际感受的同意程度进行评分：最低分 1 分，最高分 4 分，从而判定工作支持的制度因素的制约程度。以 4 分为评定界限，评分小于 4 分判定为制约程度较轻，评分大于等于 4 分判定为制约程度较重。

本次调查发现，对等待别人或别的部门工作常减慢工作进度表示同意的比例最高；在不同医疗机构中，有些行政程序和不必要的管理条框阻碍工作效率的提高的比例不同，差异有统计学意义（$p < 0.05$）。详见表 20-2-9。

表 20-2-9　　　　　　　　医务人员工作制度因素的构成情况

项目		医院 人数（%）	社区卫生服务中心 人数（%）	乡镇卫生院 人数（%）	p 值
等待别的工作经常 减慢工作进度	完全不同意	54(3.6)	6(4.3)	11(4.7)	0.085
	不同意	512(33.8)	47(33.6)	82(35.0)	
	同意	761(50.2)	80(57.1)	122(52.1)	
	完全同意	190(12.5)	7(5.0)	19(8.1)	
有些行政程序和不 必要的管理条框阻 碍工作效率的提高	完全不同意	69(4.6)	2(1.4)	10(4.3)	0.023
	不同意	461(30.7)	45(32.4)	75(31.9)	
	同意	743(49.5)	78(56.1)	131(55.7)	
	完全同意	229(15.2)	14(10.1)	19(8.1)	

此次调查的医务人员中，男性表示同意工作制度因素制约工作开展的比例高于女性，为 80.0%。从评分来看，不同性别的医务人员认为工作制度因素制约工作开展的比

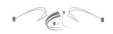

例不同,差异有统计学意义($p < 0.001$)。

不同年龄段的医务工作人员,随着年龄的增加,表示同意工作环境的制度因素制约工作开展的比例增加。不同年龄段的医务人员认为工作制度因素制约工作开展的比例不同,差异有统计学意义($p < 0.001$)。

不同婚姻状况中,在婚医务工作人员表示同意工作制度因素制约工作开展的比例高于不在婚的医务人员,分别为78.6%和68.5%。从评分来看,不同婚姻状况的医务人员认为工作制度因素制约工作开展的比例不同,差异有统计学意义($p < 0.001$)。

不同学历层次中,学历越高,表示同意工作环境的制度因素制约工作开展的比例越高。从评分来看,不同学历层次的医务人员同意工作制度因素制约工作开展的比例不同,差异有统计学意义($p = 0.014$)。

不同职称中,职称越高,表示同意工作环境的制度因素制约工作开展的比例越高。从评分来看,同意工作制度因素制约工作开展的比例不同,差异有统计学意义($p < 0.001$)。

不同医师资格中,执业医师、执业助理医师和中医执业(助理)医师表示同意工作制度因素制约工作开展的比例分别排第一、第二和第三,比例分别为82.7%、77.5%和74.8%。从评分来看,不同医师资格的医务人员,同意工作制度因素制约工作开展的比例不同,差异有统计学意义($p < 0.001$)。

没有编制的医务工作人员表示同意工作制度因素制约工作开展的比例最低,为70.0%。从评分来看,同意工作制度因素制约工作开展的比例不同,差异有统计学意义($p = 0.019$)。

不同行政管理职务中,同意工作制度因素制约工作开展的比例以科室副主任、副院长和中心副主任的比例分别排第一位、第二位,分别为89.7%、84.6%。从评分来看,不同行政管理职务的医务人员,同意工作制度因素制约工作开展的比例不同,差异有统计学意义($p < 0.001$)。

工作年限30年以下的医务人员,随着工作年限的增加,表示同意工作制度因素制约工作开展的比例升高;工作年限超过30年的比例最低,为64.3%。从评分来看,不同工作年限的医务工作人员同意工作制度因素制约工作开展的比例不同,差异有统计学意义($p < 0.001$)。

在现机构不同工作年限中,同意工作制度因素制约工作开展的比例排在第一位、第二位的分别为5~9年和20~29年的年限组,比例分别为81.2%、80.8%。从评分来看,不同现机构工作年限的医务工作人员同意工作制度因素制约工作开展的比例不同,差异有统计学意义($p = 0.032$)。

在西藏7个地市中,医务人员同意工作制度因素制约工作开展的比例排在第一位、第二位和第三位的分别为拉萨市、山南市和林芝市,分别占82.9%、79.9%和79.1%;表示不同意工作制度因素制约工作开展的比例排在第一位、第二位和第三位的分别为阿里地区、那曲市和日喀则市,分别为32.8%、29.2%和28.8%。从评分来看,不同地市的医

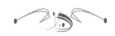
务工作人员同意工作制度因素制约工作开展的比例不同,差异有统计学意义($p <$ 0.001)。详见表 20-2-10。

表 20-2-10　　　　　　　医务人员工作制度因素评分的差异比较

项目		工作制度不阻碍工作开展	工作制度阻碍工作开展
		人数(%)	人数(%)
性别*	男	124(20.0)	495(80.0)
	女	349(27.9)	901(72.1)
年龄段*/岁	<25	154(36.5)	268(63.5)
	25~	198(23.6)	641(76.4)
	35~	89(20.0)	357(80.0)
	45~	32(19.8)	130(80.2)
婚姻状况*	不在婚	227(31.5)	494(68.5)
	在婚	246(21.4)	902(78.6)
学历*	硕士或博士研究生	8(16.0)	42(84.0)
	本科	218(22.9)	734(77.1)
	大专	177(27.7)	461(72.3)
	大专以下	70(30.6)	159(69.4)
职称*	高级	14(14.7)	81(85.3)
	中级	65(18.7)	282(81.3)
	师(初)级	150(23.1)	499(76.9)
	士级	104(30.6)	236(69.4)
	无职称	140(32.0)	298(68.0)
资格*	执业医师	93(17.3)	445(82.7)
	执业助理医师	40(22.5)	138(77.5)
	中医执业(助理)医师	32(25.2)	95(74.8)
	注册护士	136(28.6)	339(71.4)
	其他	172(31.2)	379(68.8)
是否编制*	是	362(24.7)	1103(75.3)
	否	101(30.0)	236(70.0)
	不知道	10(14.9)	57(85.1)

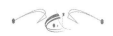

续表

项目		工作制度不阻碍工作开展	工作制度阻碍工作开展
		人数（％）	人数（％）
行政管理职务*	院长、中心主任	14（21.2）	52（78.8）
	副院长、中心副主任	8（15.4）	44（84.6）
	科室主任	37（19.1）	157（80.9）
	科室副主任	10（10.3）	87（89.7）
	护士长	31（26.7）	85（73.3）
	无管理职务	373（27.8）	971（72.2）
工作年限*/年	＜5	252（32.0）	536（68.0）
	5～	90（22.3）	314（77.7）
	10～	90（20.4）	351（79.6）
	20～	36（16.2）	186（83.8）
	30～	5（35.7）	9（64.3）
现机构工作年限*/年	＜5	297（29.0）	726（71.0）
	5～	59（18.8）	254（81.2）
	10～	64（20.9）	242（79.1）
	20～	29（19.2）	122（80.8）
	30～	4（33.3）	8（66.7）
地市*	拉萨市	36（17.1）	174（82.9）
	日喀则市	94（28.8）	232（71.2）
	山南市	40（20.1）	159（79.9）
	林芝市	36（20.9）	136（79.1）
	昌都市	138（25.4）	405（74.6）
	那曲市	68（29.2）	165（70.8）
	阿里地区	61（32.8）	125（67.2）

注：* $p < 0.05$。

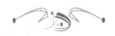

第三节 工作感受

一、工作对提升个人能力的帮助作用

工作对提升个人能力的帮助作用涉及 4 个题目,采用 6 级记分制,分为"非常不符合""比较不符合""有点不符合""有点符合""比较符合""非常符合"这 6 种情况,分别记为 1 分、2 分、3 分、4 分、5 分、6 分,1 分和 2 分为作用小,3 分和 4 分为作用一般,5 分和 6 分为作用大。将工作对提升个人能力的帮助作用分为 3 个等次,即"小""一般""大",再将 4 个题目的得分相加,总分在 8 分及以下的,对提升个人能力的帮助作用归为"小",9~16 分的归为"一般",17 分及以上的归为"大"。

(一)整体情况

工作对提升个人能力的帮助作用涉及的 4 个题目分别是"工作对我来说是一个学习和成长的过程""通过工作,我的知识和技能在逐步提升""在工作中,我可以尝试一些新事物,积极挖掘自身潜能""现在的工作对我的个人成长有帮助"。结果显示,调查地区79.3%的医务人员认为"工作对我来说是一个学习和成长的过程"的帮助作用较大,而2.7%的人认为帮助作用较小;78.4%的人认为"通过工作,我的知识和技能在逐步提升"的帮助作用较大,2.5%的人认为帮助作用较小;67.9%的人认为"在工作中,我可以尝试一些新事物,积极挖掘自身潜能"的帮助作用较大,而 4.4%的医务人员认为帮助作用较小;50.7%的认为"现在的工作对我的个人成长有帮助"的帮助作用较大,而 15.7%的医务人员认为帮助作用较小。详见表 20-3-1。

表 20-3-1 调查地区医务人员对工作有提升作用的感受及评价

比较项目	小		一般		大	
	人数	百分比/%	人数	百分比/%	人数	百分比/%
工作对我来说是一个学习和成长的过程	51	2.7	345	18.1	1514	79.3
通过工作,我的知识和技能在逐步提升	47	2.5	364	19.1	1495	78.4
在工作中,我可以尝试一些新事物,积极挖掘自身潜能	84	4.4	527	27.7	1293	67.9
现在的工作对我的个人成长有帮助	299	15.7	637	33.5	963	50.7

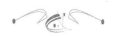

（二）比较分析

1. 不同机构之间的比较

不同医疗机构的医务人员对工作感受存在着差异,医院、社区卫生服务中心、乡镇卫生院医务人员认为工作对提升个人能力帮助作用较大的比例分别为 80.9%、80.6%、79.1%,均高于 60%。详见表 20-3-2。

表 20-3-2　　　　不同医疗机构医务人员对工作有提升作用的感受及评价

机构类别	小		一般		大	
	人数	百分比/%	人数	百分比/%	人数	百分比/%
医院	11	0.7	280	18.4	1229	80.9
社区卫生服务中心	0	0.0	27	19.4	112	80.6
乡镇卫生院	1	0.4	48	20.4	186	79.1

医院、社区卫生服务中心、乡镇卫生院医务人员认为"工作对我来说是一个学习和成长的过程"帮助作用较大的比例分别为 80.1%、71.6%、78.2%,认为帮助作用较小的比例分别为 2.9%、1.4%、1.7%。详见表 20-3-3。

表 20-3-3　　不同医疗机构医务人员对"工作对我来说是一个学习和成长的过程"帮助作用的评价

机构类别	小		一般		大	
	人数	百分比/%	人数	百分比/%	人数	百分比/%
医院	45	2.9	259	16.9	1227	80.1
社区卫生服务中心	2	1.4	38	27.0	101	71.6
乡镇卫生院	4	1.7	48	20.2	186	78.2

医院医务人员对"通过工作,我的知识和技能在逐步提升"认同度比较高,占 80%;社区卫生服务中心对此认同度相对较小,占 70.7%;乡镇卫生院对此的认同度一般,占73.1%。详见表 20-3-4。

表 20-3-4　　不同医疗机构医务人员对"通过工作,我的知识和技能在逐步提升"帮助作用的评价

机构类别	小		一般		大	
	人数	百分比/%	人数	百分比/%	人数	百分比/%
医院	44	2.9	262	17.1	1222	80.0
社区卫生服务中心	0	0.0	41	29.3	99	70.7
乡镇卫生院	3	3.1	61	25.6	174	73.1

社区卫生服务中心、医院、乡镇卫生院医务人员对"在工作中,我可以尝试一些新事物,积极挖掘自身潜能"的认同度均较高,分别占 68.6%、68.0%、67.2%。详见表 20-3-5。

表 20-3-5 不同医疗机构医务人员对"在工作中,我可以尝试一些新事物,积极挖掘自身潜能"帮助作用的评价

机构类别	小		一般		大	
	人数	百分比/%	人数	百分比/%	人数	百分比/%
医院	74	4.8	415	27.2	1037	68.0
社区卫生服务中心	1	0.7	43	30.7	96	68.6
乡镇卫生院	9	3.8	69	29.0	160	67.2

医院医务人员对"现在的工作对我的个人成长有帮助"认同度比较高,占 52.2%;社区卫生服务中心对此认同度相对较小,占 42.4%;乡镇卫生院对此的认同度一般,占 46.0%。详见表 20-3-6。

表 20-3-6 不同医疗机构医务人员对"现在的工作对我的个人成长有帮助"帮助作用的评价

机构类别	小		一般		大	
	人数	百分比/%	人数	百分比/%	人数	百分比/%
医院	236	15.5	493	32.3	796	52.2
社区卫生服务中心	25	18.0	55	39.6	59	42.4
乡镇卫生院	38	16.2	89	37.9	108	46.0

2. 不同地市之间的比较

在不同的地市中,山南市的医务人员认为"工作对提升个人能力的帮助作用大"的比例最高(88.6%),其次是阿里地区(86.6%),最低为那曲市(73.4%)。不同地市间的差异具有统计学意义($\chi^2 = 41.87, p < 0.01$)。详见表 20-3-7。

表 20-3-7 调查地区不同地市医务人员对工作有提升作用的感受及评价

地市	小		一般		大	
	人数	百分比/%	人数	百分比/%	人数	百分比/%
拉萨市	0	0.0	35	16.6	176	83.4
日喀则市	2	0.6	48	14.2	287	85.2
山南市	1	0.5	22	10.9	179	88.6
林芝市	1	0.6	30	17.3	142	82.1
昌都市	4	0.7	136	24.8	408	74.5

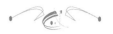

续表

地市	小		一般		大	
	人数	百分比/%	人数	百分比/%	人数	百分比/%
那曲市	2	0.8	61	25.7	174	73.4
阿里地区	2	1.1	23	12.4	161	86.6

3. 不同执业资格之间的比较

调查地区不同执业资格的医务人员中,中医执业(助理)医师对"工作对提升个人能力的帮助作用"认同度较高(85.0%),相比之下,执业医师和执业助理医师对"工作对提升个人能力的帮助作用"认同度较低(78.5%、77.8%)。详见表 20-3-8。

表 20-3-8　　不同执业资格的医务人员对工作有提升作用的感受及评价

执业资格	小		一般		大	
	人数	百分比/%	人数	百分比/%	人数	百分比/%
执业医师	4	0.7	113	20.7	428	78.5
执业助理医师	2	1.1	38	21.1	140	77.8
中医执业(助理)医师	1	0.8	18	14.2	108	85.0
注册护士	1	0.2	88	18.4	390	81.4
其他	4	0.7	98	17.4	461	81.9

4. 不同职称之间的比较

本次调查中级职称医务人员对"工作对提升个人能力的帮助作用"认同度较高(85.2%),高级职称医务人员对"工作对提升个人能力的帮助作用"认同度较低(76.0%)。详见表 20-3-9。

表 20-3-9　　调查地区不同职称的医务人员对工作有提升作用的感受及评价

职称	小		一般		大	
	人数	百分比/%	人数	百分比/%	人数	百分比/%
高级	0	0.0	23	24.0	73	76.0
中级	2	0.6	50	14.2	299	85.2
师(初)级	6	0.9	135	20.5	517	78.6
士级	1	0.3	60	17.4	283	82.3
无职称	3	0.7	87	19.6	355	79.8

5. 不同学历之间的比较

硕士或博士研究生、本科、大专及大专以下学历的医务人员对"工作对提升个人能力的帮助作用"认同度均较高,均大于 80%。其中,硕士或博士研究生的认同度最高(88.5%),大专以下学历次之(81.1%),大专最低(80.0%)。详见表 20-3-10。

表 20-3-10　调查地区不同学历的医务人员对工作有提升作用的感受及评价

学历	小		一般		大	
	人数	百分比/%	人数	百分比/%	人数	百分比/%
硕士或博士研究生	0	0.0	6	11.5	46	88.5
本科	8	0.8	180	18.7	777	80.5
大专	3	0.5	126	19.6	515	80.0
大专以下	1	0.4	43	18.5	189	81.1

6. 不同性别之间的比较

不同性别的医务人员对"工作对提升个人能力的帮助作用"认同度存在差异($\chi^2 = 6.46, p = 0.04$)。男性医务人员对"工作对提升个人能力的帮助作用"认同度较低,占77.4%;女性医务人员对"工作对提升个人能力的帮助作用"认同度较高,占 82.2%。与前五年相比,男性和女性医务人员对"工作对提升个人能力的帮助作用"的认同度有所增加(20.8%、34.1%)。详见表 20-3-11。

表 20-3-11　调查地区不同性别的医务人员对工作有提升作用的感受及评价

性别	小		一般		大	
	人数	百分比/%	人数	百分比/%	人数	百分比/%
男	4	0.6	139	22.0	490	77.4
女	8	0.6	216	17.1	1037	82.2

7. 在编与不在编之间的比较

在编与不在编医务人员对工作的满意度存在差异。不在编制的医务人员(合同人员、临时工等)对"工作对提升个人能力的帮助作用"认同度较高(83.8%),在编医务人员的认同度一般(80.6%),"不知道"的医务人员认同度最低(66.7%)。详见表 20-3-12。

表 20-3-12　调查地区在编与不在编的医务人员对工作有提升作用的感受及评价

在编与否	小		一般		大	
	人数	百分比/%	人数	百分比/%	人数	百分比/%
在编	10	0.7	279	18.8	1197	80.6
不在编	1	0.3	54	15.9	284	83.8
不知道	1	1.4	22	31.9	46	66.7

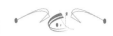

8. 不同婚姻状态下的比较

未在婚的医务人员对"工作对提升个人能力的帮助作用"认同度较高，占81.4%；在婚的医务人员对"工作对提升个人能力的帮助作用"认同度较低，占80.1%。详见表20-3-13。

表 20-3-13　调查地区不同婚姻状态下的医务人员对工作有提升作用的感受及评价

结婚与否	小		一般		大	
	人数	百分比/%	人数	百分比/%	人数	百分比/%
不在婚	7	1.0	129	17.6	595	81.4
在婚	5	0.4	226	19.4	932	80.1

9. 不同工作年限之间的比较

不同工作年限之间医务人员对"工作对提升个人能力的帮助作用"的认同度不同。本次调查的30年及以上工龄的医务人员对"工作对提升个人能力的帮助作用"认同度最高，占100.0%；其次是少于5年工龄的、10～19年工龄的医务人员，分别占82.1%、81.0%；20～29年工龄的医务人员对"工作对提升个人能力的帮助作用"认同度最低，占77.9%。详见表20-3-14。

表 20-3-14　　　　调查地区不同工作年限的医务人员对工作有提升作用的感受及评价

工作年限/年	小		一般		大	
	人数	百分比/%	人数	百分比/%	人数	百分比/%
<5	4	0.5	138	17.4	651	82.1
5～	3	0.7	87	21.1	322	78.2
10～	4	0.9	81	18.1	363	81.0
20～	1	0.4	49	21.7	176	77.9
30～	0	0.0	0	0.0	15	100.0

10. 不同行政职务之间的比较

不同行政职务医务人员对工作的满意度存在差异（$p<0.001$）。护士长对"工作对提升个人能力的帮助作用"认同度最高，占91.4%；其次是科室副主任、无管理职务的医务人员，分别占85.1%、81.1%；科室主任对"工作对提升个人能力的帮助作用"认同度最低，占71.9%；认同度一般的是院长、中心主任及副院长、中心副主任，分别占72.1%、78.4%。详见表20-3-15。

表 20-3-15　　　调查地区不同行政职务的医务人员对工作有提升作用的感受及评价

行政职务	小		一般		大	
	人数	百分比/%	人数	百分比/%	人数	百分比/%
院长、中心主任	0	0.0	19	27.9	49	72.1
副院长、中心副主任	0	0.0	11	21.6	40	78.4
科室主任	6	3.1	49	25.0	141	71.9
科室副主任	0	0.0	15	14.9	86	85.1
护士长	1	0.9	9	7.8	106	91.4
无管理职务	5	0.4	252	18.5	1105	81.1

11. 不同科室之间的比较

预防保健科(公共卫生)医务人员对"工作对提升个人能力的帮助作用"认同度最高,占 92.9%。除预防保健科(公共卫生)之外,药剂科、外科、儿科、妇产科医务人员认同度较高,分别占 85.7%、83.0%、81.9%、81.3%。放射科医务人员对"工作对提升个人能力的帮助作用"认同度最低。见表 20-3-16。

表 20-3-16　　　调查地区不同科室的医务人员对工作有提升作用的感受及评价

科室	小		一般		大	
	人数	百分比/%	人数	百分比/%	人数	百分比/%
内科	2	0.6	60	19.5	246	79.9
外科	0	0.0	40	17.0	195	83.0
妇产科	0	0.0	37	18.7	161	81.3
儿科	0	0.0	15	18.1	68	81.9
中医科	0	0.0	21	26.6	58	73.4
药剂科	0	0.0	16	14.3	96	85.7
放射科	2	3.0	17	25.8	47	71.2
预防保健科(公共卫生)	0	0.0	4	7.1	52	92.9
其他	8	1.1	143	19.3	590	79.6

12. 不同年龄之间的比较

调查地区小于 25 岁年龄段的医务人员对"工作对提升个人能力的帮助作用"认同度最高,占 83.1%;其次是 35～44 岁年龄段的医务人员,认同度占 82.1%。对"工作对提升个人能力的帮助作用"认同度最低的是 25～34 岁年龄段的医务人员,占 78.7%。详见表 20-3-17。

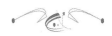

表 20-3-17　　调查地区不同年龄的医务人员对工作有提升作用的感受及评价

年龄段 /岁	小		一般		大	
	人数	百分比/%	人数	百分比/%	人数	百分比/%
<25	2	0.5	70	16.4	354	83.1
25~	7	0.8	173	20.5	664	78.7
35~	2	0.4	80	17.5	375	82.1
45~	1	0.6	32	19.2	134	80.2

13. 不同平均月收入之间的比较

不同平均月收入的医务人员对工作的满意度存在差异（$p < 0.05$）。收入在 9000 元及以上的医务人员对"工作对提升个人能力的帮助作用"的认同度最高，占 83.2%；其次是平均月收入在 6000 元以下的医务人员（82.1%）；平均月收入在 6000~7200 元的医务人员对"工作对提升个人能力的帮助作用"认同度最低。详见表 20-3-18。

表 20-3-18　　调查地区不同平均月收入的医务人员对工作有提升作用的感受及评价

收入类别/元	小		一般		大	
	人数	百分比/%	人数	百分比/%	人数	百分比/%
<6000	2	0.4	100	17.6	467	82.1
6000~	6	1.8	76	22.6	254	75.6
7200~	2	0.5	84	21.2	311	78.3
9000~	2	0.4	86	16.4	435	83.2

二、工作压力感

工作压力感涉及 4 个题目，采用 6 级记分制，分为"非常不符合""比较不符合""有点不符合""有点符合""比较符合""非常符合"这 6 种情况，分别记为 1 分、2 分、3 分、4 分、5 分、6 分，1 分和 2 分为压力小，3 分和 4 分为压力一般，5 分和 6 分为压力大。将压力感分为 3 个等次，分别为"小""一般""大"，把 4 个题目的得分相加，总分在 8 分及以下的归为压力感"小"，9~16 分归为压力感"一般"，17 分及以上为压力感"大"。

（一）整体情况

本次调查医务人员的工作压力感相关问题涉及 4 个方面，分别是"总体来说，我感觉压力很大""总体来说，我感觉工作的紧张程度很高""我因为工作而难以入睡""我因为工作而紧张不安"。调查结果详见表 20-3-19。

表 20-3-19　　　　　　　　　　调查地区医务人员对压力感的评价

比较项目	小		一般		大	
	人数	百分比/%	人数	百分比/%	人数	百分比/%
总体来说,我感觉压力很大	228	12.0	889	46.7	787	41.3
总体来说,我感到工作的紧张程度很高	215	11.3	881	46.2	809	42.5
我因为工作而难以入睡	367	19.2	1033	54.2	507	26.6
我因为工作而紧张不安	399	20.9	1028	53.9	479	25.1

(二)比较分析

1. 不同机构之间的比较

社区卫生服务中心医务人员感到工作压力大的比例最高,占 43.9%;乡镇卫生院医务人员感到压力大的比例最低,占 34%;社区卫生服务中心该比例比乡镇卫生院高 9.9%。三种医疗机构的医务人员感到工作压力一般的比例均超过半数。与前五年相比,社区卫生服务中心感到工作压力大的比例上升了 21%,乡镇卫生院医务人员感到压力大的比例下降了 5%。详见表 20-3-20。

表 20-3-20　　　　　　不同医疗机构医务人员对压力感的评价

机构类型	小		一般		大	
	人数	百分比/%	人数	百分比/%	人数	百分比/%
医院	117	7.7	764	50.3	638	42.0
社区卫生服务中心	6	4.3	72	51.8	61	43.9
乡镇卫生院	21	8.9	134	57.0	80	34.0

被调查医务人员中,表示感觉"总体来说,我感觉压力很大"所占的比例较大的卫生机构是医院(42.1%),比例较小的是乡镇卫生院(36.0%)。原因可能是,医院面对的是很多城市居民及农牧民较难治的重大疾病,总体来说任务繁重,压力更大。详见表20-3-21。

表 20-3-21　　　不同医疗机构医务人员对"总体来说,我感觉压力很大"压力感的评价

机构类型	小		一般		大	
	人数	百分比/%	人数	百分比/%	人数	百分比/%
医院	184	12.0	700	45.8	644	42.1
社区卫生服务中心	13	9.3	69	49.3	58	41.4
乡镇卫生院	31	13.1	120	50.8	85	36.0

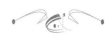

　　医务人员对"总体来说,我感觉工作的紧张程度很高"的评价具有统计学差异,所占比例较大的卫生机构是社区卫生中心,比例较小的是乡镇卫生院。原因可能是乡镇卫生院面对的患者所得的病种较单一,压力较小。详见表20-3-22。

表 20-3-22　不同医疗机构医务人员对"总体来说,我感到工作的紧张程度很高"压力感的评价

机构类型	小		一般		大	
	人数	百分比/%	人数	百分比/%	人数	百分比/%
医院	171	11.2	691	45.3	665	43.5
社区卫生服务中心	11	7.9	66	47.1	63	45.0
乡镇卫生院	33	13.9	124	52.1	81	34.0

　　医务人员感觉"我因为工作而难以入睡"所占的比例较大的卫生机构是社区卫生中心(29.8%),所占比例较小的是乡镇卫生院(23.2%)。乡镇卫生院面对的患者主要是农牧民,医务人员主要为群众治疗一些基础疾病,病种类型相对单一,所以工作压力较小。详见表 20-3-23。

表 20-3-23　　　不同医疗机构医务人员对"我因为工作而难以入睡"压力感的评价

机构类型	小		一般		大	
	人数	百分比/%	人数	百分比/%	人数	百分比/%
医院	296	19.4	823	53.8	410	26.8
社区卫生服务中心	24	17.0	75	53.2	42	29.8
乡镇卫生院	47	19.8	135	57.0	55	23.2

　　医务人员感觉"我因为工作而紧张不安"所占的比例较大的卫生机构是社区卫生服务中心(31.9%),比例较小的是乡镇卫生院(22.7%)。详见表 20-3-24。

表 20-3-24　　　调查地区不同医疗机构医务人员对"我因为工作而紧张不安"压力感的评价

机构类型	小		一般		大	
	人数	百分比/%	人数	百分比/%	人数	百分比/%
医院	320	21.0	827	54.2	380	24.9
社区卫生服务中心	26	18.4	70	49.6	45	31.9
乡镇卫生院	53	22.3	131	55.0	54	22.7

　　2. 不同地市之间的比较

　　西藏各地市医务人员对压力的感觉存在差异($p < 0.05$),阿里地区、昌都市的医务人员"感觉工作压力大"的比例较大,分别占 45.9%、45.2%;其次是山南市、拉萨市。那曲

市医务人员感觉压力大的比例最低,占30.4%,原因可能是那曲市海拔高,很多医务人员不愿去那里工作,因此医务人员数量较少,加之硬件设施等各方面条件有限,面对复杂疾病时,多数患者被转往上级医院治疗,医务人员面对疾病类型相对单一。详见表20-3-25。

表 20-3-25 调查地区不同地市的医务人员对压力感的评价

地市	小		一般		大	
	人数	百分比/%	人数	百分比/%	人数	百分比/%
拉萨市	12	5.7	111	52.9	87	41.4
日喀则市	35	10.4	167	49.7	134	39.9
山南市	9	4.5	106	53.0	85	42.5
林芝市	25	14.4	82	47.1	67	38.5
昌都市	22	4.0	280	50.8	249	45.2
那曲市	25	10.5	140	59.1	72	30.4
阿里地区	16	8.6	84	45.4	85	45.9

3. 不同执业资格之间的比较

不同执业资格类型的医务人员对压力的感觉存在差异($\chi^2 = 39.85, p < 0.001$)。执业医师感觉工作压力大的比例最高,占49.2%;中医执业(助理)医师和其他医务人员感觉工作压力大的比例较小,分别占36.7%、33.6%。详见表20-3-26。

表 20-3-26 调查地区不同执业资格的医务人员对压力感的评价

执业资格	小		一般		大	
	人数	百分比/%	人数	百分比/%	人数	百分比/%
执业医师	40	7.3	238	43.5	269	49.2
执业助理医师	23	12.8	82	45.8	74	41.3
中医执业(助理)医师	10	7.8	71	55.5	47	36.7
注册护士	32	6.7	244	51.3	200	42.0
其他	39	6.9	335	59.5	189	33.6

4. 不同职称之间的比较

本次调查结果显示,专业技术职称层次越高,医务人员认为压力越大,与第五次调查结果一致。调查地区不同职称的医务人员对工作压力感的感受不同,且差异具有统计学意义($\chi^2 = 32.09, p < 0.01$)。高级职称医务人员认为工作压力最大,占55.2%;中级职称、初级职称、士级职称、无职称医务人员认为工作压力大的比例逐渐降低。详见表20-3-27。

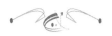

表 20-3-27　　　　　调查地区不同职称层次的医务人员对压力感的评价

职称	小		一般		大	
	人数	百分比/%	人数	百分比/%	人数	百分比/%
高级	4	4.2	39	40.6	53	55.2
中级	25	7.1	157	44.6	170	48.3
师(初)级	49	7.5	329	50.4	275	42.1
士级	36	10.4	181	52.5	128	37.1
无职称	30	6.7	264	59.1	153	34.2

5. 不同学历之间的比较

调查地区有半数的硕士或博士研究生学历的医务人员感觉工作的压力较大,其次是大专以下学历医务人员(43.9%),大专学历的医务人员感觉工作压力大的比例最小(38.2%)。详见表20-3-28。

表 20-3-28　　　　　调查地区不同学历层次的医务人员对压力感的评价

学历	小		一般		大	
	人数	百分比/%	人数	百分比/%	人数	百分比/%
硕士或博士研究生	3	5.8	23	44.2	26	50.0
本科	82	8.5	475	49.5	403	42.0
大专	48	7.5	350	54.3	246	38.2
大专以下	11	4.6	122	51.5	104	43.9

6. 不同性别之间的比较

男性感觉工作压力大的医务人员占43.7%,女性感觉工作压力大的医务人员占39.9%。与前五年相比,男性和女性医务人员感觉工作压力大的比例均有所降低。详见表20-3-29。

表 20-3-29　　　　　调查地区不同性别的医务人员对压力感的评价

性别	小		一般		大	
	人数	百分比/%	人数	百分比/%	人数	百分比/%
男	44	7.0	311	49.3	276	43.7
女	100	7.9	659	52.2	503	39.9

7. 在编与不在编之间的比较

不在编制的医务人员(合同人员、临时工等)感觉工作压力大的比例最小,占37.8%;其次是在编的医务人员,感觉工作压力大的比例占41.8%;不知道自己是否有编制的医

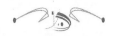

务人员感觉工作压力大的比例最高,占 42.6%。详见表 20-3-30。

表 20-3-30　　　　　调查地区有无编制的医务人员对压力感的评价

在编与否	小		一般		大	
	人数	百分比/%	人数	百分比/%	人数	百分比/%
在编	109	7.3	754	50.8	621	41.8
不在编	32	9.4	180	52.8	129	37.8
不知道	3	4.4	36	52.9	29	42.6

8. 不同婚姻状态下的比较

不同婚姻状态下的医务人员对工作的压力感存在统计学差异($\chi^2=16.99,p<0.01$)。未在婚的医务人员感觉工作压力大的比例(35.3%)低于在婚的医务人员(44.8%)。详见表 20-3-31。

表 20-3-31　　　　　调查地区不同婚姻状态下的医务人员对压力感的评价

结婚与否	小		一般		大	
	人数	百分比/%	人数	百分比/%	人数	百分比/%
未在婚	58	8.0	413	56.7	257	35.3
在婚	86	7.4	557	47.8	522	44.8

9. 不同工作年限之间的比较

不同工作年限的医务人员对工作的压力感存在统计学差异($\chi^2=45.16,p<0.001$)。30 年及以上工龄的医务人员感觉压力大的比例最高,占 60.0%;5 年工龄以下的医务人员感觉压力大的比例最小,占 33.8%。详见表 20-3-32。

表 20-3-32　　　　　调查地区不同工作年限的医务人员对压力感的评价

工作年限/年	小		一般		大	
	人数	百分比/%	人数	百分比/%	人数	百分比/%
<5	61	7.7	465	58.5	269	33.8
5~	26	6.3	215	52.2	171	41.5
10~	39	8.8	183	41.1	223	50.1
20~	16	7.1	103	45.6	107	47.3
30~	2	13.3	4	26.7	9	60.0

不同现工作年限的医务人员对工作的压力感不同,具有统计学意义($\chi^2=31.82,p<0.001$)。20~29 年现工作工龄的医务人员感觉压力大的比例最高,占 50.3%;5 年工龄

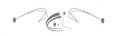

以下的医务人员感觉压力大的比例最小,占 36.1%。详见表 20-3-33。

表 20-3-33　　　调查地区不同现工作年限的医务人员对压力感的评价

现工作年限/年	小		一般		大	
	人数	百分比/%	人数	百分比/%	人数	百分比/%
<5	81	7.8	580	56	374	36.1
5~	24	7.6	152	47.9	141	44.5
10~	25	8.1	131	42.4	153	49.5
20~	6	3.9	71	45.8	78	50.3
30~	2	16.7	4	33.3	6	50.0

10. 不同行政职务之间的比较

不同行政职务的医务人员对压力的感觉存在差异,并具有统计学意义($\chi^2 = 35.04$, $p < 0.001$)。科室副主任、护士长感觉工作压力较大的比例较高,分别占 61.4%、53.4%;无管理职务人员感觉工作压力大的比例最小,占 38.1%。详见表 20-3-34。

表 20-3-34　　　调查地区不同行政职务的医务人员对压力感的评价

行政职务	小		一般		大	
	人数	百分比/%	人数	百分比/%	人数	百分比/%
院长、中心主任	3	4.5	32	47.8	32	47.8
副院长、中心副主任	4	7.7	23	44.2	25	48.1
科室主任	10	5.1	106	54.4	79	40.5
科室副主任	4	4.0	35	34.7	62	61.4
护士长	8	6.9	46	39.7	62	53.4
无管理职务	115	8.4	728	53.5	519	38.1

11. 不同科室之间的比较

不同科室的医务人员对压力的感觉存在差异($\chi^2 = 47.69$, $p < 0.001$)。妇产科医务人员感觉工作压力大的比例最高,占 52.5%。除妇产科之外,儿科、外科、内科医务人员感觉压力大的比例较高,分别占 50.6%、47.9%、47.4%。药剂科医务人员感觉压力大的比例最低,占 30.4%。详见表 20-3-35。

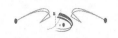

表 20-3-35 调查地区不同科室的医务人员对压力感的评价

科室	小		一般		大	
	人数	百分比/%	人数	百分比/%	人数	百分比/%
内科	21	6.9	140	45.8	145	47.4
外科	20	8.5	102	43.6	112	47.9
妇产科	10	5.1	84	42.4	104	52.5
儿科	2	2.4	39	47.0	42	50.6
中医科	4	5.1	46	58.2	29	36.7
药剂科	11	9.8	67	59.8	34	30.4
放射科	6	9.1	34	51.5	26	39.4
预防保健科(公共卫生)	7	12.7	26	47.3	22	40.0
其他	60	8.1	424	56.9	261	35.0

12. 不同年龄之间的比较

调查地区 45 岁以上年龄段的医务人员感觉工作压力大的比例最高(51.8%),其次是 35~44 岁年龄段的医务人员(49.5%),感觉压力较大的比例最少的是小于 25 岁年龄段的医务人员。与前五年相比,各年龄段的医务人员感觉工作压力大的比例都有所降低。详见表 20-3-36。

表 20-3-36 调查地区不同年龄的医务人员对压力感的评价

年龄段/岁	小		一般		大	
	人数	百分比/%	人数	百分比/%	人数	百分比/%
<25	41	9.7	240	56.6	143	33.7
25~	55	6.5	468	55.2	325	38.3
35~	35	7.7	195	42.9	225	49.5
45~	13	7.8	67	40.4	86	51.8

13. 不同平均月收入之间的比较

不同平均月收入的医务人员感觉压力大的比例存在差异($\chi^2 = 22.8, p < 0.001$)。收入在 9000 元以上的医务人员感觉工作压力大的比例最高,占 50%;比例最少的是平均月收入在 6000 元以下的医务人员。详见表 20-3-37。

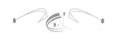

表 20-3-37　　　　　调查地区不同平均月收入的医务人员对压力感的评价

收入类型/元	小		一般		大	
	人数	百分比/%	人数	百分比/%	人数	百分比/%
＜6000	45	7.9	311	54.7	213	37.4
6000～	27	8.0	177	52.5	133	39.5
7200～	36	9.1	204	51.8	154	39.1
9000～	31	5.9	231	44.1	262	50.0

三、医务人员离职意愿

离职意愿是指个体在一定时期内变换其工作的可能性,被认为是离职的前因变量,对实际的离职行为有很好的预测力,也是反映工作满意情况的敏感指标,对工作积极性具有较大的影响;而一支稳定、高水平的医务人员队伍是保障医疗水平的关键。对全区医务人员离职意愿展开全面调查,可以了解医务人员离职意愿现状,并为相关部门制定干预策略提供数据支持。

本次调查设计了4个条目来了解医务人员的离职意愿,分别为"我经常想离开这家医院""我经常想离开我现在所从事的行业""最近我经常想换一个工作""明年我很有可能会找一份新工作"。各条目设置6个答案:"非常不符合"计1分,"比较不符合"计2分,"有点不符合"计3分,"有点符合"计4分,"比较符合"计5分,"非常符合"计6分。各条目1分和2分为离职意愿低,3分和4分为离职意愿一般,5分和6分为离职意愿高。将4个条目得分相加,总分在8分及以下的为离职意愿低,9～16分为离职意愿一般,17分及以上为离职意愿高。

(一)整体情况

本次调查结果显示,47%的医务人员基本没有离职意愿,38.1%的医务人员离职意愿一般,14.9%的医务人员离职意愿强烈。本次调查的医务人员中"离职意愿高"的比例较2013年第五次西藏自治区卫生服务调查时的平均水平低了近2个百分点(见图20-3-1)。近年来,国家积极推进卫生计生区域合作,对口支援省市和医院的沟通协调以及医疗卫生人才组团式援藏工作,通过建设、培训、支援等方式,加强西藏自治区医疗机构服务能力和诊疗水平。此外,在《西藏自治区"十三五"时期卫生计生事业发展规划》中提出,要建立医疗卫生人才绿色通道,并向县乡倾斜,逐步完善人事薪酬制度改革,提高基层卫生计生人员待遇,而收入和保障体制的完善有利于稳定和优化基层医疗队伍。

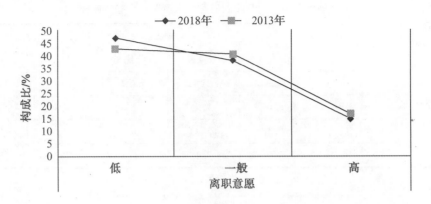

图 20-3-1　2013 年、2018 年调查地区医务人员离职意愿总体情况

　　在离职意愿的四个表现形式中,前三项中离职意愿高的比例均有所降低。详见表 20-3-38、图 20-3-2。

表 20-3-38　　　　　　　　调查地区医务人员离职意愿及其程度

比较项目	离职意愿		
	低	中	高
	人数(%)	人数(%)	人数(%)
我经常想离开这家医院	937(49.2)	658(34.5)	310(16.3)
我经常想离开我现在所从事的行业	1037(54.4)	564(29.6)	306(16.0)
最近我经常想换一个工作	1038(54.5)	573(30.1)	294(15.4)
明年我很有可能会找一份新工作	1160(61.0)	501(26.4)	240(12.6)

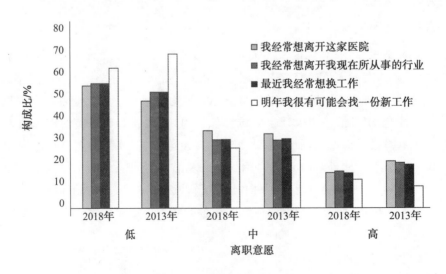

图 30-3-2　2013 年、2018 年调查地区医务人员离职意愿情况

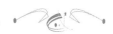

（二）比较分析

调查地区不同性别、年龄段医务人员离职意愿存在差异（$p<0.05$）。男性（17.2％）医务人员离职意愿显著高于女性（13.8％），可能与男性医务人员相比于女性，其承受的工作压力更大有关。年龄段为 25～34 岁（18.0％）的医务人员选择"离职意愿高"的比例最高。在现机构工作年限方面，在现机构工作 5～9 年的医务人员离职倾向最高（22.0％），工作在 30 年以上的医务人员选择"高离职意愿"的比例最低（8.3％）。这一结果在第五次国家卫生服务调查中西藏自治区针对医务人员的扩点项目调查数据中可以进一步解释。该调查结果中，年龄大于等于 45 岁的医务人员对报酬制度、单位环境等满意度均高于其他年龄段，而工龄大于等于 20 年的医务人员对工作本身满意度高于工龄少于 10 年的人员。因此，工作满意度对离职意愿产生了直接的影响。

调查地区医务人员在不同婚姻状况上离职意愿无明显差别。在学历方面，离职意愿最高的为大学本科程度（16.1％），硕士或博士研究生学历的医务人员选择"离职意愿高"的比例最低（9.6％），这可能与年收入高的医务人员相对于收入较低的人员工作满意度高有一定关系。

调查地区不同编制的医务人员离职意愿存在差异（$p<0.05$）。编制内和不清楚是否在编制的医务人员离职意愿最高，比未在编制内的医务人员高出 5.6％。这一现状可能与"十三五"规划中的人事薪酬制度改革有关。在"十三五"规划中明确提出，西藏自治区医学类中专毕业生可以通过考试招录到公益性技术性工作岗位，提高工资标准待遇；并分期分批将长期聘用（含公益性技术性岗位）符合招录条件的乡镇卫生技术人员，通过公开招聘聘用为乡镇卫生院事业编制工作人员。这一政策出台可能激励了非编制人员对现有工作的期待和投入。相关调查也显示，无编制人员对同事关系、工作本身、晋升机会、单位环境、设备条件等方面满意度高于有编制人员。因此，从现有工作满意度和对自我发展期望考虑，无编制人员更愿意留在现机构从事本职工作。

调查地区不同专业类别医务人员间离职意愿无显著差异，其中执业助理医师的离职意愿最高（19.8％）。执业助理医师是医学生成长为执业医师的必经之路，这一部分人群的离职将会直接影响医疗队伍的稳定和成长。因此，关注特定人群的职业环境建设并给予政策倾斜迫在眉睫。此外，行政管理职务不同的医务人员，其离职意愿无明显差异。详见表 20-3-39。

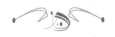

表 20-3-39　　　调查地区不同特征医务人员离职意愿的构成情况

基本人口学特征	项目	低	中	高	p 值
		人数（%）	人数（%）	人数（%）	
性别*	男	269(42.4)	256(40.4)	109(17.2)	0.12
	女	620(49.2)	465(37.0)	173(13.8)	
年龄段*/岁	<25	227(53.5)	147(34.7)	50(11.8)	0.001
	25~	361(42.5)	335(39.5)	153(18.0)	
	35~	214(47.2)	183(40.4)	56(12.4)	
	45~	87(52.4)	56(33.7)	23(13.9)	
婚姻	不在婚	350(48.0)	272(37.3)	107(14.7)	0.769
	在婚	539(46.3)	449(38.6)	175(15.1)	
学历	硕士或博士研究生	24(46.2)	23(44.2)	5(9.6)	0.687
	本科	451(46.7)	359(37.2)	155(16.1)	
	大专	303(47.3)	245(38.2)	93(14.5)	
	大专以下	111(47.4)	94(40.2)	29(12.4)	
职称	高级	46(47.4)	42(43.3)	9(9.3)	0.184
	中级	183(52.3)	124(35.4)	43(12.3)	
	师(初)级	285(43.4)	261(39.8)	110(16.8)	
	士级	167(48.3)	126(36.4)	53(15.3)	
	无职称	208(47.0)	168(37.9)	67(15.1)	
专业类别	执业资格	247(45.0)	216(39.3)	86(15.7)	0.237
	执业助理医师	70(39.5)	72(40.7)	35(19.8)	
	中医执业(助理)医师	67(52.3)	48(37.5)	13(10.2)	
	注册护士	236(49.6)	175(36.7)	65(13.7)	
	其他	269(47.9)	210(37.3)	83(14.8)	
工作年限/年	<5	385(48.5)	294(37.1)	114(14.4)	0.484
	5~	179(43.2)	164(39.5)	72(17.3)	
	10~	202(45.4)	175(39.3)	68(15.3)	
	20~	115(51.1)	83(36.9)	27(12.0)	
	30~	8(57.2)	5(35.7)	1(7.1)	

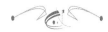

续表

基本人口学特征	项目	低	中	高	p 值
		人数（%）	人数（%）	人数（%）	
现机构工作年限*/年	＜5	493(47.7)	394(38.1)	147(14.2)	0.013
	5～	128(39.8)	123(38.2)	71(22.0)	
	10～	146(47.6)	119(38.7)	42(13.7)	
	20～	81(52.9)	54(35.3)	18(11.8)	
	30～	8(66.7)	3(25.0)	1(8.3)	
行政管理职务	院长、中心主任	29(43.3)	28(41.8)	10(14.9)	0.555
	副院长、中心副主任	19(36.5)	26(50.0)	7(13.5)	
	科室主任	97(49.2)	79(40.1)	21(10.7)	
	科室副主任	50(49.5)	33(32.7)	18(17.8)	
	护士长	51(44.3)	47(40.9)	17(14.8)	
	无管理职务	643(47.3)	508(37.4)	209(15.3)	
是否编制*	是	707(47.7)	540(36.4)	236(15.9)	0.013
	否	156(45.9)	149(43.8)	35(10.3)	
	不知道	26(37.7)	32(46.4)	11(15.9)	

调查地区不同机构、不同科室医务人员之间离职意愿无统计学差异。其中，乡镇卫生院医务人员中离职意愿高的比例较 2013 年的调查数据下降了 3%，而社区卫生服务中心医务人员选择"高离职意愿"的比例较 2013 年增长了 5%。基层卫生服务机构除了提供基本医疗服务，还承担着当地预防、保健、健康教育和计生指导等方面的任务。在国家第五次卫生服务调查西藏自治区扩点调查中发现，基层卫生服务机构中社区卫生服务中心的总诊疗人次最多；在公共卫生事件报告方面，也是以社区卫生服务中心对传染病例及突发公共卫生事件的报告例数最多。因此，社区医务人员承担着更多的公共卫生服务任务。然而，社区医务人员大多生活在压力较大的城市，且社区医疗业务相对单调，极易产生职业倦怠，多方面的原因对社区医务人员工作感受与离职意愿的影响都比较大。

在不同科室方面，内科（19.2%）和妇产科（18.0%）的医务人员离职意愿较为强烈，药剂科（9.8%）和预防保健科（9.1%）的医务人员选择高离职意愿的比例最低。内科和妇产科医务人员的离职意愿比例较高，可能与老龄化进程的加快、疾病谱的变化和二胎政策的开放有关，使得相应科室医务人员工作负荷、工作内容等各方面压力增加。详见表 20-3-40。

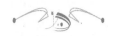

表 20-3-40　　　　调查地区不同机构、科室医务人员离职意愿的构成情况

类别	项目	低	中	高	p 值
		人数(%)	人数(%)	人数(%)	
机构类型	医院	718(47.3)	575(37.9)	224(14.8)	0.867
	社区卫生服务中心	59(42.4)	57(41.1)	23(16.5)	
	乡镇卫生院	112(47.5)	89(37.7)	35(14.8)	
所在科室	内科	141(45.9)	107(34.9)	59(19.2)	0.084
	外科	107(45.2)	101(42.6)	29(12.2)	
	妇产科	78(40.2)	81(41.8)	35(18.0)	
	儿科	39(48.1)	31(38.3)	11(13.6)	
	中医科	36(45.0)	32(40.0)	12(15.0)	
	药剂科	67(59.8)	34(30.4)	11(9.8)	
	放射科	26(39.4)	32(48.5)	8(12.1)	
	预防保健科(公共卫生)	30(54.5)	20(36.4)	5(9.1)	
	其他	356(47.8)	277(37.3)	111(14.9)	

不同地市之间医务人员的离职意愿有显著差异($p<0.05$)。林芝市(20.7%)医务人员中离职意愿强烈的比例最高,其次是那曲市(18.2%);拉萨市和阿里地区医务人员离职意愿高的比例最少,均为 11.3%。详见表 20-3-41。

表 20-3-41　　　　调查地区不同地市医务人员离职意愿的构成情况

地市	低	中	高	p 值
	人数(%)	人数(%)	人数(%)	
拉萨市	89(42.0)	99(46.7)	24(11.3)	0.008
日喀则市	178(53.0)	117(34.8)	41(12.2)	
山南市	95(47.0)	75(37.2)	32(15.8)	
林芝市	78(44.8)	60(34.5)	36(20.7)	
昌都市	235(43.2)	224(41.2)	85(15.6)	
那曲市	115(48.5)	79(33.3)	43(18.2)	
阿里地区	99(52.9)	67(35.8)	21(11.3)	

四、工作满意度

工作满意度是指员工对工作本身及有关环境所持的一种态度或看法,是对本人工作

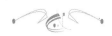

角色的整体情感反应。一般来说,个人工作满意度的高低,不但能影响组织业绩,而且会影响人才的流动。工作满意度涉及 11 个题目,采用 6 级记分制,"非常不符合""比较不符合""有点不符合""有点符合""比较符合""非常符合"这六种情况分别记为 1 分、2 分、3 分、4 分、5 分、6 分,1 分和 2 分为不满意,3 分和 4 分为一般,5 分和 6 分为满意。将满意度分为 3 个等次,分别为"低满意度""一般满意度""高满意度",把 11 个题目的得分相加,总分在 22 分及以下的归为"低满意度",23～44 分归为"一般满意度",45 分及以上为"高满意度"。

(一)整体情况

本次调查从工作整体满意度、同事之间的关系、收入水平、与领导的关系、工作条件、职业发展前景、单位管理状况、福利待遇、培训机会、机会、有动力努力工作 11 个指标,分析调查地区医务人员对工作的满意度。结果显示,54.1%的医务人员对目前的工作非常满意,37.1%的医务人员对目前的工作一般满意,只有 8.8%的医务人员对目前的工作不满意。在 11 个指标中,调查地区医务人员对单位同事、领导这两个指标的满意度均高于 60%;对其余 9 个指标的满意度均高于 30%。其中,医务人员对培训机会的满意度最低(36.1%)。详见表 20-3-42。

从整体情况上来说,医务人员对工作整体满意度、收入水平、工作条件、职业发展前景、单位管理状况、福利待遇、培训机会、机会、有动力努力工作的满意度并不高,这很可能是造成人员流失和队伍稳定性较差的因素。

表 20-3-42　　　　　　　　　　调查地区医务人员工作满意度

满意度指标	不满意		一般		满意	
	人数	百分比/%	人数	百分比/%	人数	百分比/%
我对我目前的工作非常满意	168	8.8	704	37.1	1028	54.1
我对单位的同事是满意的	89	4.7	586	30.8	1227	64.5
我对自己的收入水平是满意的	197	10.3	801	42.0	910	47.7
我对领导是满意的	114	6.0	596	31.3	1194	62.7
我对单位的工作条件满意	199	10.5	803	42.2	902	47.6
我对职业发展前景满意	195	10.3	832	43.8	874	46.0
我对单位的管理状况满意	187	9.8	848	44.5	871	45.7
我对福利待遇满意	272	14.3	877	46.0	756	39.7
我对培训机会满意	409	21.5	804	42.3	686	36.1
我对机会满意	176	9.3	850	44.7	874	46.0
感到很有动力去努力工作	131	6.9	752	39.4	1024	53.7

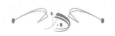

(二)比较分析

不同医疗机构的医务人员对工作满意度存在差异($p<0.05$)。医院和社区卫生服务中心的医务人员对工作的满意度较高,所占的比例分别是60.4%、60.3%,均高于60%;乡镇卫生院医务人员对工作的满意度较低(57.0%)。与前五年相比,医院医务人员对工作的满意度有所增加。详见表20-3-43。

表 20-3-43　　　　调查地区不同医疗机构医务人员对工作的满意度

机构类型	低满意度		一般满意度		高满意度	
	人数	百分比/%	人数	百分比/%	人数	百分比/%
医院	34	2.3	558	37.3	903	60.4
社区卫生服务中心	1	0.7	53	39.0	82	60.3
乡镇卫生院	3	1.3	93	41.7	127	57.0

西藏各地市医务人员的满意度存在差异($p=0.026$)。日喀则市、山南市、昌都市、阿里地区的医务人员对工作的满意度较高;其次是拉萨市、那曲市;林芝市海拔较低,气候宜人,但其医务人员对工作的满意度最低。可能原因是林芝市不是省会城市,其医务人员的收入水平、福利待遇相对低一些,培训机会更少些。与前五年相比,阿里地区医务人员对工作的满意度有所提高。详见表20-3-44。

表 20-3-44　　　　调查地区不同地市医务人员对工作的满意度

地市	低满意度		一般满意度		高满意度	
	人数	百分比/%	人数	百分比/%	人数	百分比/%
拉萨市	5	2.4	92	43.5	114	54.0
日喀则市	3	0.9	114	35.3	206	63.8
山南市	3	1.5	65	33.2	128	65.3
林芝市	8	4.7	81	47.1	83	48.3
昌都市	11	2.0	201	36.9	332	61.0
那曲市	5	2.1	91	38.4	141	59.5
阿里地区	3	1.8	60	35.1	108	63.2

不同执业资格的医务人员对工作的满意度存在差异。调查地区中医执业(助理)医师、注册护士及其他资格的医务人员对工作的满意度较高,分别占63.4%、60.2%、64.5%,均大于60%。相比之下,执业医师和执业助理医师对工作的满意度较低。详见表20-3-45。

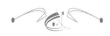

表 20-3-45　　　　　　　　调查地区不同执业资格医务人员对工作的满意度

执业资格	低满意度		一般满意度		高满意度	
	人数	百分比/%	人数	百分比/%	人数	百分比/%
执业医师	17	3.1	223	41.3	300	55.6
执业助理医师	4	2.3	71	41.5	96	56.1
中医执业(助理)医师	1	0.8	44	35.8	78	63.4
注册护士	8	1.7	179	38.1	283	60.2
其他	8	1.5	187	34.0	355	64.5

本次调查士级职称医务人员对工作的满意度最高,该结果与前五年情况一致。士级职称、无职称、中级职称医务人员对工作的满意度较高(62.9％、62.4％、60.6％),均大于60％。从表中数据可见,高职称医务人员对目前工作待遇、工作环境、收入水平等情况满意度较低,再加上服务工作繁重,这也可能是基层留不住医疗卫生服务人员的原因。详见表 20-3-46。

表 20-3-46　　　　　　　　调查地区不同职称医务人员对工作的满意度

职称	低满意度		一般满意度		高满意度	
	人数	百分比/%	人数	百分比/%	人数	百分比/%
高级	2	2.1	47	49.0	47	49.0
中级	6	1.7	131	37.6	211	60.6
师(初)级	18	2.8	251	39.1	373	58.1
士级	6	1.8	118	35.3	210	62.9
无职称	6	1.4	157	36.2	271	62.4

不同学历之间医务人员对工作的满意度差异具有统计学意义($\chi^2 = 22.83, p < 0.001$)。大专以下、硕士或博士研究生学历的医务人员对工作的满意度较高,均大于60％;其次是大专学历;大学本科对工作满意度最低。详见表 20-3-47。这可能与西藏自治区重视高层次人才的引进和培养有关。高层次人才的引进有优厚的福利待遇政策,大学本科学历这种普遍的学历层次的医务人员则在工资、福利待遇、机会等方面的满意度较低。当地政府为了引进和培养人才,制定了一些相应的政策,如从开展学历升级教育和加强在职培训两个方面提升卫生人才能力素质。大学本科学历的医务人员可以通过"八校联合"、少数民族骨干计划等途径提升自己的学历,从而使现在拥有本科学历的人才对各方面的满意度增加。

表 20-3-47　　　　　　　　调查地区不同学历医务人员对工作的满意度

学历	低满意度		一般满意度		高满意度	
	人数	百分比/%	人数	百分比/%	人数	百分比/%
硕士或博士研究生	4	7.7	16	30.8	32	61.5
本科	26	2.7	370	39.1	551	58.2
大专	8	1.3	246	39.0	377	59.7
大专以下	0	0.0	72	32.1	152	67.9

不同性别之间医务人员对工作的满意度存在统计学差异($\chi^2=5.16, p<0.05$)。男性医务人员对工作的满意度较低,占 58.3%;女性对工作的满意度较高,占 60.8%。这很可能跟女性的工作选择偏好、收入有关系。与前五年相比,男性和女性医务人员对工作的满意度均有所增加。详见表 20-3-48。

表 20-3-48　　　　　　　　调查地区不同性别医务人员对工作的满意度

性别	低满意度		一般满意度		高满意度	
	人数	百分比/%	人数	百分比/%	人数	百分比/%
男	19	3.0	241	38.7	363	58.3
女	19	1.5	463	37.6	749	60.8

有无编制的医务人员对工作的满意度存在差异($\chi^2=8.19, p<0.05$)。不在编制的医务人员(合同人员、临时工等)对工作的满意度较高;其次是在编医务人员对工作的满意度为 59.4%;不知道自己是否有编制的医务人员对工作的满意度最低,为 55.2%。详见表 20-3-49。

表 20-3-49　　　　　　　调查地区有无编制的医务人员对工作的满意度

在编与否	低满意度		一般满意度		高满意度	
	人数	百分比/%	人数	百分比/%	人数	百分比/%
在编	36	2.5	553	38.1	863	59.4
不在编	2	0.6	121	36.1	212	63.3
不知道	0	0.0	30	44.8	37	55.2

不同婚姻状态下的医务人员对工作的满意度存在差异($\chi^2=10.07, p<0.05$)。未在婚的医务人员对工作的满意度较高,占 62.1%;在婚的医务人员对工作的满意度较低,占 58.6%。原因可能是未在婚的医务人员没有家庭的羁绊,能够把更多的精力放在工作上。详见表 20-3-50。

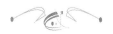

表 20-3-50　　　　　　　　调查地区不同婚姻状态下医务人员对工作的满意度

在婚与否	低满意度		一般满意度		高满意度	
	人数	百分比/%	人数	百分比/%	人数	百分比/%
未在婚	22	3.1	248	34.8	443	62.1
在婚	16	1.4	456	40.0	669	58.6

不同工作年限之间医务人员对工作的满意度存在统计学差异（$\chi^2 = 12.15$, $p <$ 0.05）。5 年工龄以下、30 年及以上工龄的医务人员对工作的满意度较高，其中 30 年及以上工龄的医务人员的满意度最高（64.3％）。详见表 20-3-51。

表 20-3-51　　　　　　　调查地区不同工作年限间医务人员对工作的满意度

工作年限/年	低满意度		一般满意度		高满意度	
	人数	百分比/%	人数	百分比/%	人数	百分比/%
<5	23	3.0	276	35.6	476	61.4
5～	6	1.5	159	39.2	241	59.4
10～	8	1.8	165	37.8	264	60.4
20～	1	0.5	99	44.6	122	55.0
30～	0	0.0	5	35.7	9	64.3

不同行政职务之间医务人员对工作的满意度存在统计学差异（$\chi^2 = 13.13$, $p <$ 0.05）。科室副主任、护士长、无管理职务的医务人员对工作的满意度较高，分别占 62.5％、66.1％、60.7％。其中，护士长对工作的满意度最高。对工作满意度最低的医务人员是科室主任（51.5％）。详见表 20-3-52。

表 20-3-52　　　　　　　调查地区不同行政职务间医务人员对工作的满意度

行政职务	低满意度		一般满意度		高满意度	
	人数	百分比/%	人数	百分比/%	人数	百分比/%
院长、中心主任	0	0.0	26	40.6	38	59.4
副院长、中心副主任	1	2.0	22	43.1	28	54.9
科室主任	6	3.1	88	45.4	100	51.5
科室副主任	0	0.0	36	37.5	60	62.5
护士长	1	0.9	38	33.0	76	66.1
无管理职务	30	2.2	494	37.0	810	60.7

不同科室之间医务人员对工作的满意度存在差异（$\chi^2 = 33.85$, $p = 0.006$）。药剂科

医务人员对工作的满意度最高,占 68.1％。除药剂科之外,内科、中医科、放射科、预防保健科的医务人员满意度较高,分别占 66.4％、60.5％、65.2％、67.9％。满意度最低的是妇产科的医务人员。详见表 20-3-53。

表 20-3-53　　　　　　　　调查地区不同科室间医务人员对工作的满意度

科室	低满意度		一般满意度		高满意度	
	人数	百分比/％	人数	百分比/％	人数	百分比/％
内科	10	3.3	91	30.2	200	66.4
外科	4	1.7	98	42.6	128	55.7
妇产科	2	1.1	87	45.8	101	53.2
儿科	1	1.2	35	43.8	44	55.0
中医科	0	0.0	30	39.5	46	60.5
药剂科	3	2.7	33	29.2	77	68.1
放射科	4	6.1	19	28.8	43	65.2
预防保健科(公共卫生)	0	0.0	17	32.1	36	67.9
其他	13	1.8	291	39.8	428	58.5

调查地区 25 岁以下年龄段的医务人员对工作的满意度最高,占 61.7％;其次是 35～44 岁年龄段的医务人员(60.1％)。不同年龄段间存在统计学差异($\chi^2=14.35, p=0.026$)。对工作的满意度最低的是 45 岁以上年龄段的医务人员。与前五年相比,35～44 岁年龄段的医务人员对工作的满意度有了提高。详见表 20-3-54。

表 20-3-54　　　　　　　　调查地区不同年龄段医务人员对工作的满意度

年龄段/岁	低满意度		一般满意度		高满意度	
	人数	百分比/％	人数	百分比/％	人数	百分比/％
＜25	5	1.2	153	37.0	255	61.7
25～	28	3.4	309	37.2	494	59.4
35～	3	0.7	176	39.2	270	60.1
45～	2	1.2	66	41.0	93	57.8

不同平均月收入间医务人员对工作的满意度存在差异($\chi^2=35.12, p<0.001$)。收入在 6000 元以下的医务人员对工作的满意度最高,占 63.5％;其次是平均月收入在 9000 元及以上的医务人员,满意度为 62.4％。对工作满意度较低的是平均月收入在 6000～7200 元、7200～9000 元的医务人员。详见表 20-3-55。

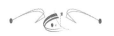

表 20-3-55　　　　　调查地区不同平均月收入间医务人员对工作的满意度

收入类型/元	低满意度		一般满意度		高满意度	
	人数	百分比/%	人数	百分比/%	人数	百分比/%
<6000	8	1.4	195	35.1	353	63.5
6000～	19	5.7	129	38.6	186	55.7
7200～	4	1.0	171	44.4	210	54.5
9000～	7	1.4	185	36.2	319	62.4

第四节　工作投入和工作动机

工作投入相关调查是第五次国家卫生服务调查中医务人员调查之后保留的调查内容，而本次调查增加了工作动机调查内容。工作投入和工作动机调查均采用 0～6 的李克特（Likert）7 级计分，"从来没有"计为 0 分，"总是"计为 6 分，得分越高，表明某种感受出现的频率越高。本节对工作投入和工作动机分别进行了描述分析。

一、工作投入

工作投入是指个体在工作中积极的、持续的、忘我的融入状态。工作投入具有活力、奉献、专注三个方面的特征。本次调查继续采用工作投入量表（utrecht work engagement scale，UWES）对医务人员的工作投入进行了测量。UWES 共计 17 个题目，将 17 个题目的得分相加，再除以题目数，得出工作投入的平均分；将工作投入状态从活力、奉献、专注三个维度同理求出平均分。平均分在 2 分及以下视为"低"，2～4 分视为"中"（不包含 2 分和 4 分），4 分及以上视为"高"。

本次调查中工作投入的活力特征涉及 6 个题目：在工作中，我感到自己迸发出能量；工作时，我感到自己强大而且充满活力；工作激发了我的灵感；当我紧张工作时，我会感到快乐；工作时，即使感到精神疲劳，我也能很快地恢复；即使工作进展不顺利，我也总能够锲而不舍。

工作投入的奉献特征涉及 5 个题目：我觉得我所从事的工作目的明确，且很有意义；我对工作充满热情；早上一起床，我就想要去工作；我为我所从事的工作感到自豪；对我来说，我的工作具有挑战性。

工作投入的专注特征涉及 6 个题目：当我工作时，时间总是过得飞快；工作时，我会忘记周围的一切；我沉浸于自己的工作当中；我可以一次连续工作很长时间；我在工作时会达到忘我的境界；我感觉到自己离不开这份工作。

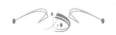

(一)总体情况

调查显示,62.2%的医务人员工作时处于高度工作投入状态,34.8%的医务人员处于中度工作投入状态,仅有 3.0%的医务人员处于低度工作投入状态。从三个维度的状态来看,奉献维度的表现最佳,有 66.8%的医务人员对工作有很高的奉献精神;59.3%的医务人员有高度专注的工作态度;活力维度表现稍差,仅有 56.1%的医务人员处于高活力状态。

(二)比较分析

调查地区医务人员对工作投入三个维度上,就工作"活力"和"奉献"方面无性别差异。然而在工作"专注"方面,男性专注度高的比例高于女性,专注度"低"和"中"的比例低于女性,差异有统计学意义($\chi^2 = 7.53, p = 0.023$)。

不同年龄段医务人员工作投入差异较为明显,三个维度在各年龄段差异具有统计学意义($p < 0.001$)。具体而言,35 岁以上医务人员的工作"活力""奉献"和"专注"表现均优于 34 岁及以下人员,特别在工作"奉献"上,45 岁以上医务人员"奉献"程度高的比例最大,达到 75.0%。

不同婚姻状况的医务人员工作"活力"和"奉献"方面无明显差异,而在工作"专注"方面在婚医务人员专注度"高"的比例高于不在婚的医务人员,不在婚医务人员专注度"低"和"中"的比例均高于在婚医务人员,差异有统计学意义($\chi^2 = 12.1, p = 0.002$)。

大专以下医务人员工作"活力""奉献"和"专注"程度较高的比例均高于拥有大专、本科及硕士研究生以上学历的医务人员,但是差异无统计学意义。

具有高级职称的医务人员工作"奉献"程度为高的比例最高,中级职称医务人员的工作"活力"和"专注"程度较高的比例均高于其他职称医务人员,但是差异无统计学意义。

不同机构类型医务人员中,医院和乡镇卫生院的医务人员"奉献"程度高的比例分别为 66.6%和 67.2%,均高于社区卫生服务中心医务人员(54.6%);"活力"和"专注"程度之间无明显差异。

有无编制是西藏医务人员选择在各级医疗卫生机构工作的一个重要筹码。调查显示,有正式编制的医务人员和不知道自己有无编制的医务人员的工作"活力""奉献"和"专注"表现均优于没有正式编制的医务人员,三个维度间均有统计学差异($p < 0.01$)。

不同科室医务人员的工作"活力"程度不同,"活力"程度高的比例最大的为药剂科(62.7%),其次依次为预防保健科(60.0%)、其他科室(59.0%)、内科(56.8%)、外科(56.5%)、中医科(52.6%)和放射科(50.8%),儿科(48.1%)和妇产科(44.3%)的比例较低,差异有统计学意义($\chi^2 = 39.53, p < 0.001$)。调查中医务人员报道"专注"比例最高的为预防保健科(69.6%),其次依次为外科(63.4%)、其他科室(62.5%)、中医科(60.0%)、药剂科(57.0%)、内科(56.0%)、放射科(54.5%)和儿科(51.8%),最低为妇产科(49.7%),差异有统计学意义($\chi^2 = 34.06, p < 0.01$)。医务人员认为"奉献"程度高的依次为预防保健科、放射科、外科、中医科、药剂科、内科、其他科室、妇产科和儿科,但

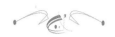

是差异无统计学意义。

从事行政管理的医务人员在工作"活力"和"奉献"方面无统计学差异（$p > 0.05$），而在工作"专注"方面，科室副主任和护士长的专注程度较"高"，且比例均高于有其他行政兼职的医务人员，差异有统计学意义（$\chi^2 = 23.58, p = 0.009$）。

工作年限越高的医务人员，工作"活力""奉献"和"专注"程度越高，且"奉献"和"专注"程度差异在不同工作年限的医务人员中有统计学意义（$\chi^2 = 15.92, p = 0.044$ 和 $\chi^2 = 17.12, p = 0.029$）。

不同地市医务人员的工作投入三个维度均存在统计学差异（$p < 0.001$）。阿里地区医务人员工作"高活力"比例最高，其次依次为山南市、日喀则市、那曲市、林芝市、昌都市和拉萨市；阿里地区和山南市医务人员工作"奉献"程度高的比例并列第一，其次为日喀则市、昌都市、林芝市、那曲市和拉萨市；阿里地区和山南市医务人员工作"专注"程度高的比例亦并列第一，其次为日喀则市、林芝市、那曲市、昌都市和拉萨市。拉萨市医务人员在工作投入三个维度均为七地市倒数第一。排名序列与五年前有一定变化。详见表20-4-1。

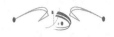

表20-4-1 调查地区不同人口学特征的医务人员工作投入三个维度状况及比较

项目		活力程度			奉献程度			专注程度		
		低 人数(%)	中 人数(%)	高 人数(%)	低 人数(%)	中 人数(%)	高 人数(%)	低 人数(%)	中 人数(%)	高 人数(%)
性别*	男	35(5.6)	221(35.2)	372(59.2)	16(2.5)	186(29.2)	434(68.2)	16(2.5)	222(34.9)	398(62.6)
	女	86(6.9)	478(38.5)	676(54.5)	38(3.0)	414(32.5)	822(64.5)	59(4.6)	481(37.8)	734(57.6)
年龄段/岁	<25	21(5.0)	169(40.3)	229(54.7)	9(2.1)	156(36.5)	262(61.4)	12(2.8)	182(42.6)	233(54.6)
	25~	70(8.4)	321(38.7)	439(52.9)	30(3.5)	286(33.4)	540(63.1)	54(6.3)	317(37.0)	485(56.7)
	35~	20(4.4)	164(36.2)	269(59.4)	10(2.2)	121(26.4)	328(71.5)	7(1.5)	147(32.0)	305(66.4)
	45~	10(6.0)	45(27.1)	111(66.9)	5(3.0)	37(22.0)	126(75.0)	2(1.2)	57(33.9)	109(64.9)
婚姻状况*	不在婚	50(7.0)	265(37.1)	400(55.9)	27(3.7)	233(31.7)	474(64.6)	37(5.0)	296(40.3)	401(54.6)
	在婚	71(6.2)	434(37.6)	648(56.2)	27(2.3)	367(31.2)	782(66.5)	38(3.2)	407(34.6)	731(62.2)
学历	硕士或博士研究生	2(3.8)	20(38.5)	30(57.7)	2(3.8)	16(30.8)	34(65.4)	0(0.0)	21(40.4)	31(59.6)
	本科	55(5.8)	369(39.0)	523(55.2)	30(3.1)	305(31.4)	635(65.5)	43(4.4)	355(36.6)	572(59.0)
	大专	53(8.3)	234(36.8)	349(54.9)	17(2.6)	216(33.2)	417(64.2)	31(4.8)	236(36.3)	383(58.9)
	大专以下	11(4.7)	76(32.6)	146(62.7)	5(2.1)	63(26.5)	170(71.4)	1(0.4)	91(38.2)	146(61.3)
职称	高级	6(6.2)	39(40.2)	52(53.6)	1(1.0)	25(25.8)	71(73.2)	1(1.0)	36(37.1)	60(61.9)
	中级	16(4.6)	128(36.5)	207(59.0)	10(2.8)	97(27.4)	247(69.8)	10(2.8)	121(34.2)	223(63.0)
	师(初)级	45(7.0)	249(38.6)	351(54.4)	16(2.4)	223(33.7)	422(63.8)	30(4.5)	239(36.2)	392(59.3)
	士级	24(7.1)	126(37.4)	187(55.5)	9(2.6)	118(34.0)	220(63.4)	17(4.9)	136(39.2)	194(55.9)
	无职称	30(6.8)	157(35.8)	251(57.3)	18(4.0)	137(30.4)	296(65.6)	17(3.8)	171(37.9)	263(58.3)

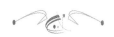

续表

项目		活力程度 低 人数(%)	活力程度 中 人数(%)	活力程度 高 人数(%)	奉献程度 低 人数(%)	奉献程度 中 人数(%)	奉献程度 高 人数(%)	专注程度 低 人数(%)	专注程度 中 人数(%)	专注程度 高 人数(%)
机构类型	医院	97(6.5)	560(37.4)	840(56.1)	42(2.7)	470(30.7)	1019(66.6)	66(4.3)	558(36.4)	907(59.2)
	社区卫生服务中心	9(6.6)	55(40.4)	72(52.9)	5(3.5)	59(41.8)	77(54.6)	4(2.8)	62(44.0)	75(53.2)
	乡镇卫生院	15(6.4)	84(35.7)	136(57.9)	7(2.9)	71(29.8)	160(67.2)	5(2.1)	83(34.9)	150(63.0)
是否在编*	是	103(7.0)	520(35.5)	841(57.4)	47(3.1)	441(29.5)	1009(67.4)	69(4.6)	519(34.7)	909(60.7)
	否	14(4.2)	156(46.4)	166(49.4)	6(1.7)	135(39.2)	203(59.0)	5(1.5)	156(45.3)	183(53.2)
	不知道	4(5.9)	23(33.8)	41(60.3)	1(1.4)	24(34.8)	44(63.8)	1(1.4)	28(40.6)	40(58.0)
所在科室*	内科	27(9.0)	103(34.2)	171(56.8)	17(5.5)	89(28.8)	203(65.7)	23(7.4)	113(36.6)	173(56.0)
	外科	11(4.6)	92(38.8)	134(56.5)	2(0.8)	74(31.1)	162(68.1)	5(2.1)	82(34.5)	151(63.4)
	妇产科	21(10.9)	86(44.8)	85(44.3)	7(3.5)	70(35.2)	122(61.3)	8(4.0)	92(46.2)	99(49.7)
	儿科	6(7.4)	36(44.4)	39(48.1)	2(2.4)	32(38.6)	49(59.0)	4(4.8)	36(43.4)	43(51.8)
	中医科	3(3.8)	34(43.6)	41(52.6)	2(2.5)	24(30.0)	54(67.5)	1(1.2)	31(38.8)	48(60.0)
	药剂科	6(5.5)	35(31.8)	69(62.7)	3(2.6)	35(30.7)	76(66.7)	6(5.3)	43(37.7)	65(57.0)
	放射科	5(7.7)	27(41.5)	33(50.8)	0(0.0)	21(31.8)	45(68.2)	3(4.5)	27(40.9)	36(54.5)
	预防保健科(公共卫生)	8(14.5)	14(25.5)	33(60.0)	2(3.6)	13(23.2)	41(73.2)	3(5.4)	14(25.0)	39(69.6)
	其他	32(4.4)	269(36.6)	434(59.0)	18(2.4)	239(31.9)	492(65.7)	21(2.8)	260(34.7)	468(62.5)

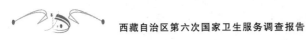

续表

项目		活力程度			奉献程度			专注程度		
		低 人数(%)	中 人数(%)	高 人数(%)	低 人数(%)	中 人数(%)	高 人数(%)	低 人数(%)	中 人数(%)	高 人数(%)
行政管理职务*	院长，中心主任	2(3.0)	20(30.3)	44(66.7)	2(2.9)	22(32.4)	44(64.7)	0(0.0)	25(36.8)	43(63.2)
	副院长，中心副主任	4(7.8)	19(37.3)	28(54.9)	1(1.9)	19(36.5)	32(61.5)	1(1.9)	22(42.3)	29(55.8)
	科室主任	11(5.7)	60(31.2)	121(63.0)	3(1.5)	53(26.8)	142(71.7)	9(4.5)	59(29.8)	130(65.7)
	科室副主任	7(7.1)	36(36.4)	56(56.6)	4(4.0)	21(20.8)	76(75.2)	3(3.0)	27(26.7)	71(70.3)
	护士长	7(6.2)	39(34.5)	67(59.3)	2(1.7)	31(26.5)	84(71.8)	6(5.1)	30(25.6)	81(69.2)
	无管理职务	90(6.7)	525(39.0)	732(54.3)	42(3.1)	454(33.0)	878(63.9)	56(4.1)	540(39.3)	778(56.6)
工作年限*/年	<5	57(7.3)	303(38.8)	421(53.9)	23(2.9)	275(34.4)	502(62.7)	37(4.6)	326(40.8)	437(54.6)
	5~	22(5.4)	162(40.0)	221(54.6)	12(2.9)	144(34.5)	261(62.6)	17(4.1)	148(35.5)	252(60.4)
	10~	27(6.1)	155(35.1)	259(58.7)	12(2.7)	123(27.3)	315(70.0)	17(3.8)	144(32.0)	289(64.2)
	20~	15(6.6)	75(33.2)	136(60.2)	7(3.1)	54(23.7)	167(73.2)	4(1.8)	81(35.5)	143(62.7)
	30~	0(0.0)	4(26.7)	11(73.3)	0(0.0)	4(26.7)	11(73.3)	0(0.0)	4(26.7)	11(73.3)
地市*	拉萨市	20(9.7)	99(47.8)	88(42.5)	10(4.7)	89(42.0)	113(53.3)	15(7.1)	102(48.1)	95(44.8)
	日喀则市	20(6.1)	105(32.1)	202(61.8)	8(2.3)	104(30.3)	231(67.3)	11(3.2)	115(33.5)	217(63.3)
	山南市	8(4.1)	66(33.5)	123(62.4)	2(1.0)	43(21.2)	158(77.8)	2(1.0)	56(27.6)	145(71.4)
	林芝市	13(7.5)	67(38.5)	94(54.0)	6(3.4)	60(34.5)	108(62.1)	9(5.2)	65(37.4)	100(57.5)
	昌都市	39(7.2)	218(40.4)	283(52.4)	14(2.5)	180(32.6)	358(64.9)	20(3.6)	225(40.8)	307(55.6)
	那曲市	13(5.5)	94(39.7)	130(54.9)	8(3.4)	88(37.1)	141(59.5)	13(5.5)	91(38.4)	133(56.1)
	阿里地区	8(4.3)	50(26.9)	128(68.8)	6(3.2)	36(19.0)	147(77.8)	5(2.6)	49(25.9)	135(71.4)
合计		121(6.5)	699(37.4)	1048(56.1)	54(2.8)	600(31.4)	1256(65.8)	75(3.9)	703(36.8)	1132(59.3)

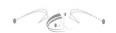

二、工作动机

工作动机是指"一系列能够激发与工作绩效相关的行为"。它是一种持续的心理状态，也是人类行为的方式，是具有指向性和维持程度的一种内部与外部力量的总和。工作动机是人类开展工作的内在原动力和直接驱动力量。

第六次国家卫生服务调查中的医务人员调查表设置了9个工作动机相关问题：我的工作动力源于我喜欢我的工作，我努力工作是因为这是我的本职工作，我努力工作是因为我的工作对患者非常重要，我努力工作是为了自我认可和肯定，我的工作动力源于患者和居民对我的感激，我努力工作是为了让别人对我有好的评价和看法，我努力工作是不想让我的团队有不好的表现，我的工作动力源于领导的认可和赞扬，我工作的动力是挣钱养活自己和家人。

将工作动机9个题目得分相加，再除以题目数，得出工作动机的平均分。平均分在2分及以下视为工作动机"差"，2～4分视为"中"（不包含2分和4分），4分及以上视为"好"。

（一）总体情况

调查显示，57.3％的医务人员工作动机"好"，40.1％的医务人员工作动机"中"等，仅有2.6％的被调查医务人员工作动机为"差"。

（二）比较分析

调查地区男性医务人员工作动机为好的比例高于女性，差异有统计学意义（$\chi^2 = 6.67, p = 0.036$）。

35～44岁年龄段的医务人员工作动机好的比例最高（61.2％），其次是25～34岁的医务人员（57.0％），25岁以下的医务人员和45岁及以上的医务人员的比例相对较低，分别为54.8％、54.2％，但差异不具有统计学意义。

调查地区在婚医务人员工作动机好的比例略高于不在婚者，但差异不具有统计学意义。

不同学历医务人员的工作动机状况与学历级别基本呈负相关，具体显示，大专以下医务人员工作动机好的比例最高（62.2％），其次是本科、大专及硕士或博士研究生学历的医务人员，分别为57.0％、56.0％、55.8％，且差异具有统计学意义（$p < 0.05$）。

不同职称医务人员的工作动机状况存在差异（$p < 0.05$）。中级职称医务人员的工作动机好的比例最高（62.4％），其次为无职称和士级医务人员，高级职称医务人员的比例最低（50.5％）。

不同机构类型医务人员中，医院和乡镇卫生院的医务人员工作动机好的比例分别为57.9％和56.3％，均高于社区卫生服务中心的医务人员（52.5％），但差异不具有统计学意义。

不同编制医务人员的工作动机状况存在差异（$p < 0.05$）。不知道自己是否有编制的医务人员工作动机好的比例最高（62.3％），其次是在编医务人员，不在编制医务人员的比例最低（55.5％）。

不同科室医务人员的工作动机状况有所不同,工作动机好的比例最高的为预防保健科(62.5%),其次依次为外科(61.8%)、中医科(58.8%)、其他科室(58.7%)、儿科(56.6%)、内科(56.3%)、放射科(54.5%)、妇产科(52.8%),最低为药剂科(50.0%),且差异有统计学意义($p<0.05$)。

不同行政职务医务人员的工作动机状况存在差异($p<0.05$)。从事科室副主任、护士长的工作动机好的比例较高,且比例均高于有行政兼职和无管理职务的医务人员。

工作年限为10~19年的医务人员工作动机好的比例最高(62.9%),其次是30年及以上工龄、5~9年工龄、5年以下工龄的医务人员,20~29年工龄的医务人员比例最低(51.3%),但差异不具有统计学意义。

不同地市医务人员的工作动机状况存在差异($p<0.05$)。阿里地区医务人员工作动机好的比例最高,其次为那曲市和山南市,后依次为昌都市、林芝市、日喀则市和拉萨市。详见表20-4-2。

表 20-4-2　　调查地区不同人口学特征的医务人员工作动机状况及比较

项目		工作动机		
		差	中	好
		人数(%)	人数(%)	人数(%)
性别*	男	9(1.4)	247(38.8)	380(59.7)
	女	41(3.2)	519(40.7)	714(56.0)
年龄段/岁	<25	7(1.6)	186(43.6)	234(54.8)
	25~	31(3.6)	337(39.4)	488(57.0)
	35~	10(2.2)	168(36.6)	281(61.2)
	45~	2(1.2)	75(44.6)	91(54.2)
婚姻状况	不在婚	19(2.6)	300(40.9)	415(56.5)
	在婚	31(2.6)	466(39.6)	679(57.7)
学历*	硕士或博士研究生	0(0.0)	23(44.2)	29(55.8)
	本科	27(2.8)	390(40.2)	553(57.0)
	大专	19(2.9)	267(41.1)	364(56.0)
	大专以下	4(1.7)	86(36.1)	148(62.2)
职称*	高级	2(2.1)	46(47.4)	49(50.5)
	中级	6(1.7)	127(35.9)	221(62.4)
	师(初)级	21(3.2)	277(41.9)	363(54.9)
	士级	7(2.0)	140(40.3)	200(57.6)
	无职称	14(3.1)	176(39.0)	261(57.9)

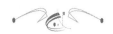

续表

项目		工作动机		
		差	中	好
		人数（%）	人数（%）	人数（%）
机构类型	医院	40(2.6)	605(39.5)	886(57.9)
	社区卫生服务中心	1(0.7)	66(46.8)	74(52.5)
	乡镇卫生院	9(3.8)	95(39.9)	134(56.3)
是否在编*	是	45(3.0)	592(39.5)	860(57.4)
	否	5(1.5)	148(43.0)	191(55.5)
	不知道	0(0.0)	26(37.7)	43(62.3)
所在科室*	内科	13(4.2)	122(39.5)	174(56.3)
	外科	3(1.3)	88(37.0)	147(61.8)
	妇产科	4(2.0)	90(45.2)	105(52.8)
	儿科	2(2.4)	34(41.0)	47(56.6)
	中医科	5(6.2)	28(35.0)	47(58.8)
	药剂科	4(3.5)	53(46.5)	57(50.0)
	放射科	1(1.5)	29(43.9)	36(54.5)
	预防保健科(公共卫生)	1(1.8)	20(35.7)	35(62.5)
	其他	17(2.3)	292(39.0)	440(58.7)
行政管理职务*	院长、中心主任	2(2.9)	28(41.2)	38(55.9)
	副院长、中心副主任	2(3.8)	24(46.2)	26(50.0)
	科室主任	4(2.0)	88(44.4)	106(53.5)
	科室副主任	1(1.0)	38(37.6)	62(61.4)
	护士长	3(2.6)	36(30.8)	78(66.7)
	无管理职务	38(2.8)	552(40.2)	784(57.1)
工作年限/年	<5	18(2.2)	338(42.2)	444(55.5)
	5～	16(3.8)	160(38.4)	241(57.8)
	10～	11(2.4)	156(34.7)	283(62.9)
	20～	5(2.2)	106(46.5)	117(51.3)
	30～	0(0.0)	6(40.0)	9(60.0)

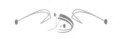

续表

项目		工作动机		
		差	中	好
		人数（％）	人数（％）	人数（％）
地市*	拉萨市	11(5.2)	97(45.8)	104(49.1)
	日喀则市	4(1.2)	164(47.8)	175(51.0)
	山南市	3(1.5)	76(37.4)	124(61.1)
	林芝市	5(2.9)	75(43.1)	94(54.0)
	昌都市	16(2.9)	211(38.2)	325(58.9)
	那曲市	5(2.1)	87(36.7)	145(61.2)
	阿里地区	6(3.2)	56(29.6)	127(67.2)
合计		50(2.6)	766(40.1)	1094(57.3)

第五节　医务人员执业环境的现状

本次调查医务人员对执业环境方面的感觉和体会,包括患者对医务人员的尊重程度、社会整体对医务人员的尊重程度、患者对医务人员提供服务的信任程度等问题,全部问题从医务人员的角度,描述了其对目前执业环境的认识和感受。

一、患者和社会整体对医务人员的尊重程度

(一)总体情况

该部分调查患者和社会整体对医务人员职业和人格的尊重程度,涉及两个问题,每个问题涉及5个选项,按程度分为"非常尊重""比较尊重""一般""比较不尊重"和"很不尊重",但为了便于统计,分别按"尊重""一般""不尊重"进行描述分析。

本次调查结果显示,74.5％的医务人员认为患者尊重自己,3.0％的医务人员表示不尊重。与2013年相比,医务人员感到被患者尊重的比例增加了14.0个百分点,不尊重的比例减少了5.3个百分点。调查地区医务人员认为社会整体对医务人员的"尊重""一般"和"不尊重"的比例分别为59.8％、33.1％和7.1％。与2013年相比,自感社会整体尊重的比例增加了14.8个百分点,不受尊重的比例减少了5.0个百分点。详见表20-5-1。

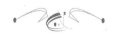

表 20-5-1　　调查地区不同年份医务人员受社会和患者尊重程度的自我评价　　　　单位:%

年份	患者的尊重程度			社会整体的尊重程度		
	尊重	一般	不尊重	尊重	一般	不尊重
2013 年	60.5	31.2	8.3	45.0	42.8	12.1
2018 年	74.5	22.5	3.0	59.8	33.1	7.1

(二)患者尊重程度的比较分析

调查地区不同性别、年龄段医务人员自感受患者尊重的程度存在差异($p<0.05$)。男性(77.9%)医务人员自认为受患者尊重的比例显著高于女性(72.8%),年龄段在 45 岁及以上(80.2%)的医务人员自认为受患者尊重的比例最高。

调查地区医务人员在不同婚姻状态、不同学历、不同职称间自认为受患者尊重程度无明显差别。在学历方面,大专以下的医务人员(78.1%)自认为受患者尊重的比例最高;在职称方面,中级职称的医务人员(78.4%)自认为受患者尊重的比例最高,无职称的医务人员(71.9%)认为受患者尊重的比例最低。详见表 20-5-2。

表 20-5-2　　调查地区不同基本人口学特征医务人员自认为受患者尊重的程度构成情况

基本人口学特征	分组	尊重	一般	不尊重	p 值
		人数(%)	人数(%)	人数(%)	
性别	男	494(77.9)	121(19.1)	19(3.0)	0.039
	女	925(72.8)	308(24.2)	38(3.0)	
年龄段/岁	<25	306(72.2)	105(24.8)	13(3.1)	0.016
	25~	613(71.6)	213(24.9)	30(3.5)	
	35~	366(79.9)	83(18.1)	9(2.0)	
	45~	134(80.2)	28(16.8)	5(3.0)	
婚姻	不在婚	547(74.7)	163(22.3)	22(3.0)	0.979
	在婚	872(74.3)	266(22.7)	35(3.0)	
学历	硕士或博士研究生	39(75.0)	12(23.1)	1(1.9)	0.136
	本科	717(74.1)	212(21.9)	39(4.0)	
	大专	478(73.8)	155(23.9)	15(2.3)	
	大专以下	185(78.1)	50(21.1)	2(0.8)	
职称	高级	74(76.3)	18(18.6)	5(5.2)	0.285
	中级	276(78.4)	69(19.6)	7(2.0)	
	师(初)级	483(73.2)	153(23.2)	24(3.6)	
	士级	263(75.8)	74(21.3)	10(2.9)	
	无职称	323(71.9)	115(25.6)	11(2.4)	

调查地区不同编制、不同工作年限及现机构工作年限、不同行政职务、不同执业资格的医务人员间自认为受患者尊重的程度无显著差异。执业医师认为自己受尊重的比例（77.1%）最高；工作年限方面，不管工作年限或者在现机构工作年限，工作在 30 年以上的医务人员自认为受患者尊重的比例较高（分别是 86.7% 和 83.3%）；院长/中心主任、副院长/中心副主任自感受患者尊重的比例并列最高。详见表 20-5-3。

表 20-5-3　　调查地区不同工作特征医务人员受患者尊重的程度构成情况

工作特征	分组	尊重	一般	不尊重	p 值
		人数（%）	人数（%）	人数（%）	
执业资格	执业医师	424(77.1)	106(19.3)	20(3.6)	0.092
	执业助理医师	126(70.4)	44(24.6)	9(5.0)	
	中医执业（助理）医师	93(72.7)	29(22.7)	6(4.7)	
	注册护士	364(75.8)	106(22.1)	10(2.1)	
	其他	412(72.5)	144(25.4)	12(2.1)	
工作年限/年	＜5	592(74.3)	179(22.5)	26(3.3)	0.623
	5～	303(72.7)	105(25.2)	9(2.2)	
	10～	334(74.4)	101(22.5)	14(3.1)	
	20～	177(78.0)	42(18.5)	8(3.5)	
	30～	13(86.7)	2(13.3)	0(0.0)	
现机构工作年限/年	＜5	769(73.9)	240(23.1)	32(3.1)	0.606
	5～	225(70.1)	85(26.5)	11(3.4)	
	10～	234(75.0)	69(22.1)	9(2.9)	
	20～	124(80.0)	27(17.4)	4(2.6)	
	30～	10(83.3)	2(16.7)	0(0.0)	
行政管理职务	院长、中心主任	56(82.4)	10(14.7)	2(2.9)	0.460
	副院长、中心副主任	42(82.4)	9(17.6)	0(0.0)	
	科室主任	147(74.2)	44(22.2)	7(3.5)	
	科室副主任	77(76.2)	19(18.8)	5(5.0)	
	护士长	84(73.0)	30(26.1)	1(0.9)	
	无管理职务	1013(73.8)	317(23.1)	42(3.1)	
是否在编	是	1102(73.8)	340(22.8)	52(3.5)	0.133
	否	261(76.3)	77(22.5)	4(1.2)	
	不知道	56(81.2)	12(17.4)	1(1.4)	

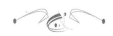

调查地区不同机构、不同科室医务人员自认为受患者尊重的程度存在显著差异（$p<$ 0.05）。乡镇卫生院（81.5%）医务人员认为患者尊重自己的比例最高，其次是社区卫生服务中心（79.3%）和医院（73.0%），而医务人员认为患者不尊重自己的比例在乡镇卫生院（2.1%）最低，其次是社区卫生服务中心（2.9%）和医院（3.1%）；在不同科室方面，预防保健科（92.9%）和中医科（81.2%）的医务人员自认为受患者尊重的比例较高，妇产科（69.8%）和儿科（59.0%）的医务人员自认为受患者尊重的比例相对较低。详见表 20-5-4。

表 20-5-4 　调查地区不同机构、科室医务人员受患者尊重的程度构成情况

项目	分组	尊重 人数（%）	一般 人数（%）	不尊重 人数（%）	p 值
机构类型	医院	1114(73.0)	365(23.9)	48(3.1)	0.043
	社区卫生服务中心	111(79.3)	25(17.9)	4(2.9)	
	乡镇卫生院	194(81.5)	39(16.4)	5(2.1)	
所在科室	内科	233(75.9)	65(21.2)	9(2.9)	0.007
	外科	185(78.4)	44(18.6)	7(3.0)	
	妇产科	139(69.8)	51(25.6)	9(4.5)	
所在科室	儿科	49(59.0)	32(38.6)	2(2.4)	0.007
	中医科	65(81.2)	13(16.2)	2(2.5)	
	药剂科	82(71.9)	28(24.6)	4(3.5)	
	放射科	47(71.2)	15(22.7)	4(6.1)	
	预防保健科(公共卫生)	52(92.9)	4(7.1)	0(0.0)	
	其他	557(74.5)	173(23.1)	18(2.4)	

不同地区之间比较分析发现，山南市（82.2%）医务人员自认为受患者尊重的比例最高，昌都市最低。详见表 20-5-5。

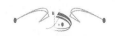

表 20-5-5　　　　调查地区不同地市医务人员受患者尊重的程度构成情况

地市	尊重	一般	不尊重	p 值
	人数（%）	人数（%）	人数（%）	
拉萨市	160(75.5)	46(21.7)	6(2.8)	
日喀则市	276(80.7)	57(16.7)	9(2.6)	
山南市	166(82.2)	34(16.8)	2(1.0)	
林芝市	133(76.9)	33(19.1)	7(4.0)	＜0.001
昌都市	371(67.3)	162(29.4)	18(3.3)	
那曲市	173(73.0)	60(25.3)	4(1.7)	
阿里地区	140(74.5)	37(19.7)	11(5.9)	

（三）社会整体尊重程度的比较分析

调查地区不同学历、不同职称医务人员自认为受社会整体尊重的程度存在差异（$p <$ 0.05）。硕士和博士研究生（57.7%）医务人员自认为受社会尊重的比例显著低于大专以下（65.5%）的医务人员，随着学历的提高，社会对医务人员的尊重程度逐渐下降；在职称方面，高级职称（66.0%）的医务人员自认为受社会尊重的比例最高，初级职称（56.5%）的医务人员自认为受社会尊重的比例最低。不同性别、不同年龄段、不同婚姻状况的医务人员受社会尊重的程度之间无显著性差异。详见表 20-5-6。

表 20-5-6　　　调查地区不同基本人口学特征医务人员受社会尊重的程度构成情况

基本人口学特征	分组	尊重	一般	不尊重	p 值
		人数（%）	人数（%）	人数（%）	
性别	男	398(62.6)	202(31.8)	36(5.7)	0.107
	女	743(58.4)	430(33.8)	99(7.8)	
年龄段/岁	＜25	260(60.9)	142(33.3)	25(5.9)	
	25～	485(56.7)	304(35.5)	67(7.8)	0.211
	35～	288(62.9)	137(29.9)	33(7.2)	
	45～	108(64.7)	49(29.3)	10(6.0)	
婚姻	不在婚	442(60.2)	244(33.2)	48(6.5)	0.769
	在婚	699(59.5)	388(33.0)	87(7.4)	
学历	硕士或博士研究生	30(57.7)	15(28.8)	7(13.5)	
	本科	569(58.7)	314(32.4)	86(8.9)	0.006
	大专	386(59.5)	231(35.6)	32(4.9)	
	大专以下	156(65.5)	72(30.3)	10(4.2)	

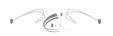

续表

基本人口学特征	分组	尊重 人数（%）	一般 人数（%）	不尊重 人数（%）	p 值
职称	高级	64(66.0)	25(25.8)	8(8.2)	0.002
	中级	205(58.1)	112(31.7)	36(10.2)	
	师（初）级	373(56.5)	232(35.2)	55(8.3)	
	士级	210(60.5)	114(32.9)	23(6.6)	
	无职称	289(64.1)	149(33.0)	13(2.9)	

　　调查地区不同编制、不同工作年限及现机构工作年限的医务人员间受社会尊重的程度无显著性差异。在工作年限方面，不管工作年限或者现机构工作年限，工作在 30 年以上的医务人员自认为受社会尊重的比例较高（分别是 73.3% 和 75.0%）。行政管理职务方面，院长、中心主任自认为受社会尊重的比例最高（76.5%）；其次是副院长、中心副主任。执业资格方面，其他执业资格（65.0%）的医务人员自认为受社会尊重的比例最高，注册护士最低（50.2%）。详见表 20-5-7。

表 20-5-7　　调查地区不同工作特征医务人员受社会尊重的程度构成情况

工作特征	分组	尊重 人数（%）	一般 人数（%）	不尊重 人数（%）	p 值
执业资格	执业医师	339(61.6)	167(30.4)	44(8.0)	<0.001
	执业助理医师	110(61.5)	55(30.7)	14(7.8)	
	中医执业（助理）医师	80(62.5)	38(29.7)	10(7.8)	
执业资格	注册护士	242(50.2)	189(39.2)	51(10.6)	<0.001
	其他	370(65.0)	183(32.2)	16(2.8)	
工作年限/年	<5	496(62.0)	255(31.9)	49(6.1)	0.259
	5～	234(56.1)	154(36.9)	29(7.0)	
	10～	266(59.2)	149(33.2)	34(7.6)	
	20～	134(59.0)	70(30.8)	23(10.1)	
	30～	11(73.3)	4(26.7)	0(0.0)	
现机构工作年限/年	<5	617(59.2)	352(33.7)	74(7.1)	0.704
	5～	187(58.3)	105(32.7)	29(9.0)	
	10～	188(60.3)	105(33.7)	19(6.1)	
	20～	99(63.9)	44(28.4)	12(7.7)	
	30～	9(75.0)	3(25.0)	0(0.0)	

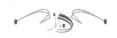

续表

工作特征	分组	尊重	一般	不尊重	p 值
		人数（%）	人数（%）	人数（%）	
行政管理职务	院长、中心主任	52(76.5)	15(22.1)	1(1.5)	<0.001
	副院长、中心副主任	34(65.4)	16(30.8)	2(3.8)	
	科室主任	126(63.6)	48(24.2)	24(12.1)	
	科室副主任	57(56.4)	34(33.7)	10(9.9)	
	护士长	61(52.6)	39(33.6)	16(13.8)	
	无管理职务	811(59.1)	480(35.0)	82(6.0)	
是否在编	是	882(59.0)	504(33.7)	109(7.3)	0.478
	否	213(61.9)	107(31.1)	24(7.0)	
	不知道	46(66.7)	21(30.4)	2(2.9)	

调查地区不同机构、不同科室医务人员间受社会尊重程度存在显著性差异（$p <$ 0.05）。医务人员认为社会尊重自己的比例按照医院（57.1%）、社区卫生服务中心（65.2%）、乡镇卫生院（73.9%）依次增加，医务人员认为社会不尊重自己的比例按照医院（7.9%）、社区卫生服务中心（7.8%）、乡镇卫生院（1.3%）依次减少。在不同科室方面，中医科（75.0%）和预防保健科（75.0%）的医务人员自认为受社会尊重的比例最高，儿科（48.2%）的医务人员自认为受社会尊重的比例最低。详见表20-5-8。

表 20-5-8　　调查地区不同机构、科室医务人员受社会尊重的程度构成情况

项目	分组	尊重	一般	不尊重	p 值
		人数（%）	人数（%）	人数（%）	
机构类型	医院	873(57.1)	535(35.0)	121(7.9)	<0.001
	社区卫生服务中心	92(65.2)	38(27.0)	11(7.8)	
	乡镇卫生院	176(73.9)	59(24.8)	3(1.3)	

续表

项目	分组	尊重	一般	不尊重	p 值
		人数(%)	人数(%)	人数(%)	
所在科室	内科	187(60.5)	95(30.7)	27(8.7)	0.003
	外科	141(59.7)	70(29.7)	25(10.6)	
	妇产科	110(55.3)	78(39.2)	11(5.5)	
	儿科	40(48.2)	33(39.8)	10(12.0)	
	中医科	60(75.0)	16(20.0)	4(5.0)	
	药剂科	72(63.2)	39(34.2)	3(2.6)	
	放射科	37(56.1)	23(34.8)	6(9.1)	
	预防保健科(公共卫生)	42(75.0)	13(23.2)	1(1.8)	
	其他	442(59.0)	261(34.8)	46(6.1)	

不同地市之间比较分析中,阿里地区医务人员自认为受社会尊重的比例最高,林芝市最低。详见表 20-5-9。

表 20-5-9　　　　　调查地区不同地市医务人员受社会尊重的程度构成情况

地市	尊重	一般	不尊重	p 值
	人数(%)	人数(%)	人数(%)	
拉萨市	124(58.5)	65(30.7)	23(10.8)	0.004
日喀则市	216(63.0)	108(31.5)	19(5.5)	
山南市	130(64.4)	62(30.7)	10(5.0)	
林芝市	88(50.6)	64(36.8)	22(12.6)	
昌都市	326(59.1)	185(33.5)	41(7.4)	
那曲市	135(57.0)	93(39.2)	9(3.8)	
阿里地区	122(64.9)	55(29.3)	11(5.9)	

二、社会地位

(一)总体情况

医务人员对自己的社会地位进行评分(0 分最低,100 分最高),得到平均分为 58.4 分;医务人员对自己的社会地位评分低于或等于 60 分的占 56.8%,61～79 分的应答者占医务人员的 16.9%,80 分及以上的应答者占医务人员的 26.3%。

与 2013 年相比,总体社会地位的平均分上涨了 7 分,60 分及以下的比例减少了 15.1

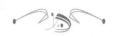

个百分点,61～79 分的比例增加了 9.8 个百分点,80 分及以上的比例增加了 5.3 个百分点。详见表 20-5-10。

表 20-5-10   调查地区不同年份医务人员对其社会地位的自我评价

年份	平均分/分	各分段的人数百分比		
		≤60 分	61～79 分	≥80 分
2013 年	51.4	71.9%	7.1%	21.0%
2018 年	58.4	56.8%	16.9%	26.3%

(二)比较分析

根据医务人员对自己社会地位的评分,小于等于 60 分的归为评价"低",61～79 分的归为评价"中",大于等于 80 分的归为评价"高",对于不同特征的医务人员进行了比较。

调查地区不同性别、不同职称之间医务人员对其社会地位的自我评价存在差异($p<0.05$)。女性(59.4%)医务人员对其社会地位的自我评价分值低的比例高于男性(51.6%)。不同职称医务人员对社会地位的自我评价结果显示,士级职称医务人员的自我评价低的比例最高,而高级职称的自我评价高的比例最高。而不同学历、婚姻以及不同年龄段之间医务人员社会地位的自我评价不存在明显差异。详见表 20-5-11。

表 20-5-11   调查地区不同基本人口学特征医务人员对其社会地位的自我评价构成情况

基本人口学特征	分组	低	中	高	p 值
		人数(%)	人数(%)	人数(%)	
性别	男	326(51.6)	130(20.6)	176(27.8)	0.002
	女	748(59.4)	190(15.1)	322(25.6)	
年龄段/岁	<25	241(56.6)	71(16.7)	114(26.8)	0.052
	25～	508(59.9)	134(15.8)	206(24.3)	
	35～	245(53.8)	89(19.6)	121(26.6)	
	45～	80(49.1)	26(16.0)	57(35.0)	
婚姻	不在婚	421(57.7)	120(16.4)	189(25.9)	0.813
	在婚	653(56.2)	200(17.2)	309(26.6)	
学历	硕士或博士研究生	29(55.8)	10(19.2)	13(25.0)	0.300
	本科	544(56.5)	162(16.8)	256(26.6)	
	大专	367(57.2)	108(16.8)	167(26.0)	
	大专以下	134(56.8)	40(16.9)	62(26.3)	

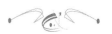

续表

基本人口学特征	分组	低	中	高	p 值
		人数（%）	人数（%）	人数（%）	
职称	高级	49(51.0)	13(13.5)	34(35.4)	0.037
	中级	202(58.0)	62(17.8)	84(24.1)	
	师（初）级	389(59.3)	106(16.2)	161(24.5)	
	士级	206(59.5)	47(13.6)	93(26.9)	
	无职称	228(51.1)	92(20.6)	126(28.3)	

调查地区不同编制、不同执业资格、不同工作年限、不同行政职务间医务人员社会地位的自我评价无显著性差异。但是现机构工作年限方面，工作在30年以上的医务人员，社会地位的自我评价高的比例最高（41.7%）。详见表20-5-12。

表 20-5-12　　调查地区不同工作特征医务人员对其社会地位的自我评价构成情况

工作特征	分组	低	中	高	p 值
		人数（%）	人数（%）	人数（%）	
执业资格	执业医师	310(56.8)	83(15.2)	153(28.0)	0.193
	执业助理医师	101(56.7)	35(19.7)	42(23.6)	
	中医执业（助理）医师	77(60.6)	23(18.1)	27(21.3)	
	注册护士	290(60.5)	74(15.4)	115(24.0)	
	其他	296(52.7)	105(18.7)	161(28.6)	
工作年限/年	<5	441(55.5)	143(18.0)	211(26.5)	0.158
	5～	254(61.4)	57(13.8)	103(24.9)	
	10～	252(56.6)	81(18.2)	112(25.2)	
	20～	119(53.4)	39(17.5)	65(29.1)	
	30～	8(53.3)	0(0.0)	7(46.7)	
现机构工作年限/年	<5	604(58.2)	170(16.4)	263(25.4)	0.033
	5～	192(60.2)	46(14.4)	81(25.4)	
	10～	161(52.4)	62(20.2)	84(27.4)	
	20～	70(46.1)	29(19.1)	53(34.9)	
	30～	7(58.3)	0(0.0)	5(41.7)	

续表

工作特征	分组	低	中	高	p 值
		人数（%）	人数（%）	人数（%）	
行政管理职务	院长、中心主任	33(49.3)	8(11.9)	26(38.8)	0.165
	副院长、中心副主任	31(62.0)	8(16.0)	11(22.0)	
	科室主任	106(54.1)	35(17.9)	55(28.1)	
	科室副主任	55(55.0)	25(25.0)	20(20.0)	
	护士长	70(61.4)	14(12.3)	30(26.3)	
	无管理职务	779(57.1)	230(16.8)	356(26.1)	
是否在编	是	842(56.9)	255(17.2)	384(25.9)	0.863
	否	191(55.8)	56(16.4)	95(27.8)	
	不知道	41(59.4)	9(13.0)	19(27.5)	

调查地区不同机构、不同科室医务人员间社会地位的自我评价存在显著性差异（$p <$ 0.05）。医务人员社会地位评价低的比例按照社区卫生服务中心（62.1%）、医院（57.7%）、乡镇卫生院（47.9%）依次减少，乡镇卫生院医务人员社会地位评价高的比例最高（32.2%）。在不同科室方面，预防保健科自认为社会地位评价高的比例最高（45.5%），儿科和妇产科社会地位评价低的比例分别达到67.1%和63.5%。详见表20-5-13。

表 20-5-13　　调查地区不同机构、科室医务人员对其社会地位的自我评价构成情况

项目	分组	低	中	高	p 值
		人数（%）	人数（%）	人数（%）	
机构类型	医院	874(57.7)	251(16.6)	391(25.8)	0.042
	社区卫生服务中心	87(62.1)	22(15.7)	31(22.1)	
	乡镇卫生院	113(47.9)	47(19.9)	76(32.2)	
所在科室	内科	177(57.5)	52(16.9)	79(25.6)	0.019
	外科	139(59.1)	44(18.7)	52(22.1)	
	妇产科	125(63.5)	28(14.2)	44(22.3)	
	儿科	55(67.1)	11(13.4)	16(19.5)	
	中医科	41(51.2)	15(18.8)	24(30.0)	
	药剂科	52(46.0)	26(23.0)	35(31.0)	

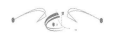

续表

项目	分组	低	中	高	p 值
		人数(%)	人数(%)	人数(%)	
所在科室	放射科	31(47.7)	15(23.1)	19(29.2)	0.019
	预防保健科(公共卫生)	22(40.0)	8(14.5)	25(45.5)	
	其他	422(56.7)	120(16.1)	202(27.2)	

不同地区之间比较分析中,林芝市(65.1%)医务人员社会地位自我评价低的比例最高,社会地位自评分值最低[(52.68±21.39)分],而阿里地区(33.5%)的社会地位自我评价高的比例最高。社会地位自评分值山南市最高[(62.78±25.68)分],阿里地区次之[(62.15±23.36)分]。详见表 20-5-14。

表 20-5-14　调查地区不同地市医务人员对其社会地位的自我评价分及构成情况

地市	分值(M±SD)/分	低	中	高	p 值
		人数(%)	人数(%)	人数(%)	
拉萨市	55.06±23.22	133(62.7)	35(16.5)	44(20.8)	
日喀则市	56.23±21.34	197(59.0)	44(13.2)	93(27.8)	
山南市	62.78±25.68	97(48.0)	47(23.3)	58(28.7)	
林芝市	52.68±21.39	112(65.1)	27(15.7)	33(19.2)	0.004
昌都市	58.79±21.33	309(56.1)	103(18.7)	139(25.2)	
那曲市	60.87±24.23	133(56.4)	34(14.4)	69(29.2)	
阿里地区	62.15±23.36	93(50.3)	30(16.2)	62(33.5)	

三、医患关系

(一)总体情况

医务人员感知最近 6 个月内医患关系的情况,按程度选择"很好""较好""一般""比较差""很差"。为了便于统计,将医患关系归纳为"好""一般""差"进行描述分析。

本次调查结果显示,64.3%的医务人员表示当前的医患关系处于"好"的状态,26.7%的医务人员表示"一般",8.9%的医务人员表示医患关系处于"差"的状态。

(二)比较分析

不同年龄段、不同婚姻状态、不同学历间医务人员的医患关系存在显著性差异($p <$

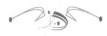

0.05)。男性(66.1%)医务人员认为医患关系"好"的比例大于女性(63.4%)医务人员。不同年龄分段中,45岁及以上的医务人员(69.3%)感知医患关系好于其他年龄段。不同婚姻状态中,在婚的医务人员(65.0%)认为医患关系"好"的比例多于不在婚的医务人员(63.3%),在婚的医务人员(10.3%)认为医患关系"差"的比例多于不在婚的医务人员(6.7%)。不同学历之间,大专以下的医务人员(70.6%)感知医患关系"好"的比例最多,而硕士或博士研究生(15.4%)医务人员感知医患关系"差"的比例最多。详见表20-5-15。

表 20-5-15 调查地区不同基本人口学特征医务人员自感医患关系构成情况

基本人口学特征	分组	好	一般	差	p 值
		人数(%)	人数(%)	人数(%)	
性别	男	420(66.1)	155(24.4)	60(9.4)	0.260
	女	805(63.4)	354(27.9)	110(8.7)	
年龄段/岁	<25	260(61.2)	141(33.2)	24(5.6)	0.001
	25~	544(63.6)	232(27.1)	79(9.2)	
	35~	306(66.8)	101(22.1)	51(11.1)	
	45~	115(69.3)	35(21.1)	16(9.6)	
婚姻	不在婚	463(63.3)	220(30.1)	49(6.7)	0.003
	在婚	762(65.0)	289(24.7)	121(10.3)	
学历	硕士或博士研究生	34(65.4)	10(19.2)	8(15.4)	0.002
	本科	595(61.5)	272(28.1)	101(10.4)	
	大专	428(66.3)	163(25.2)	55(8.5)	
	大专以下	168(70.6)	64(26.9)	6(2.5)	
职称	高级	68(70.1)	18(18.6)	11(11.3)	0.053
	中级	226(64.2)	85(24.1)	41(11.6)	
	师(初)级	420(63.6)	182(27.6)	58(8.8)	
	士级	209(60.2)	112(32.3)	26(7.5)	
	无职称	302(67.4)	112(25.0)	34(7.6)	

调查地区不同编制、不同执业资格、不同工作年限、不同现机构工作年限、不同行政职务间医务人员感知医患关系存在显著性差异($p<0.05$)。非在编医务人员(72.9%)感知医患关系"好"的比例多于在编医务人员(62.5%),在编人员医务人员(9.9%)感知医患关系"差"的比例多于非在编医务人员(5.5%)。不同执业资格中,其他执业资格(66.5%)的医务人员感知医患关系"好"的比例最多,而执业医师(12.8%)感知医患关系"差"的比例最多。在工作年限方面,工作20~29年的医务人员(67.3%)感知医患关系

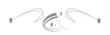

"好"的比例最多。不同现机构工作年限中,30 年及以上的医务人员(75.0％)感知医患关系"好"的比例最多。不同行政管理职务间,院长、中心主任的医务人员(75.0％)感知医患关系"好"的比例最多。详见表 20-5-16。

表 20-5-16　　调查地区不同工作特征医务人员医患关系的构成情况

工作特征	分组	好	一般	差	p 值
		人数(％)	人数(％)	人数(％)	
执业资格	执业医师	343(62.5)	136(24.8)	70(12.8)	0.009
	执业助理医师	109(60.9)	51(28.5)	19(10.6)	
	中医执业(助理)医师	82(64.1)	37(28.9)	9(7.0)	
	注册护士	314(65.3)	126(26.2)	41(8.5)	
	其他	377(66.5)	159(28.0)	31(5.5)	
工作年限/年	<5	502(63.0)	243(30.5)	52(6.5)	0.007
	5～	274(65.7)	105(25.2)	38(9.1)	
	10～	287(63.9)	113(25.2)	49(10.9)	
	20～	152(67.3)	45(19.9)	29(12.8)	
	30～	10(66.7)	3(20.0)	2(13.3)	
现机构工作年限/年	<5	646(62.1)	312(30.0)	83(8.0)	0.014
	5～	196(61.1)	84(26.2)	41(12.8)	
	10～	217(69.6)	68(21.8)	27(8.7)	
	20～	107(69.5)	32(20.8)	15(9.7)	
	30～	9(75.0)	2(16.7)	1(8.3)	
行政管理职务	院长、中心主任	51(75.0)	15(22.1)	2(2.9)	0.020
	副院长、中心副主任	31(60.8)	15(29.4)	5(9.8)	
	科室主任	148(74.7)	34(17.2)	16(8.1)	
	科室副主任	59(58.4)	28(27.7)	14(13.9)	
	护士长	76(65.5)	33(28.4)	7(6.0)	
	无管理职务	860(62.8)	384(28.0)	126(9.2)	
是否在编	是	932(62.5)	413(27.7)	147(9.9)	0.003
	否	250(72.9)	74(21.6)	19(5.5)	
	不知道	43(62.3)	22(31.9)	4(5.8)	

不同机构类型及不同科室间医务人员感知医患关系存在显著性差异($p<0.05$)。乡镇卫生院的医务人员(72.7％)感知医患关系"好"的比例最多,医院(62.4％)的医务人员

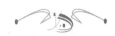

感知医患关系"好"的比例最少;反过来,医院(9.7%)的医务人员感知医患关系"差"的比例明显大于乡镇卫生院(4.2%)。不同科室间,预防保健科医务人员(82.1%)感知医患关系"好"的比例最多,其次是中医科(75.0%),而外科(14.4%)医务人员感知医患关系"差"的比例最多。详见表 20-5-17。

表 20-5-17　　　　调查地区不同机构、科室医务人员医患关系的构成情况

项目	分组	好	一般	差	p 值
		人数(%)	人数(%)	人数(%)	
机构类型	医院	954(62.4)	426(27.9)	148(9.7)	0.004
	社区卫生服务中心	98(71.0)	28(20.3)	12(8.7)	
	乡镇卫生院	173(72.7)	55(23.1)	10(4.2)	
所在科室	内科	205(66.3)	73(23.6)	31(10.0)	<0.001
	外科	135(57.2)	67(28.4)	34(14.4)	
	妇产科	122(61.3)	57(28.6)	20(10.1)	
	儿科	46(55.4)	31(37.3)	6(7.2)	
	中医科	60(75.0)	18(22.5)	2(2.5)	
	药剂科	74(64.9)	36(31.6)	4(3.5)	
	放射科	43(65.2)	18(27.3)	5(7.6)	
	预防保健科(公共卫生)	46(82.1)	4(7.1)	6(10.7)	
	其他	484(64.9)	201(26.9)	61(8.2)	

不同地市间,山南市(82.7%)医务人员感知医患关系"好"的比例最高;林芝市(14.5%)医务人员认为医患关系"差"的比例最高,其次为拉萨市(12.7%)和日喀则市(11.1%)。详见表 20-5-18。

表 20-5-18　　　　调查地区不同地市医务人员医患关系构成情况

地市	好	一般	差	p 值
	人数(%)	人数(%)	人数(%)	
拉萨市	130(61.3)	55(25.9)	27(12.7)	<0.001
日喀则市	226(66.1)	78(22.8)	38(11.1)	
山南市	167(82.7)	27(13.4)	8(4.0)	
林芝市	88(50.9)	60(34.7)	25(14.5)	
昌都市	365(66.1)	151(27.4)	36(6.5)	

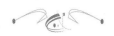

续表

地市	好		一般		差		p 值
	人数(%)		人数(%)		人数(%)		
那曲市	143(60.3)		70(29.5)		24(10.1)		<0.001
阿里地区	106(57.0)		68(36.6)		12(6.5)		

四、受侮辱或暴力情况

在本次调查中,31.3%的医务人员表示在最近 6 个月内未受到过任何的患者语言侮辱和肢体暴力,55.6%的医务人员表示最近 6 个月内曾受到过患者带有负面情绪的沟通交流,6.9%的医务人员受到过辱骂,1.7%的医务人员表示受到过肢体暴力,3.4%的医务人员受到过患者带有负面情绪的沟通交流和辱骂,0.6%的医务人员表示曾受到过带有负面情绪的沟通交流和肢体暴力,0.1%的医务人员表示曾受到过辱骂和肢体暴力,0.5%的医务人员表示均受到过带有负面情绪的沟通交流、辱骂及肢体暴力。详见图 20-5-1。

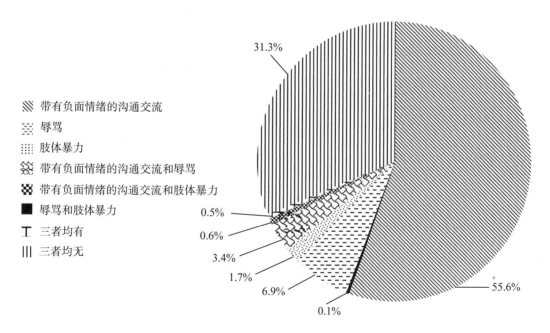

图 20-5-1　医务人员与患者之间的冲突类型

五、信任度

(一)总体情况

从调查地区医务人员对"多数情况下患者对您提供的服务会表示如何"和"患者对您

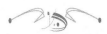

提供服务的信任程度"的评价发现,92.9%的医务人员认为患者对自己的服务表示"满意",与 2013 年相比,医务人员自感患者满意的比例增加了 5.2 个百分点,不满意减少了 1.2 个百分点;调查地区医务人员认为患者对其提供服务的信任程度"高""一般"和"低"的比例分别为 64.4%、32.7% 和 2.9%。与 2013 年相比,表示信任的比例增加了 3.3 个百分点,不信任的比例减少了 3.9 个百分点。详见表 20-5-19。

表 20-5-19　调查地区不同年份的医务人员自感患者满意度和信任度的评价　　　　单位:%

年份	患者的满意度			患者的信任度		
	满意	一般	不满意	高	一般	低
2013 年	87.7	9.3	3.0	61.1	32.1	6.8
2018 年	92.9	5.2	1.8	64.4	32.7	2.9

(二)比较分析

在医务人员自感患者对其提供服务的信任程度调查中,社区卫生服务中心(68.8%)和乡镇卫生院(67.6%)的医务人员感知信任程度略高于医院(63.5%)的医务人员。满意度调查研究显示,乡镇卫生院(96.2%)、社区卫生服务中心(94.2%)的医务人员感知的满意程度略高于医院(92.3%),可见医院级别越低,满意程度越高。详见表 20-5-20。

表 20-5-20　调查地区不同医疗机构医务人员对其提供服务的自感信任程度及满意度　　　　单位:%

机构类型	信任度			满意度		
	高	一般	低	满意	一般	不满意
医院	63.5	33	3.5	92.3	6.1	1.6
社区卫生服务中心	68.8	29.7	1.4	94.2	3.6	2.2
乡镇卫生院	67.6	31.9	0.4	96.2	0.9	3.0

注:信任度:$\chi^2=9.12$,$p=0.058$;满意度:$\chi^2=13.96$,$p=0.007$。

不同地市间,山南市(77.6%)的医务人员感知信任度"高"的比例最高,其次是日喀则市;山南市(98.0%)医务人员感知"满意"的比例最高,其次是那曲市(95.4%)、日喀则市(94.9%)。详见表 20-5-21。

表 20-5-21　　不同调查地区医务人员对其提供服务的自感信任度及满意度

地市	信任度			满意度		
	高	一般	低	满意	一般	不满意
	人数(%)	人数(%)	人数(%)	人数(%)	人数(%)	人数(%)
拉萨市	139(65.6)	66(31.1)	7(3.3)	186(89.0)	16(7.7)	7(3.3)
日喀则市	244(71.3)	86(25.1)	12(3.5)	316(94.9)	12(3.6)	5(1.5)

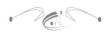

续表

地市	信任度			满意度		
	高	一般	低	满意	一般	不满意
	人数(%)	人数(%)	人数(%)	人数(%)	人数(%)	人数(%)
山南市	156(77.6)	42(20.9)	3(1.5)	196(98.0)	2(1.0)	2(1.0)
林芝市	106(61.3)	60(34.7)	7(4.0)	157(91.3)	11(6.4)	4(2.3)
昌都市	312(56.5)	219(39.7)	21(3.8)	505(91.8)	36(6.5)	9(1.6)
那曲市	139(58.6)	95(40.1)	3(1.3)	226(95.4)	8(3.4)	3(1.3)
阿里地区	130(69.5)	54(28.9)	3(1.6)	167(90.3)	14(7.6)	4(2.2)

注:信任度:$\chi^2 = 50.96$,$p < 0.001$;满意度:$\chi^2 = 22.54$,$p = 0.032$。

不同执业资格间,执业医师(71.0%)感知信任程度明显高于其他医务人员;而满意度方面,执业助理医师(95.4%)和中医执业(助理)医师(95.3%)明显高于其他医务人员。详见表20-5-22。

表 20-5-22 调查地区不同执业资格医务人员对其提供服务的自感信任程度及满意度

执业资格	信任度			满意度		
	高	一般	低	满意	一般	不满意
	人数(%)	人数(%)	人数(%)	人数(%)	人数(%)	人数(%)
执业医师	390(71.0)	143(26.0)	16(2.9)	500(92.1)	35(6.4)	8(1.5)
执业助理医师	119(66.5)	53(29.6)	7(3.9)	165(95.4)	4(2.3)	4(2.3)
中医执业(助理)医师	88(68.8)	37(28.9)	3(2.3)	122(95.3)	4(3.1)	2(1.6)
注册护士	288(59.8)	180(37.3)	14(2.9)	440(92.2)	31(6.5)	6(1.3)
其他	341(60.2)	209(36.9)	16(2.8)	526(93.1)	25(4.4)	14(2.5)

注:信任度:$\chi^2 = 22.94$,$p = 0.003$;满意度:$\chi^2 = 10.66$,$p = 0.222$。

不同职称间,中级职称(72.2%)的医务人员和高级职称(71.1%)的医务人员感知信任程度明显高于其他职称的医务人员;而满意度方面,中级职称(96.0%)的医务人员明显高于其他职称的医务人员。详见表20-5-23。

表 20-5-23 调查地区不同职称医务人员对其提供服务的自感信任程度及满意度

职称	信任度			满意度		
	高	一般	低	满意	一般	不满意
	人数(%)	人数(%)	人数(%)	人数(%)	人数(%)	人数(%)
高级	69(71.1)	23(23.7)	5(5.2)	81(83.5)	12(12.4)	4(4.1)

续表

职称	信任度			满意度		
	高	一般	低	满意	一般	不满意
	人数(%)	人数(%)	人数(%)	人数(%)	人数(%)	人数(%)
中级	254(72.2)	91(25.9)	7(2.0)	336(96.0)	12(3.4)	2(0.6)
师(初)级	424(64.3)	211(32.0)	24(3.6)	605(92.6)	39(6.0)	9(1.4)
士级	218(62.8)	121(34.9)	8(2.3)	312(91.0)	21(6.1)	10(2.9)
无职称	261(58.1)	176(39.2)	12(2.7)	419(94.6)	15(3.4)	9(2.0)

注:信任度:$\chi^2=25.09$,$p=0.002$;满意度:$\chi^2=26.2$,$p<0.001$。

六、工作认可度

(一)总体情况

工作认可度指的患者对医务人员的工作认可度,按程度分为"非常认可""比较认可""一般""比较不认可"和"很不认可",但为了便于统计,分别按"认可""一般""不认可"进行描述分析。此次医务人员自感患者对自己工作认可度的结果显示,81.1%的医务人员表示患者认可自己的工作,17.8%表示一般,1.2%表示不认可。

(二)比较分析

医务人员自感患者对自己的工作认可度中,乡镇卫生院(84.0%)的医务人员自感患者的工作认可度略高于医院(81.2%)和社区卫生服务中心(74.8%)的医务人员。详见表20-5-24。

表 20-5-24　调查地区不同医疗机构医务人员自感患者对自己工作认可度的比较分析

机构类型	认可度			p 值
	认可	一般	不认可	
	人数(%)	人数(%)	人数(%)	
医院	1238(81.2)	272(17.8)	15(1.0)	
社区卫生服务中心	104(74.8)	33(23.7)	2(1.4)	0.09
乡镇卫生院	199(84.0)	33(13.9)	5(2.1)	

不同地市间的工作认可度无明显差异,但相对而言,山南市(88.6%)、阿里地区(84.2%)和日喀则市(83.6%)偏高。详见表20-5-25。

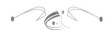

表 20-5-25   调查地区不同地市之间医务人员自感患者对自己工作认可度的比较分析

地市	认可度			p 值
	认可	一般	不认可	
	人数（%）	人数（%）	人数（%）	
拉萨市	168(79.2)	41(19.3)	3(1.4)	
日喀则市	285(83.6)	52(15.2)	4(1.2)	
山南市	179(88.6)	22(10.9)	1(0.5)	
林芝市	139(80.3)	31(17.9)	3(1.7)	0.09
昌都市	428(77.5)	117(21.2)	7(1.3)	
那曲市	187(78.9)	49(20.7)	1(0.4)	
阿里地区	155(84.2)	26(14.1)	3(1.6)	

不同执业资格间的工作认可度无明显差异，但相对而言，执业医师（82.9%）和执业助理医师（82.1%）的工作认可度稍高于其他执业类型。详见表 20-5-26。

表 20-5-26   调查地区不同执业资格之间医务人员自感患者对自己工作认可度的比较分析

执业资格	认可度			p 值
	认可	一般	不认可	
	人数（%）	人数（%）	人数（%）	
执业医师	456(82.9)	84(15.3)	10(1.8)	
执业助理医师	147(82.1)	30(16.8)	2(1.1)	
中医执业（助理）医师	103(80.5)	23(18.0)	2(1.6)	0.290
注册护士	390(81.4)	84(17.5)	5(1.0)	
其他	445(78.8)	117(20.7)	3(0.5)	

不同职称间工作认可度无明显差异，但相对而言，高级职称（86.6%）和中级职称（85.3%）医务人员的工作认可度稍高。详见表 20-5-27。

表 20-5-27   调查地区不同职称之间医务人员自感患者对自己工作认可度的比较分析

职称	认可度			p 值
	认可	一般	不认可	
	人数（%）	人数（%）	人数（%）	
高级	84(86.6)	11(11.3)	2(2.1)	
中级	301(85.3)	49(13.9)	3(0.8)	0.077
师（初）级	525(79.8)	122(18.5)	11(1.7)	

续表

职称	认可度			p 值
	认可	一般	不认可	
	人数(%)	人数(%)	人数(%)	
士级	280(81.4)	63(18.3)	1(0.3)	0.077
无职称	351(78.2)	93(20.7)	5(1.1)	

(三)患者不认可医务人员工作的原因

总体而言,大多数患者认可医务人员的工作,但是若出现不认可,大多原因在于个人诊疗或护理技术问题(22.2%)以及其他问题(20.2%),医院环境和设备问题所占比例也较高,可见提高医务人员的诊疗技术以及改进医院的设备和环境会缓和医患之间的关系。详见图20-5-2。

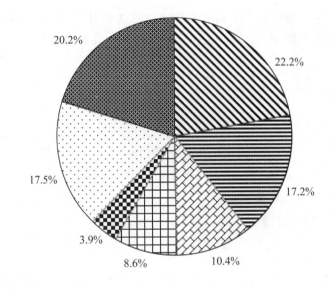

图 20-5-2　患者不认可医务人员工作的原因构成

第六节　医务人员对执业环境的体会及感知变化

一、医务人员对执业环境变化的感知

本次调查包括西藏地区医务人员对执业环境有关方面的感受。对于感知变化的描述,问卷调查表上设计了15个变量,分别是工作机构的就医环境、工作机构的医疗设备、

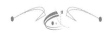

工作机构的医疗技术水平、工作机构的药品供应、工作量、工作压力、医务人员的收入水平、与五年前相比的相对收入水平、职称晋升标准、培训和能力提高机会、医院绩效考核和分配制度、患者对医务人员的尊重程度、医务人员的社会地位、医患关系、医改政策对医务人员的鼓舞程度。本研究中,将感知变化的 15 个变量,按工作环境、工作强度、个人工作维度和社会对医务人员的支持变化情况进行描述分析。

(一)总体情况

1. 工作环境

调查地区医务人员中,认为与五年前相比工作机构的就医环境、医疗设备、医疗技术水平和药品供应有改善的医务人员占大多数,比例分别为 89.4%、90.8%、89.7%、84.8%。说明近五年来,西藏各地区医院的硬件条件、医务人员的技术水平以及药品储备情况都得到了改善。详见表 20-6-1。

表 20-6-1   西藏地区医务人员对客观环境的感知变化

工作环境指标	改善		没有变化		变差	
	人数	百分比/%	人数	百分比/%	人数	百分比/%
就医环境	1661	89.4	118	6.4	79	4.2
医疗设备	1687	90.8	115	6.2	56	3.0
医疗技术	1664	89.7	132	7.1	59	3.2
药品供应	1576	84.8	158	8.5	124	6.7

2. 工作强度

调查地区医务人员中,认为工作强度有所增加的占了大多数,其中认为工作量有所增加的比例为 92.3%,认为工作压力与五年前比较有所增加的比例达 91.6%。由此可见,医务人员近几年的工作强度有所提高。详见表 20-6-2。

表 20-6-2   西藏地区医务人员对工作强度的感知变化

工作强度指标	增加		没有变化		减少	
	人数	百分比/%	人数	百分比/%	人数	百分比/%
工作量	1715	92.3	88	4.7	55	2.9
工作压力	1702	91.6	110	7.9	46	0.5

3. 个人工作维度

个人工作维度与五年前比较的感知变化,从收入水平、相对收入水平、职称晋升机会、培训和能力提升机会以及医院绩效考核方面进行描述。调查地区医务人员认为与五年前比较,个人收入水平有所提高的比例为 78.7%,认为相对收入水平有所提高的医务人员占 77.1%,认为职称晋升、培训和能力提升机会以及医院绩效考核有所提高的医务人员比例分别为 66.1％、72.5％、74.3％。可见,西藏地区各医院还需要多创造提升医务人员工作能力的机会,完善职称晋升标准和医院绩效考核办法,以提高医务人员工作的积极性。详见表 20-6-3。

表 20-6-3　　　　　　　　西藏地区医务人员对个人工作维度的感知变化

个人工作维度指标	提高		没有变化		降低	
	人数	百分比/％	人数	百分比/％	人数	百分比/％
收入水平	1461	78.7	320	17.2	76	4.0
相对收入水平	1432	77.1	306	16.5	120	6.5
职称晋升机会	1222	66.1	546	29.5	82	4.4
培训和能力提升机会	1342	72.5	434	23.4	76	4.1
医院绩效考核	1367	74.3	320	17.4	154	8.4

4. 社会对医务人员的支持变化情况

社会对医务人员的支持与五年前比较的感知变化,从对医务人员的尊重程度、医务人员的社会地位、医患关系和医改政策的鼓舞力度方面进行描述。与五年前相比,调查地区医务人员认为社会对医务人员的尊重程度、医务人员的社会地位和医患关系有所改善的比例分别为 67.5％、56.4％和 60.7％。值得注意的是,有 20.6％的医务人员认为医患关系有所变差。71.4％的被调查对象认为医改政策的鼓舞力度大幅改善。由此可见,医务人员的地位和受尊重程度有所变化,医患关系有待改善,需要社会媒体对医务人员进行正面的宣传,提升西藏自治区医务人员的社会地位。详见表 20-6-4。

表 20-6-4　　　　　　　　西藏地区医务人员的社会支持变化情况

社会支持指标	改善		无变化		变差	
	人数	百分比/％	人数	百分比/％	人数	百分比/％
尊重程度	1251	67.5	322	17.4	281	15.1
社会地位	1042	56.4	530	28.7	277	14.9
医患关系	1121	60.7	348	18.8	379	20.6
医改政策的鼓舞力度	1312	71.4	402	21.9	124	6.8

(二)工作环境感知变化比较分析

不同性别医务人员对工作环境的四项感知变化结果显示,男性医务人员认为就业环境、医疗设备和药品供应有所改善的比例高于女性,而认为医疗技术有所改善的比例略低于女性,但是差异无统计学意义。

不同年龄段医务人员对工作环境的四项感知变化中,对就医环境、医疗设备和医疗

技术方面的感知变化无年龄段差异;而在药品供应方面,35~44 岁的医务人员认为有所改善的比例最高(87.5%),其次为 25~34 岁的医务人员、25 岁以下的医务人员,45 岁及以上的医务人员比例最低(78.0%),差异有统计学意义($\chi^2=16.79, p=0.01$)。

不同婚姻状况的医务人员对就医环境和医疗设备感知变化的认识无明显差异;而在婚医务人员认为医疗技术环境有所改善的比例高于不在婚的医务人员,差异有统计学意义($\chi^2=10.09, p=0.006$);不在婚医务人员认为药品供应环境有所改善的比例高于在婚医务人员,差异有统计学意义($\chi^2=13.72, p=0.001$)。

不同学历医务人员对工作环境的四项感知变化中,对医疗设备和医疗技术方面的感知变化无明显差异;硕士或博士研究生认为就医环境有所改善的比例高于其他学历组的医务人员,差异有统计学意义($\chi^2=14.0, p=0.03$);大专以下医务人员认为单位药品供应环境有所改善的比例最高(89.7%),均高于拥有大专、本科及硕士或博士研究生学历的医务人员,差异有统计学意义($\chi^2=17.24, p=0.008$)。

不同职称医务人员对医疗设备和医疗技术水平方面的感知变化认识无明显差异;而具有初级职称的医务人员认为就医环境有所改善的比例高于其他职称组的医务人员,差异有统计学意义($\chi^2=18.39, p=0.018$);无职称医务人员认为药品供应环境有所改善的比例高于其他职称组的医务人员($\chi^2=15.68, p=0.047$)。

不同机构类型医务人员中,医院和社区卫生服务中心医务人员认为就医环境、医疗设备和医疗技术方面有所改善的比例均高于乡镇卫生院,差异均有统计学意义($\chi^2=44.35, p<0.001; \chi^2=24.89, p<0.001; \chi^2=28.24, p<0.001$),而就药品供应方面的感知变化无明显差异。

不同编制医务人员中,有正式编制的医务人员认为就医环境、医疗设备和医疗技术有所改善的比例最高,分别为 89.7%、91.0% 和 90.0%,均高于无编制的医务人员和不清楚自己有无编制的医务人员;不清楚自己有无编制的医务人员认为药品供应环境有所改善的比例高于其他组的医务人员,但是差异无统计学意义。

不同科室医务人员对工作环境的四项感知变化中,对就医环境、医疗设备和药品供应方面的感知变化认识无明显差异;对医疗技术方面,儿科医务人员认为有所改善的比例最高(95.1%),其次依次为外科(93.6%)、预防保健科(92.6%)、内科(92.6%)、妇产科(91.3%)、中医科(87.5%)、其他科室(87.2%)、药剂科(86.0%)和放射科(84.4%),差异有统计学意义($\chi^2=36.63, p=0.002$)。

不同行政管理职务的医务人员对就医环境、医疗设备、医疗技术和药品供应环境方面的感知有所不同,基本呈现有行政职务医务人员认为工作环境有所改善的比例高于无管理职务的医务人员,但是差异无统计学意义。

不同工作年限医务人员对工作环境的感知变化有所不同。在医疗设备和药品供应方面,工作年限为 5~9 年的医务人员认为相应环境有所改善的比例最高,差异有统计学意义($\chi^2=16.03, p=0.042; \chi^2=16.65, p=0.034$)。

不同地市医务人员对工作环境的四项指标感知变化的认识均存在统计学差异($p\leqslant$

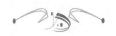

0.05)。山南市医务人员认为就医环境有所改善的比例最高,其次依次为昌都市、阿里地区、日喀则市、林芝市、那曲市,拉萨市的比例最低($\chi^2=26.07, p=0.01$);山南市医务人员认为医疗设备有所改善的比例最高,其次依次为日喀则市、昌都市、那曲市、阿里地区和林芝市,拉萨市的比例最低($\chi^2=40.19, p<0.001$);阿里地区地区医务人员认为医疗技术有所改善的比例最高,其次依次为拉萨市、山南市、昌都市、日喀则市和那曲市,林芝市的比例最低($\chi^2=21.0, p=0.05$);昌都市医务人员认为药品供应方面有所改善的比例最高,其次依次为阿里地区、山南市、那曲市、日喀则市和拉萨市,林芝市的比例最低($\chi^2=34.05, p<0.001$)。详见表 20-6-5。

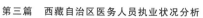
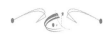

表20-6-5　调查地区不同特征医务人员与五年前相比对客观环境的感知变化情况

项目		就医环境 改善 人数(%)	无变化 人数(%)	变差 人数(%)	医疗设备 改善 人数(%)	无变化 人数(%)	变差 人数(%)	医疗技术 改善 人数(%)	无变化 人数(%)	变差 人数(%)	药品供应 改善 人数(%)	无变化 人数(%)	变差 人数(%)
性别	男	566(91.0)	38(6.1)	18(2.9)	575(92.3)	35(5.6)	13(2.1)	556(89.2)	52(8.3)	15(2.4)	531(85.1)	58(9.3)	35(5.6)
	女	1095(88.6)	80(6.5)	61(4.9)	1112(90.0)	80(6.5)	43(3.5)	1108(89.9)	80(6.5)	44(3.6)	1045(84.7)	100(8.1)	89(7.2)
年龄段/岁	<25	348(87.4)	34(8.5)	16(4.0)	355(89.4)	28(7.1)	14(3.5)	344(86.9)	38(9.6)	14(3.5)	330(83.3)	45(11.4)	21(5.3)
	25~	750(89.5)	48(5.7)	40(4.8)	763(91.1)	53(6.3)	22(2.6)	748(89.5)	60(7.2)	28(3.3)	717(85.5)	67(8.0)	55(6.6)
	35~	414(91.2)	21(4.6)	19(4.2)	418(91.9)	24(5.3)	13(2.9)	420(92.3)	22(4.8)	13(2.9)	398(87.5)	25(5.5)	32(7.0)
	45~	149(88.7)	15(8.9)	4(2.4)	151(89.9)	10(6.0)	7(4.2)	152(90.5)	12(7.1)	7(4.2)	131(78.0)	21(12.5)	16(9.5)
婚姻状况	不在婚	612(87.8)	56(8.0)	29(4.2)	626(89.8)	53(7.6)	18(2.6)	609(87.8)	66(9.5)	19(2.7)	602(86.4)	67(9.6)	28(4.0)
	在婚	1049(90.4)	62(5.3)	50(4.3)	1061(91.4)	62(5.3)	38(3.3)	1055(90.9)	66(5.7)	40(3.4)	974(83.9)	91(7.8)	96(8.3)
学历	硕士或博士研究生	49(94.2)	2(3.8)	1(1.9)	47(90.4)	5(9.6)	0(0.0)	48(92.3)	4(7.7)	0(0.0)	43(82.7)	8(15.4)	1(1.9)
	本科	839(89.1)	57(6.1)	46(4.9)	856(90.7)	58(6.1)	30(3.2)	839(89.1)	71(7.5)	32(3.4)	778(82.5)	91(9.7)	74(7.8)
	大专	569(90.2)	34(5.4)	28(4.4)	569(90.5)	38(6.0)	22(3.5)	567(90.3)	39(6.2)	22(3.5)	545(86.6)	42(6.7)	42(6.7)
	大专以下	204(87.6)	25(10.7)	4(1.7)	215(92.3)	14(6.0)	4(1.7)	210(90.1)	18(7.7)	5(2.1)	210(89.7)	17(7.3)	7(3.0)
职称	高级	82(86.3)	9(9.5)	4(4.2)	83(87.4)	9(9.5)	3(3.2)	85(89.5)	8(8.4)	2(2.1)	77(81.1)	10(10.5)	8(8.4)
	中级	317(90.6)	14(4.0)	19(5.4)	327(93.2)	13(3.7)	11(3.1)	326(92.9)	14(4.0)	11(3.1)	285(81.0)	31(8.8)	36(10.2)
	师(初)级	595(91.3)	29(4.4)	28(4.3)	600(92.0)	33(5.1)	19(2.9)	587(90.3)	41(6.3)	22(3.4)	554(85.1)	52(8.0)	45(6.9)
	士级	295(88.9)	25(7.5)	12(3.6)	296(89.4)	27(8.2)	8(2.4)	288(87.0)	36(10.9)	7(2.1)	289(86.8)	30(9.0)	14(4.2)
	无职称	372(86.7)	41(9.6)	16(3.7)	381(88.8)	33(7.7)	15(3.5)	378(88.3)	33(7.7)	17(4.0)	371(86.9)	35(8.2)	21(4.9)

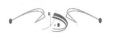

续表

项目		就医环境 改善 人数(%)	就医环境 无变化 人数(%)	就医环境 变差 人数(%)	医疗设备 改善 人数(%)	医疗设备 无变化 人数(%)	医疗设备 变差 人数(%)	医疗技术 改善 人数(%)	医疗技术 无变化 人数(%)	医疗技术 变差 人数(%)	药品供应 改善 人数(%)	药品供应 无变化 人数(%)	药品供应 变差 人数(%)
机构类型	医院	1358(91.0)	70(4.7)	64(4.3)	1367(91.6)	78(5.2)	48(3.2)	1355(90.9)	85(5.7)	50(3.4)	1272(85.2)	126(8.4)	95(6.4)
	社区卫生服务中心	117(86.7)	11(8.1)	7(5.2)	124(92.5)	6(4.5)	4(3.0)	118(88.1)	12(9.0)	4(3.0)	113(84.3)	9(6.7)	12(9.0)
	乡镇卫生院	186(80.5)	37(16.0)	8(3.5)	196(84.8)	31(13.4)	4(1.7)	191(82.7)	35(15.2)	5(2.2)	191(82.7)	23(10.0)	17(7.4)
是否在编	是	1310(89.7)	85(5.8)	66(4.5)	1328(91.0)	86(5.9)	46(3.2)	1312(90.0)	101(6.9)	45(3.1)	1229(84.2)	124(8.5)	106(7.3)
	否	297(88.9)	26(7.8)	11(3.3)	303(90.4)	25(7.5)	7(2.1)	299(89.5)	23(6.9)	12(3.6)	289(86.0)	29(8.6)	18(5.4)
	不知道	54(85.7)	7(11.1)	2(3.2)	56(88.9)	4(6.3)	3(4.8)	53(84.1)	8(12.7)	2(3.2)	58(92.1)	5(7.9)	0(0.0)
所在科室	内科	272(90.7)	17(5.7)	11(3.7)	278(92.7)	12(4.0)	10(3.3)	277(92.6)	15(5.0)	7(2.3)	256(85.3)	23(7.7)	21(7.0)
	外科	213(91.8)	10(4.3)	9(3.9)	217(93.1)	11(4.7)	5(2.1)	218(93.6)	12(5.2)	3(1.3)	191(82.0)	31(13.3)	11(4.7)
	妇产科	175(89.7)	7(3.6)	13(6.7)	178(90.8)	11(5.6)	7(3.6)	178(91.3)	10(5.1)	7(3.6)	166(84.7)	13(6.6)	17(8.7)
	儿科	73(89.0)	4(4.9)	5(6.1)	74(91.4)	2(2.5)	5(6.2)	77(95.1)	0(0.0)	4(4.9)	69(85.2)	4(4.9)	8(9.9)
	中医科	73(91.2)	5(6.2)	2(2.5)	76(95.0)	4(5.0)	0(0.0)	70(87.5)	10(12.5)	7(6.5)	67(83.8)	7(8.8)	6(7.5)
	药剂科	99(92.5)	4(3.7)	4(3.7)	99(92.5)	5(4.7)	3(2.8)	92(86.0)	8(7.5)	1(1.6)	99(93.4)	4(3.8)	3(2.8)
	放射科	61(93.8)	2(3.1)	2(3.1)	58(89.2)	6(9.2)	1(1.5)	54(84.4)	9(14.1)	0(0.0)	57(90.5)	4(6.3)	2(3.2)
	预防保健科(公共卫生)	49(90.7)	3(5.6)	2(3.7)	51(94.4)	3(5.6)	0(0.0)	50(92.6)	4(7.4)	0(0.0)	47(87.0)	3(5.6)	4(7.4)
	其他	634(87.0)	65(8.9)	30(4.1)	644(88.5)	59(8.1)	25(3.4)	635(87.2)	63(8.7)	30(4.1)	611(83.6)	69(9.4)	51(7.0)

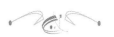

续表

项目		就医环境			医疗设备			医疗技术			药品供应		
		改善 人数(%)	无变化 人数(%)	变差 人数(%)	改善 人数(%)	无变化 人数(%)	变差 人数(%)	改善 人数(%)	无变化 人数(%)	变差 人数(%)	改善 人数(%)	无变化 人数(%)	变差 人数(%)
行政管理职务	院长、中心主任	57(83.8)	9(13.2)	2(2.9)	63(92.6)	5(7.4)	0(0.0)	61(89.7)	7(10.3)	0(0.0)	59(86.8)	5(7.4)	4(5.9)
	副院长、中心副主任	48(92.3)	3(5.8)	1(1.9)	48(92.3)	3(5.8)	1(1.9)	49(94.2)	2(3.8)	1(1.9)	39(75.0)	4(7.7)	9(17.3)
	科室主任	181(92.8)	10(5.1)	4(2.1)	184(93.9)	11(5.6)	1(0.5)	177(90.3)	14(7.1)	5(2.6)	161(82.6)	18(9.2)	16(8.2)
	科室副主任	95(94.1)	2(2.0)	4(4.0)	94(93.1)	4(4.0)	3(3.0)	94(93.1)	4(4.0)	3(3.0)	87(86.1)	7(6.9)	7(6.9)
	护士长	107(92.2)	3(2.6)	6(5.2)	107(92.2)	3(2.6)	6(5.2)	111(96.5)	2(1.7)	2(1.7)	98(84.5)	9(7.8)	9(7.8)
	无管理职务	1173(88.5)	91(6.9)	62(4.7)	1191(89.9)	89(6.7)	45(3.4)	1172(88.6)	103(7.8)	48(3.6)	1132(85.4)	115(8.7)	79(6.0)
工作年限/年	<5	891(88.7)	74(7.4)	39(3.9)	904(90.0)	66(6.6)	35(3.5)	882(87.9)	86(8.6)	35(3.5)	854(85.1)	87(8.7)	63(6.3)
	5~	289(90.9)	13(4.1)	16(5.0)	293(92.1)	19(6.0)	6(1.9)	286(90.2)	20(6.3)	11(3.5)	274(85.9)	25(7.8)	20(6.3)
	10~	285(91.9)	13(4.2)	12(3.9)	283(91.3)	22(7.1)	5(1.6)	287(92.6)	16(5.2)	7(2.3)	261(84.2)	23(7.4)	26(8.4)
	20~	137(87.8)	13(8.3)	6(3.8)	142(91.0)	7(4.5)	7(4.5)	145(92.9)	8(5.1)	3(1.9)	128(82.1)	15(9.6)	13(8.3)
	30~	10(83.3)	2(16.7)	0(0.0)	11(91.7)	1(8.3)	0(0.0)	11(91.7)	1(8.3)	0(0.0)	9(75.0)	3(25.0)	0(0.0)
地市	拉萨市	171(81.4)	23(11.0)	16(7.6)	176(84.6)	16(7.7)	16(7.7)	190(91.3)	8(3.8)	10(4.8)	166(79.8)	22(10.6)	20(9.6)
	日喀则市	298(89.8)	21(6.3)	13(3.9)	309(93.1)	16(4.8)	7(2.1)	296(89.4)	26(7.9)	9(2.7)	273(81.7)	30(9.0)	31(9.3)
	山南市	179(92.3)	5(2.6)	10(5.2)	184(94.8)	5(2.6)	5(2.6)	176(90.7)	9(4.6)	9(4.6)	164(84.5)	10(5.2)	20(10.3)
	林芝市	152(89.4)	10(5.9)	8(4.7)	146(85.9)	21(12.4)	3(1.8)	145(85.3)	22(12.9)	3(1.8)	135(79.4)	22(12.9)	13(7.6)
	昌都市	499(91.2)	35(6.4)	13(2.4)	508(92.5)	31(5.6)	10(1.8)	494(90.3)	39(7.1)	14(2.6)	488(89.2)	40(7.3)	19(3.5)
	那曲市	195(88.6)	16(7.3)	9(4.1)	201(91.4)	12(5.5)	7(3.2)	193(87.7)	19(8.6)	8(3.6)	186(84.5)	23(10.5)	11(5.0)
	阿里地区	167(90.3)	8(4.3)	10(5.4)	163(88.1)	14(7.6)	8(4.3)	170(91.9)	9(4.9)	6(3.2)	164(88.6)	11(5.9)	10(5.4)

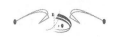
（三）工作强度感知变化比较分析

不同性别医务人员工作强度感知变化结果显示,男性医务人员认为工作量和工作压力有所改善的比例高于女性,其中对工作量变化认识的差异具有统计学意义($\chi^2=7.49$, $p=0.024$)。

不同年龄段医务人员中,35~44岁的医务人员认为工作量和工作压力有所改善的比例最高,分别占94.7％和96.5％;25岁以下的医务人员认为工作量和工作压力有所改善的比例最低,分别占89.4％和85.6％。不同年龄段医务人员感知工作量和工作压力有所变化的差异具有统计学意义($\chi^2=14.53$, $p=0.024$;$\chi^2=44.76$, $p<0.001$)。

不同婚姻状况医务人员对工作强度感知变化的认识有所不同,在婚医务人员认为工作量和工作压力有所改善的比例高于不在婚的医务人员,差异有统计学意义($\chi^2=10.14$, $p=0.006$;$\chi^2=22.23$, $p<0.001$)。

不同学历医务人员对工作强度感知变化认识中,大专以下医务人员认为工作量有所改善的比例最高,硕士或博士研究生和大专学历医务人员比例相当,本科医务人员比例最低,但无统计学差异。学历越高的医务人员认为工作压力有所改善的比例大致越高,但差异无统计学意义。

不同职称医务人员中,无职称的医务人员感知工作量有所改善的比例最高(93.0％),其次依次为高级(92.6％)、中级(92.3％)、士级(92.2％),初级职称医务人员该比例最低(91.9％),但无统计学差异;职称越高的医务人员认为工作压力有所改善的比例大致越高,但差异无统计学意义。

不同机构类型的医务人员对工作强度感知变化的结果显示,医院、社区卫生服务中心和乡镇卫生院医务人员认为工作量有所改善的比例分别为92.4％、91.0％和92.6％,认为工作压力有所改善的比例分别为91.6％、91.9％和91.7％,但是差异均无统计学意义。

不同编制医务人员中,有正式编制的医务人员认为工作量有所改善的比例最高(92.9％),其次为无编制的医务人员(90.4％),不清楚自己有无编制的医务人员比例最低(88.5％);有正式编制的医务人员认为工作压力有所改善的比例最高(92.3％),其次为不清楚自己有无编制的医务人员(90.3％),无编制的医务人员比例最低(89.0％),但是差异均无统计学意义。

不同科室医务人员对工作强度感知变化有所不同,具体显示预防保健科医务人员认为工作量有所改善的比例最高(96.3％),儿科医务人员认为工作压力有所改善的比例最高(97.5％),但差异均无统计学意义。

不同行政管理职务的医务人员对工作量的感知变化认识无明显差异,但对工作压力感知变化而言,院长、中心主任认为有所改善的比例最高(100.0％),其次依次为科室副主任(99.0％)、副院长和中心副主任(94.2％)、护士长(93.0％),无管理职务的医务人员比例最低(90.3％),差异具有统计学意义($\chi^2=20.48$, $p=0.025$)。

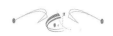

不同工作年限医务人员对工作强度感知变化的认识存在统计学差异($p<0.001$)。工作年限为20～29年的医务人员认为工作量有所改善的比例最高(96.2%)，而工作年限为10～19年的医务人员认为工作压力有所改善的比例最高(95.5%)，工作年限为30年及以上的医务人员认为工作量和工作压力有所改善比例均最低($\chi^2=29.88,p<0.001;\chi^2=39.94,p<0.001$)。

不同地市医务人员对工作强度的感知变化有所不同，山南市医务人员认为工作量有所改善的比例最高(94.3%)，其次为拉萨市(93.3%)，林芝市比例最低(88.2%)；日喀则市和阿里地区医务人员认为工作压力有所改善的比例均为93.4%，并列第一，昌都市该比例最低，占89.6%，但差异均无统计学意义。详见表20-6-6。

表20-6-6　调查地区不同特征医务人员与五年前相比工作强度感知变化情况

项目		工作量			工作压力		
		改善	无变化	变差	改善	无变化	变差
		人数(%)	人数(%)	人数(%)	人数(%)	人数(%)	人数(%)
性别	男	584(93.7)	30(4.8)	9(1.4)	572(92.0)	39(6.3)	11(1.8)
	女	1131(91.6)	58(4.7)	46(3.7)	1130(91.4)	71(5.7)	35(2.8)
年龄段/岁	<25	353(89.4)	31(7.8)	11(2.8)	338(85.6)	48(12.2)	9(2.3)
	25～	773(92.1)	39(4.6)	27(3.2)	770(91.8)	46(5.5)	23(2.7)
	35～	432(94.7)	11(2.4)	13(2.9)	440(96.5)	8(1.8)	8(1.8)
	45～	157(93.5)	7(4.2)	4(2.4)	154(91.7)	8(4.8)	6(3.6)
婚姻状况	不在婚	630(90.5)	47(6.8)	19(2.7)	614(88.0)	64(9.2)	20(2.9)
	在婚	1085(93.4)	41(3.5)	36(3.1)	1088(93.8)	46(4.0)	26(2.2)
学历	硕士或博士研究生	48(92.3)	2(3.8)	2(3.8)	48(92.3)	4(7.7)	0(0.0)
	本科	866(91.8)	51(5.4)	26(2.8)	866(91.8)	53(5.6)	24(2.5)
	大专	582(92.5)	28(4.5)	19(3.0)	579(91.9)	37(5.9)	14(2.2)
	大专以下	219(93.6)	7(3.0)	8(3.4)	209(89.7)	16(6.9)	8(3.4)
职称	高级	88(92.6)	4(4.2)	3(3.2)	89(93.7)	3(3.2)	3(3.2)
	中级	325(92.3)	13(3.7)	14(4.0)	328(93.2)	14(4.0)	10(2.8)
	师(初)级	599(91.9)	32(4.9)	21(3.2)	604(92.8)	30(4.6)	17(2.6)
	士级	307(92.2)	16(4.8)	10(3.0)	297(89.2)	28(8.4)	8(2.4)
	无职称	396(93.0)	23(5.4)	7(1.6)	384(89.9)	35(8.2)	8(1.9)

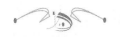

续表

项目		工作量			工作压力		
		改善	无变化	变差	改善	无变化	变差
		人数(%)	人数(%)	人数(%)	人数(%)	人数(%)	人数(%)
机构类型	医院	1379(92.4)	67(4.5)	47(3.1)	1367(91.6)	86(5.8)	40(2.7)
	社区卫生服务中心	122(91.0)	10(7.5)	2(1.5)	124(91.9)	9(6.7)	2(1.5)
	乡镇卫生院	214(92.6)	11(4.8)	6(2.6)	211(91.7)	15(6.5)	4(1.7)
是否在编	是	1358(92.9)	62(4.2)	42(2.9)	1348(92.3)	81(5.5)	32(2.2)
	否	303(90.4)	22(6.6)	10(3.0)	298(89.0)	25(7.5)	12(3.6)
	不知道	54(88.5)	4(6.6)	3(4.9)	56(90.3)	4(6.5)	2(3.2)
所在科室	内科	285(95.0)	12(4.0)	3(1.0)	281(93.7)	16(5.3)	3(1.0)
	外科	219(94.4)	7(3.0)	6(2.6)	215(92.3)	12(5.2)	6(2.6)
	妇产科	178(90.8)	8(4.1)	10(5.1)	178(91.3)	10(5.1)	7(3.6)
	儿科	76(93.8)	1(1.2)	4(4.9)	79(97.5)	1(1.2)	1(1.2)
	中医科	70(87.5)	9(11.2)	1(1.2)	69(86.2)	9(11.2)	2(2.5)
	药剂科	97(92.4)	6(5.7)	2(1.9)	94(89.5)	6(5.7)	5(4.8)
	放射科	61(93.8)	3(4.6)	1(1.5)	58(89.2)	6(9.2)	1(1.5)
	预防保健科（公共卫生）	52(96.3)	2(3.7)	0(0.0)	51(96.2)	1(1.9)	1(1.9)
	其他	666(91.1)	38(5.2)	27(3.7)	666(91.0)	47(6.4)	19(2.6)
行政管理职务	院长、中心主任	66(97.1)	1(1.5)	1(1.5)	68(100.0)	0(0.0)	0(0.0)
	副院长、中心副主任	46(88.5)	3(5.8)	3(5.8)	49(94.2)	2(3.8)	1(1.9)
	科室主任	185(94.4)	5(2.6)	6(3.1)	180(91.8)	9(4.6)	7(3.6)
	科室副主任	99(98.0)	1(1.0)	1(1.0)	100(99.0)	1(1.0)	0(0.0)
	护士长	110(94.8)	3(2.6)	3(2.6)	107(93.0)	4(3.5)	4(3.5)
	无管理职务	1209(91.2)	75(5.7)	41(3.1)	1198(90.3)	94(7.1)	34(2.6)
工作年限/年	<5	911(90.7)	62(6.2)	31(3.1)	897(89.4)	81(8.1)	25(2.5)
	5～	297(93.1)	13(4.1)	9(2.8)	299(93.7)	12(3.8)	8(2.5)
	10～	297(95.5)	6(1.9)	8(2.6)	297(95.5)	9(2.9)	5(1.6)
	20～	150(96.2)	4(2.6)	2(1.3)	147(94.2)	6(3.8)	3(1.9)
	30～	10(83.3)	1(8.3)	1(8.3)	9(75.0)	1(8.3)	2(16.7)

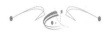

续表

项目		工作量			工作压力		
		改善	无变化	变差	改善	无变化	变差
		人数(%)	人数(%)	人数(%)	人数(%)	人数(%)	人数(%)
地市	拉萨市	194(93.3)	8(3.8)	6(2.9)	193(92.3)	8(3.8)	8(3.8)
	日喀则市	311(92.8)	16(4.8)	8(2.4)	311(93.4)	18(5.4)	4(1.2)
	山南市	183(94.3)	6(3.1)	5(2.6)	181(93.3)	9(4.6)	4(2.1)
	林芝市	150(88.2)	13(7.6)	7(4.1)	153(90.0)	12(7.1)	5(2.9)
	昌都市	506(92.2)	29(5.3)	14(2.6)	492(89.6)	43(7.8)	14(2.6)
	那曲市	204(92.7)	7(3.2)	9(4.1)	201(91.4)	11(5.0)	8(3.6)
	阿里地区	167(91.8)	9(4.9)	6(3.3)	171(93.4)	9(4.9)	3(1.6)

(四)个人工作维度感知变化比较分析

不同性别医务人员对个人工作维度感知变化的比例略有不同,其中男女性医务人员认为职称晋升标准变化有所改善的比例均低于70.0%,认为收入水平、相对收入水平、培训和能力提升机会以及医院绩效考核的感知变化有所改善的比例均在七成以上,但差异均无统计学意义。

不同年龄段医务人员个人工作维度感知变化中,对职称晋升机会、培训和能力提升机会及医院绩效考核的感知变化无年龄段差异。在收入水平和相对收入水平方面,35～44岁和45岁及以上的医务人员认为有所改善的比例高于其他年龄组的医务人员,差异有统计学意义($\chi^2=54.15$,$p<0.001$;$\chi^2=27.66$,$p<0.001$)。

不同婚姻状况医务人员对职称晋升机会、培训和能力提升机会及医院绩效考核的感知变化认识无明显差异,而在婚医务人员认为收入水平和相对收入水平有所改善的比例高于不在婚的医务人员,差异有统计学意义($\chi^2=19.62$,$p<0.001$;$\chi^2=6.71$,$p=0.035$)。

不同学历医务人员对个人工作维度感知变化中,对收入水平、相对收入水平以及培训和能力提升机会的感知变化无明显差异;在职称晋升机会方面,随着学历的升高,医务人员认为有所改善的比例增加,差异有统计学意义($\chi^2=20.51$,$p=0.002$);硕士或博士研究生和大专以下医务人员认为医院绩效考核有所改善的比例相当,分别为78.4%和78.3%,均高于其他学历组的医务人员,差异有统计学意义($\chi^2=16.38$,$p=0.012$)。

不同职称医务人员对个人工作维度感知变化中,对培训和能力提升机会、医院绩效考核方面的感知变化无明显差异;在收入水平、相对收入水平和职称晋升机会方面,随着职称的升高,医务人员认为相关项目有所改善的比例大致增加,差异有统计学意义($\chi^2=45.95$,$p<0.001$;$\chi^2=23.79$,$p<0.001$;$\chi^2=51.65$,$p<0.001$)。

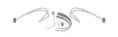

不同机构类型中,医院医务人员认为收入水平、职称晋升机会有所改善的比例(79.9%、67.0%)最高,其次为社区卫生服务中心(76.3%、64.2%),乡镇卫生院(72.2%、61.1%)比例最低,差异具有统计学意义($\chi^2 = 10.87, p = 0.028; \chi^2 = 15.07, p = 0.005$)。医院医务人员认为相对收入水平有所改善的比例最高,其次为乡镇卫生院,社区卫生服务中心比例最低,差异具有统计学意义($\chi^2 = 12.95, p = 0.012$)。

不同编制医务人员个人工作维度感知变化中,对收入水平、相对收入水平、职称晋升机会、培训和能力提升机会方面的感知变化无明显差异;而无编制的医务人员和不清楚自己有无编制的医务人员认为医院绩效考核有所改善的比例高于正式编制的医务人员,差异具有统计学意义($\chi^2 = 22.83, p < 0.001$)。

不同科室医务人员对相对收入水平感知变化无明显差异;内科医务人员认为收入水平有所改善的比例(84.3%)最高,其次依次为妇产科(83.1%)、儿科(82.5%)、外科(77.3%)、其他科室(77.3%)、药剂科(75.2%)、中医科(75.0%)、预防保健科(74.1%),放射科比例(72.3%)最低,差异有统计学意义($\chi^2 = 31.49, p = 0.012$)。职称晋升机会方面,内科医务人员认为有所改善的比例最高(74.7%),其次依次为儿科(72.8%)、放射科(72.3%)、中医科(66.2%)、其他科室(64.9%)、外科(64.1%)、妇产科(62.6%)、药剂科(61.7%),预防保健科(48.1%)比例最低,差异有统计学意义($\chi^2 = 45.98, p < 0.001$)。在培训和能力提升机会及医院绩效考核方面,儿科医务人员认为有所改善的比例高于其他组的医务人员,差异有统计学意义($\chi^2 = 34.43, p = 0.005; \chi^2 = 40.98, p < 0.001$)。

不同行政管理职务医务人员个人工作维度的五项感知变化中,对相对收入水平、职称晋升机会、培训和能力提升机会方面的认识无明显差异。在收入水平方面,护士长认为有所改善的比例最高,其次依次为副院长/中心副主任、科室主任、科室副主任、无管理职务者、院长/中心主任,差异有统计学意义($\chi^2 = 20.81, p = 0.022$)。在医院绩效考核方面,科室副主任认为有所改善的比例最高,其次依次为护士长、副院长/中心副主任、院长/中心主任、无管理职务者、科室主任,差异有统计学意义($\chi^2 = 26.03, p = 0.004$)。

不同工作年限医务人员个人工作维度的五项感知变化中,工作年限为20~29年的医务人员认为收入水平有所改善的比例最高(85.9%),工作年限为5年以下的医务人员比例最低(74.9%),差异有统计学意义($\chi^2 = 45.91, p < 0.001$)。工作年限越高的医务人员认为相对收入水平有所改善的比例大致越高,差异有统计学意义($\chi^2 = 28.3, p < 0.001$)。在职称晋升机会、培训和能力提高机会及医院绩效管理方面,不同工作年限医务人员感知变化有所不同,但无统计学差异。

不同地市医务人员对个人工作维度感知变化的认识均存在统计学差异($p < 0.001$)。那曲市医务人员认为收入水平有所改善的比例最高,其次依次为拉萨市、昌都市、日喀则市、山南市、林芝市和阿里地区($\chi^2 = 53.0, p < 0.001$)。日喀则市医务人员认为相对收入水平有所改善的比例最高,其次为那曲市、昌都市、山南市、林芝市、阿里地区和拉萨市

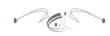

（$\chi^2=64.24,p<0.001$）。山南市医务人员认为职称晋升机会有所改善的比例最高,其次为拉萨市、日喀则市、昌都市、阿里地区、那曲市和林芝市（$\chi^2=40.7,p<0.001$）。山南市医务人员认为培训和能力提升机会有所改善的比例（78.8%）最高,其次为昌都市、拉萨市、日喀则市、阿里地区、林芝市和那曲市（$\chi^2=36.06,p<0.001$）。日喀则市医务人员认为医院绩效考核有所改善的比例最高,其次依次为昌都市、山南市、拉萨市、那曲市、林芝市和阿里地区（$\chi^2=128.04,p<0.001$）。详见表 20-6-7。

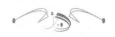

表20-6-7　调查地区不同特征医务人员与五年前相比个人工作维度感知变化情况

项目		收入水平			相对收入水平			职称晋升机会			培训和能力提升机会			医院绩效考核		
		改善 人数(%)	无变化 人数(%)	变差 人数(%)	改善 人数(%)	无变化 人数(%)	变差 人数(%)	改善 人数(%)	无变化 人数(%)	变差 人数(%)	改善 人数(%)	无变化 人数(%)	变差 人数(%)	改善 人数(%)	无变化 人数(%)	变差 人数(%)
性别	男	484(77.7)	117(18.8)	22(3.5)	481(77.1)	106(17.0)	37(5.9)	420(67.7)	174(28.1)	26(4.2)	471(75.5)	131(21.0)	22(3.5)	451(73.0)	110(17.8)	57(9.2)
	女	977(79.2)	203(16.5)	54(4.4)	951(77.1)	200(16.2)	83(6.7)	802(65.2)	372(30.2)	56(4.6)	871(70.9)	303(24.7)	54(4.4)	916(74.9)	210(17.2)	97(7.9)
年龄段/岁	<25	267(67.4)	111(28.0)	18(4.5)	276(69.3)	95(23.9)	27(6.8)	245(61.7)	134(33.8)	18(4.5)	282(71.0)	100(25.2)	15(3.8)	283(71.5)	75(18.9)	38(9.6)
	25~	660(78.8)	136(16.2)	42(5.0)	643(76.9)	133(15.9)	60(7.2)	556(66.7)	239(28.7)	38(4.6)	600(71.9)	202(24.2)	33(4.0)	624(75.3)	141(17.0)	64(7.7)
	35~	391(85.9)	52(11.4)	12(2.6)	374(82.0)	60(13.2)	22(4.8)	313(69.1)	122(26.9)	18(4.0)	336(74.2)	94(20.8)	23(5.1)	340(75.2)	74(16.4)	38(8.4)
	45~	143(85.1)	21(12.5)	4(2.4)	139(82.7)	18(10.7)	11(6.5)	108(64.7)	51(30.5)	8(4.8)	124(74.3)	38(22.8)	5(3.0)	120(73.2)	30(18.3)	14(8.5)
婚姻状况	不在婚	511(73.3)	153(22.0)	33(4.7)	519(74.4)	135(19.3)	44(6.3)	464(66.5)	208(29.8)	26(3.7)	513(73.8)	159(22.9)	23(3.3)	512(73.8)	130(18.7)	52(7.5)
	在婚	950(81.9)	167(14.4)	43(3.7)	913(78.7)	171(14.7)	76(6.6)	758(65.8)	338(29.3)	56(4.9)	829(71.7)	275(23.8)	53(4.6)	855(74.5)	190(16.6)	102(8.9)
学历	硕士或博士研究生	49(94.2)	3(5.8)	0(0.0)	38(73.1)	8(15.4)	6(11.5)	37(71.2)	10(19.2)	5(9.6)	38(73.1)	8(15.4)	6(11.5)	40(78.4)	9(17.6)	2(3.9)
	本科	727(77.3)	169(18.0)	44(4.7)	729(77.3)	150(15.9)	64(6.8)	636(67.5)	254(27.0)	52(5.5)	674(71.5)	227(24.1)	41(4.4)	682(72.8)	158(16.9)	97(10.4)
	大专	502(79.6)	106(16.8)	23(3.6)	483(76.8)	105(16.7)	41(6.5)	411(65.6)	199(31.7)	17(2.7)	455(72.8)	147(23.5)	23(3.7)	465(74.6)	109(17.5)	49(7.9)
	大专以下	183(78.2)	42(17.9)	9(3.8)	182(77.8)	43(18.4)	9(3.8)	138(60.3)	83(36.2)	8(3.5)	175(75.1)	52(22.3)	6(2.6)	180(78.3)	44(19.1)	6(2.6)
职称	高级	85(89.5)	8(8.4)	2(2.1)	79(83.2)	11(11.6)	5(5.3)	78(82.1)	14(14.7)	3(3.2)	73(77.7)	18(19.1)	3(3.2)	63(68.5)	21(22.8)	8(8.7)
	中级	306(87.2)	37(10.5)	8(2.3)	286(81.5)	38(10.8)	27(7.7)	246(69.9)	77(21.9)	29(8.2)	261(74.1)	72(20.5)	19(5.4)	256(74.0)	58(16.8)	32(9.2)
	师(初)级	524(80.5)	98(15.1)	29(4.5)	507(77.9)	98(15.1)	46(7.1)	444(68.6)	184(28.4)	19(2.9)	451(69.5)	167(25.7)	31(4.8)	474(72.9)	114(17.5)	62(9.5)
	士级	238(71.5)	78(23.4)	17(5.1)	250(75.1)	66(19.8)	17(5.1)	190(57.2)	129(38.9)	13(3.9)	240(72.7)	79(23.9)	11(3.3)	243(74.1)	57(17.4)	28(8.5)
	无职称	308(72.1)	99(23.2)	20(4.7)	310(72.4)	93(21.7)	25(5.8)	264(62.3)	142(33.5)	18(4.2)	317(74.2)	98(23.0)	12(2.8)	331(77.9)	70(16.5)	24(5.6)

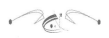

续表

项目		收入水平 改善 人数(%)	收入水平 无变化 人数(%)	收入水平 变差 人数(%)	相对收入水平 改善 人数(%)	相对收入水平 无变化 人数(%)	相对收入水平 变差 人数(%)	职称晋升机会 改善 人数(%)	职称晋升机会 无变化 人数(%)	职称晋升机会 变差 人数(%)	培训和能力提升机会 改善 人数(%)	培训和能力提升机会 无变化 人数(%)	培训和能力提升机会 变差 人数(%)	医院绩效考核 改善 人数(%)	医院绩效考核 无变化 人数(%)	医院绩效考核 变差 人数(%)
机构类型	医院	1192(79.9)	237(15.9)	63(4.2)	1158(77.5)	231(15.5)	105(7.0)	998(67.0)	419(28.1)	73(4.9)	1076(72.2)	356(23.9)	58(3.9)	1100(74.3)	248(16.7)	133(9.0)
机构类型	社区卫生服务中心	103(76.3)	27(20.0)	5(3.7)	98(73.7)	25(18.8)	10(7.5)	86(64.2)	41(30.6)	7(5.2)	99(74.4)	28(21.1)	6(4.5)	103(76.9)	21(15.7)	10(7.5)
机构类型	乡镇卫生院	166(72.2)	56(24.3)	8(3.5)	176(76.2)	50(21.6)	5(2.2)	138(61.1)	86(38.1)	2(0.9)	167(72.9)	50(21.8)	12(5.2)	164(72.6)	51(22.6)	11(4.9)
是否在编	是	1163(79.7)	237(16.2)	59(4.0)	1134(77.7)	229(15.7)	96(6.6)	966(66.4)	421(28.9)	68(4.7)	1043(71.7)	350(24.1)	62(4.3)	1045(72.3)	259(17.9)	141(9.8)
是否在编	否	255(75.9)	67(19.9)	14(4.2)	252(75.0)	61(18.2)	23(6.8)	221(66.4)	100(30.0)	12(3.6)	252(75.4)	70(21.0)	12(3.6)	272(81.4)	54(16.2)	8(2.4)
是否在编	不知道	43(69.4)	16(25.8)	3(4.8)	46(73.0)	16(25.4)	1(1.6)	35(56.5)	25(40.3)	2(3.2)	47(74.6)	14(22.2)	2(3.2)	50(80.6)	7(11.3)	5(8.1)
所在科室	内科	253(84.3)	30(10.0)	17(5.7)	240(80.0)	37(12.3)	23(7.7)	222(74.7)	62(20.9)	13(4.4)	230(77.4)	59(19.9)	8(2.7)	228(76.5)	54(18.1)	16(5.4)
所在科室	外科	180(77.3)	47(20.2)	6(2.6)	176(75.5)	37(15.9)	20(8.6)	148(64.1)	68(29.4)	15(6.5)	163(70.3)	60(25.9)	9(3.9)	176(75.9)	26(11.2)	30(12.9)
所在科室	妇产科	162(83.1)	24(12.3)	9(4.6)	154(79.4)	23(11.9)	17(8.8)	122(62.6)	68(34.9)	5(2.6)	135(69.6)	51(26.3)	8(4.1)	141(72.7)	34(17.5)	19(9.8)
所在科室	儿科	66(82.5)	13(16.2)	1(1.2)	62(76.5)	12(14.8)	7(8.6)	59(72.8)	16(19.8)	6(7.4)	69(85.2)	11(13.6)	1(1.2)	65(81.2)	9(11.2)	6(7.5)
所在科室	中医科	60(75.0)	19(23.8)	1(1.2)	60(75.0)	18(22.5)	2(2.5)	53(66.2)	24(30.0)	3(3.8)	50(62.5)	19(23.8)	11(13.8)	53(66.2)	21(26.2)	6(7.5)
所在科室	药剂科	79(75.2)	22(21.0)	4(3.8)	80(74.8)	18(16.8)	9(8.4)	66(61.7)	31(29.0)	10(9.3)	74(69.2)	28(26.2)	5(4.7)	76(71.7)	23(21.7)	7(6.6)
所在科室	放射科	47(72.3)	17(26.2)	1(1.5)	50(76.9)	12(18.5)	3(4.6)	47(72.3)	15(23.1)	3(4.6)	50(76.9)	13(20.0)	2(3.1)	43(66.2)	8(12.3)	14(21.5)
所在科室	预防保健科(公共卫生)	40(74.1)	10(18.5)	4(7.4)	47(87.0)	6(11.1)	1(1.9)	26(48.1)	28(51.9)	0(0.0)	40(74.1)	13(24.1)	1(1.9)	41(75.9)	8(14.8)	5(9.3)
所在科室	其他	565(77.3)	133(18.2)	33(4.5)	553(75.8)	139(19.0)	38(5.2)	471(64.9)	229(31.5)	26(3.6)	522(71.7)	177(24.3)	29(4.0)	534(74.4)	134(18.7)	50(7.0)

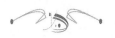

续表

项目		收入水平 改善 人数(%)	收入水平 无变化 人数(%)	收入水平 变差 人数(%)	相对收入水平 改善 人数(%)	相对收入水平 无变化 人数(%)	相对收入水平 变差 人数(%)	职称晋升机会 改善 人数(%)	职称晋升机会 无变化 人数(%)	职称晋升机会 变差 人数(%)	培训和能力提升机会 改善 人数(%)	培训和能力提升机会 无变化 人数(%)	培训和能力提升机会 变差 人数(%)	医院绩效考核 改善 人数(%)	医院绩效考核 无变化 人数(%)	医院绩效考核 变差 人数(%)
行政管理职务	院长、中心主任	51(75.0)	16(23.5)	1(1.5)	60(88.2)	8(11.8)	0(0.0)	37(54.4)	29(42.6)	2(2.9)	53(77.9)	15(22.1)	0(0.0)	52(76.5)	15(22.1)	1(1.5)
	副院长、中心副主任	43(82.7)	8(15.4)	1(1.9)	44(84.6)	6(11.5)	2(3.8)	34(65.4)	16(30.8)	2(3.8)	38(74.5)	10(19.6)	3(5.9)	40(78.4)	6(11.8)	5(9.8)
	科室主任	160(82.1)	27(13.8)	8(4.1)	158(81.0)	25(12.8)	12(6.2)	129(66.8)	54(28.0)	10(5.2)	136(69.4)	47(24.0)	13(6.6)	132(69.5)	39(20.5)	19(10.0)
	科室副主任	82(81.2)	15(14.9)	4(4.0)	78(77.2)	15(14.9)	8(7.9)	71(70.3)	27(26.7)	3(3.0)	71(71.0)	24(24.0)	5(5.0)	86(86.0)	6(6.0)	8(8.0)
	护士长	106(92.2)	7(6.1)	2(1.7)	97(83.6)	11(9.5)	8(6.9)	80(70.2)	31(27.2)	3(2.6)	81(70.4)	32(27.8)	2(1.7)	90(78.9)	10(8.8)	14(12.3)
	无管理职务	1019(76.8)	247(18.6)	60(4.5)	995(75.0)	241(18.2)	90(6.8)	871(65.9)	389(29.4)	62(4.7)	963(72.8)	306(23.1)	53(4.0)	967(73.4)	244(18.5)	107(8.1)
工作年限/年	<5	752(74.9)	210(20.9)	42(4.2)	740(73.7)	197(19.6)	67(6.7)	636(63.7)	314(31.5)	48(4.8)	727(72.6)	237(23.7)	38(3.8)	737(73.8)	179(17.9)	83(8.3)
	5~	270(84.6)	41(12.9)	8(2.5)	258(81.1)	44(13.8)	16(5.0)	214(67.1)	98(30.7)	7(2.2)	216(67.9)	82(25.8)	20(6.3)	229(72.7)	54(17.1)	32(10.2)
	10~	262(84.5)	39(12.6)	9(2.9)	260(83.6)	37(11.9)	14(4.5)	221(71.3)	70(22.6)	19(6.1)	228(73.8)	70(22.7)	11(3.6)	236(77.1)	49(16.0)	21(6.9)
	20~	134(85.9)	21(13.5)	1(0.6)	128(82.1)	20(12.8)	8(5.1)	106(67.9)	43(27.6)	7(4.5)	118(76.6)	34(22.1)	2(1.3)	116(75.3)	26(16.9)	12(7.8)
	30~	10(83.3)	2(16.7)	0(0.0)	10(83.3)	2(16.7)	0(0.0)	6(54.5)	5(45.5)	0(0.0)	8(66.7)	4(33.3)	0(0.0)	10(90.9)	1(9.1)	0(0.0)
地市	拉萨市	169(80.9)	23(11.0)	17(8.1)	140(67.3)	36(17.3)	32(15.4)	150(72.8)	45(21.8)	11(5.3)	157(75.5)	37(17.8)	14(6.7)	152(74.1)	38(18.5)	15(7.3)
	日喀则市	266(79.9)	55(16.5)	12(3.6)	278(83.5)	40(12.0)	15(4.5)	225(67.8)	89(26.8)	18(5.4)	230(69.5)	86(26.0)	15(4.5)	274(83.0)	37(11.2)	19(5.8)
	山南市	153(78.9)	28(14.4)	13(6.7)	147(76.6)	31(16.1)	15(7.8)	147(76.6)	39(20.3)	6(3.1)	152(78.8)	33(17.1)	8(4.1)	144(76.6)	23(12.2)	21(11.2)
	林芝市	132(77.6)	35(20.6)	3(1.8)	121(71.2)	42(24.7)	7(4.1)	93(54.7)	63(37.1)	14(8.2)	114(67.1)	46(27.1)	10(5.9)	105(62.1)	51(30.2)	13(7.7)
	昌都市	442(80.7)	88(16.1)	18(3.3)	438(79.8)	79(14.4)	32(5.8)	357(65.3)	178(32.5)	12(2.2)	424(77.4)	114(20.8)	10(1.8)	442(80.5)	78(14.2)	29(5.3)
	那曲市	180(81.8)	32(14.5)	8(3.6)	182(82.7)	32(14.5)	6(2.7)	136(61.8)	71(32.3)	13(5.9)	141(64.4)	69(31.5)	9(4.1)	157(71.4)	50(22.7)	13(5.9)
	阿里地区	119(65.0)	59(32.2)	5(2.7)	126(68.1)	46(24.9)	13(7.0)	114(62.3)	61(33.3)	8(4.4)	124(67.8)	49(26.8)	10(5.5)	93(51.7)	43(23.9)	44(24.4)

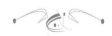

(五)社会对医务人员的支持维度比较分析

不同性别医务人员"社会对医务人员的支持维度"感知变化显示,患者对自身的尊重程度、社会地位和自感医患关系的变化无性别差异,认为医改政策对医务人员的鼓舞程度有所改善的比例男性低于女性,差异有统计学意义($\chi^2 = 8.63, p = 0.013$)。

不同年龄段医务人员"社会对医务人员的支持维度"感知变化中,25～34 岁和 35～44 岁医务人员认为患者对医务人员的尊重程度有所改善的比例高于其他年龄段人员;对医务人员社会地位变化、自感医患关系变化方面的认识,随着年龄增高,认为有所改善的比例降低;25 岁及以下医务人员认为政策对医务人员鼓舞程度有所改善的比例最高,其次为 35～44 岁、25～34 岁的医务人员,45 岁及以上医务人员的比例最低,但差异均无统计学意义。

不同婚姻状况医务人员对患者的尊重程度、社会地位、医改政策对医务人员鼓舞程度的感知变化认识无明显差异,而对自感医患关系方面的认识,在婚医务人员认为有所改善的比例低于不在婚者,差异有统计学意义($\chi^2 = 9.37, p = 0.009$)。

"社会对医务人员的支持维度"感知变化的认识,不同学历医务人员间存在统计学差异($p < 0.01$)。具体而言,大专及以下医务人员认为患者对自身的尊重程度、社会地位、自感医患关系和政策鼓舞程度有所改善的比例最高,本科医务人员的比例最低($\chi^2 = 23.34, p < 0.001; \chi^2 = 20.97, p = 0.002; \chi^2 = 32.27, p < 0.001; \chi^2 = 23.25, p < 0.001$)。

"社会对医务人员的支持维度"感知变化的认识,不同职称医务人员间存在统计学差异($p < 0.01$)。具体而言,在患者对医务人员的尊重程度、自感医患关系和政策鼓舞程度方面,随着职称增高,认为有所改善的医务人员的比例降低($\chi^2 = 25.06, p = 0.002; \chi^2 = 27.76, p < 0.001; \chi^2 = 36.9, p < 0.001$);对社会地位变化的认识,无职称医务人员认为有所改善的比例高于其他职称组人员,差异有统计学意义($\chi^2 = 27.76, p < 0.001$)。

"社会对医务人员的支持维度"感知变化的认识,不同机构类型医务人员间存在统计学差异($p < 0.001$)。具体而言,乡镇卫生院医务人员认为患者的尊重程度、社会地位、自感医患关系和政策鼓舞程度方面的变化有所改善的比例最高,其次为社区卫生服务中心,医院的医务人员比例最低($\chi^2 = 25.18, p < 0.001; \chi^2 = 20.72, p < 0.001; \chi^2 = 35.71, p < 0.001; \chi^2 = 27.44, p < 0.001$)。

"社会对医务人员的支持维度"感知变化中,无编制的医务人员和不清楚自己有无编制的医务人员认为患者对自身的尊重程度、社会地位和自感医患关系的变化有所改善的比例高于正式编制的医务人员,差异具有统计学意义($\chi^2 = 26.46, p < 0.001; \chi^2 = 28.89, p < 0.001; \chi^2 = 31.71, p < 0.001$);对政策鼓舞程度的认识略有不同,但无统计学差异。

不同科室医务人员的"社会对医务人员的支持维度"感知变化不同,认为患者对医务人员的尊重程度有所改善比例最高的为预防保健科(74.1%),其次依次为药剂科(72.4%)、其他科室(69.8%)、儿科(67.9%)、放射科(67.7%)、内科(67.2%)、妇产科(65.6%)、外科(60.9%)和中医科(60.8%),差异有统计学意义($\chi^2 = 49.75, p < 0.001$)。

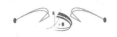

调查地区医务人员认为社会地位有所改善比例最高的为预防保健科(68.5%),其次依次为药剂科(67.6%)、放射科(60.0%)、妇产科(57.4%)、中医科(57.0%)、其他科室(56.6%)、内科(55.7%)和儿科(54.3%),最低为外科(47.4%),差异有统计学意义($\chi^2=32.79,p=0.008$)。调查地区医务人员认为医患关系有所改善比例最高的为药剂科(70.1%),其次依次为中医科(67.1%)、预防保健科(64.8%)、儿科(63.7%)、其他科室(62.6%)、内科(61.3%)、外科(53.6%)、妇产科(53.3%),最低为放射科(53.1%),差异有统计学意义($\chi^2=55.31,p<0.001$)。医务人员认为政策鼓舞程度有所改善的比例从高到低依次为预防保健科、药剂科、内科、中医科、妇产科、儿科、其他科室、放射科和外科,但是差异无统计学意义。

从事行政管理的医务人员在患者对医务人员的尊重程度感知变化方面无统计学差异($p>0.05$),而在社会地位、自感医患关系和政策鼓舞程度感知变化方面,院长、中心主任认为有所改善的比例均较高,且比例均高于其他行政兼职的医务人员,差异有统计学意义($\chi^2=31.71,p<0.001;\chi^2=27.66,p=0.002;\chi^2=24.17,p=0.007$)。

不同工作年限医务人员"社会对自身的支持维度"感知变化中,工作5~9年的医务人员认为患者对医务人员的尊重程度有所改善的比例最高(69.6%),工作30年及以上的医务人员比例最低(58.3%),差异有统计学意义($\chi^2=17.72,p=0.023$)。工作年限不同的医务人员认为社会地位有所改善的比例不同,差异有统计学意义($\chi^2=18.63,p=0.017$)。工作年限为30年及以上的医务人员认为自感医患关系有所改善的比例较高,且比例高于其他工作年限医务人员,差异有统计学意义($\chi^2=15.51,p=0.05$)。而不同工作年限医务人员对政策鼓舞程度认识变化之间无明显差异。

不同地市医务人员对"社会对医务人员的支持维度"感知变化的认识存在统计学差异($p<0.001$)。山南市医务人员认为患者对医务人员的尊重程度有所改善的比例最高,其次依次为昌都市、那曲市、阿里地区、日喀则市、林芝市和拉萨市($\chi^2=66.68,p<0.001$);昌都市医务人员认为社会地位有所改善的比例最高,其次依次为那曲市、山南市、阿里地区、日喀则市、拉萨市和林芝市($\chi^2=69.16,p<0.001$);昌都市医务人员认为自感医患关系有所改善的比例最高,其次依次为山南市、那曲市、日喀则市、阿里地区、林芝市和拉萨市($\chi^2=77.14,p<0.001$);昌都市医务人员认为政策鼓舞程度有所改善的比例最高,其次依次为阿里地区、日喀则市、那曲市、山南市、拉萨市和林芝市($\chi^2=59.82,p<0.001$)。详见表20-6-8。

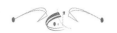

表20-6-8　调查地区不同特征医务人员与五年前相比社会对医务人员的支持维度的感知变化情况

项目		尊重程度			社会地位			医患关系			政策鼓舞程度		
		改善 人数(%)	无变化 人数(%)	变差 人数(%)	改善 人数(%)	无变化 人数(%)	变差 人数(%)	改善 人数(%)	无变化 人数(%)	变差 人数(%)	改善 人数(%)	无变化 人数(%)	变差 人数(%)
性别	男	93(15.0)	417(67.0)	112(18.0)	97(15.6)	354(57.0)	170(27.4)	124(20.0)	375(60.4)	122(19.6)	150(24.3)	415(67.3)	52(8.4)
	女	188(15.3)	834(67.7)	210(17.0)	180(14.7)	688(56.0)	360(29.3)	255(20.8)	746(60.8)	226(18.4)	252(20.6)	897(73.5)	72(5.9)
年龄段/岁	<25	60(15.2)	264(66.8)	71(18.0)	54(13.7)	246(62.4)	94(23.9)	66(16.7)	249(63.0)	80(20.3)	74(18.9)	292(74.5)	26(6.6)
	25～	117(14.0)	575(68.7)	145(17.3)	122(14.6)	469(56.1)	245(29.3)	171(20.5)	511(61.3)	151(18.1)	199(24.0)	578(69.7)	52(6.3)
	35～	75(16.5)	310(68.3)	69(15.2)	70(15.4)	248(54.6)	136(30.0)	102(22.5)	269(59.4)	82(18.1)	88(19.5)	330(73.0)	34(7.5)
	45～	29(17.3)	102(60.7)	37(22.0)	31(18.8)	79(47.9)	55(33.3)	40(24.0)	92(55.1)	35(21.0)	41(24.8)	112(67.9)	12(7.3)
婚姻状况	不在婚	90(12.9)	476(68.5)	129(18.6)	94(13.5)	413(59.5)	187(26.9)	118(17.0)	433(62.3)	144(20.7)	138(19.9)	506(73.1)	48(6.9)
	在婚	191(16.5)	775(66.9)	193(16.7)	183(15.8)	629(54.5)	343(29.7)	261(22.6)	688(59.7)	204(17.7)	264(23.0)	806(70.3)	76(6.6)
学历	硕士或博士研究生	9(17.3)	35(67.3)	8(15.4)	7(13.5)	28(53.8)	17(32.7)	8(15.4)	32(61.5)	12(23.1)	9(17.3)	38(73.1)	5(9.6)
	本科	173(18.4)	598(63.5)	171(18.2)	155(16.5)	492(52.4)	292(31.1)	227(24.1)	532(56.5)	183(19.4)	223(23.9)	634(68.0)	76(8.1)
	大专	81(12.9)	441(70.3)	105(16.7)	96(15.3)	368(58.8)	162(25.9)	122(19.5)	386(61.8)	117(18.7)	140(22.4)	451(72.3)	33(5.3)
	大专以下	18(7.7)	177(76.0)	38(16.3)	19(8.2)	154(66.4)	59(25.4)	22(9.6)	171(74.7)	36(15.7)	30(13.1)	189(82.5)	10(4.4)
职称	高级	15(15.8)	58(61.1)	22(23.2)	15(16.0)	47(50.0)	32(34.0)	23(24.2)	53(55.8)	19(20.0)	24(25.8)	58(62.4)	11(11.8)
	中级	69(19.6)	217(61.6)	66(18.8)	63(17.9)	171(48.7)	117(33.3)	86(24.4)	198(56.2)	68(19.3)	79(22.6)	232(66.3)	39(11.1)
	师(初)级	110(16.9)	430(66.3)	109(16.8)	108(16.7)	340(52.6)	199(30.8)	146(22.6)	368(56.9)	133(20.6)	162(25.1)	445(69.0)	38(5.9)
	士级	48(14.5)	227(68.4)	57(17.2)	50(15.1)	198(59.9)	84(25.3)	67(20.3)	203(61.5)	60(18.2)	71(21.5)	242(73.3)	17(5.2)
	无职称	39(9.2)	319(74.9)	68(16.0)	41(9.6)	286(67.3)	98(23.1)	57(13.4)	299(70.5)	68(16.0)	66(15.7)	335(79.8)	19(4.5)

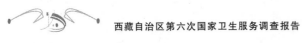

续表

项目		尊重程度			社会地位			医患关系			政策鼓舞程度		
		改善 人数(%)	无变化 人数(%)	变差 人数(%)	改善 人数(%)	无变化 人数(%)	变差 人数(%)	改善 人数(%)	无变化 人数(%)	变差 人数(%)	改善 人数(%)	无变化 人数(%)	变差 人数(%)
机构类型	医院	253(17.0)	987(66.2)	252(16.9)	246(16.5)	808(54.3)	434(29.2)	343(23.0)	871(58.5)	275(18.5)	336(22.7)	1025(69.3)	118(8.0)
	社区卫生服务中心	18(13.4)	94(70.1)	22(16.4)	16(11.9)	82(61.2)	36(26.9)	18(13.4)	83(61.9)	33(24.6)	31(23.3)	99(74.4)	3(2.3)
	乡镇卫生院	10(4.4)	170(74.6)	48(21.1)	15(6.6)	152(67.0)	60(26.4)	18(8.0)	167(74.2)	40(17.8)	35(15.5)	188(83.2)	3(1.3)
是否在编	是	248(17.0)	946(64.9)	264(18.1)	246(16.9)	779(53.6)	429(29.5)	331(22.8)	838(57.7)	283(19.5)	319(22.1)	1023(70.9)	100(6.9)
	否	25(7.5)	258(77.0)	52(15.5)	24(7.2)	225(67.2)	86(25.7)	36(10.8)	244(73.3)	53(15.9)	70(21.0)	244(73.1)	20(6.0)
	不知道	8(13.1)	47(77.0)	6(9.8)	7(11.7)	38(63.3)	15(25.0)	12(19.0)	39(61.9)	12(19.0)	13(21.0)	45(72.6)	4(6.5)
所在科室	内科	47(15.7)	201(67.2)	51(17.1)	42(14.1)	166(55.7)	90(30.2)	64(21.5)	182(61.3)	51(17.2)	57(19.3)	219(74.0)	20(6.8)
	外科	65(27.9)	142(60.9)	26(11.2)	55(23.7)	110(47.4)	67(28.9)	74(31.8)	125(53.6)	34(14.6)	61(26.4)	148(64.1)	22(9.5)
	妇产科	34(17.4)	128(65.6)	33(16.9)	35(17.9)	112(57.4)	48(24.6)	55(28.2)	104(53.3)	36(18.5)	36(18.8)	139(72.4)	17(8.9)
	儿科	12(14.8)	55(67.9)	14(17.3)	13(16.0)	44(54.3)	24(29.6)	17(21.2)	51(63.7)	12(15.0)	17(21.0)	58(71.6)	6(7.4)
	中医科	11(13.9)	48(60.8)	20(25.3)	8(10.1)	45(57.0)	26(32.9)	9(11.4)	53(67.1)	17(21.5)	18(22.5)	59(73.8)	3(3.8)
	药剂科	13(12.4)	76(72.4)	16(15.2)	13(12.4)	71(67.6)	21(20.0)	18(16.8)	75(70.1)	14(13.1)	20(18.7)	83(77.6)	4(3.7)
	放射科	11(16.9)	44(67.7)	10(15.4)	10(15.4)	39(60.0)	16(24.6)	7(10.9)	34(53.1)	23(35.9)	16(24.6)	44(67.7)	5(7.7)
	预防保健科（公共卫生）	4(7.4)	40(74.1)	10(18.5)	6(11.1)	37(68.5)	11(20.4)	8(14.8)	35(64.8)	11(20.4)	7(13.5)	45(86.5)	0(0.0)
	其他	81(11.1)	509(69.8)	139(19.1)	92(12.7)	411(56.6)	223(30.7)	124(17.1)	454(62.6)	147(20.3)	166(23.1)	507(70.4)	47(6.5)

续表

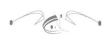

项目		尊重程度 改善 人数(%)	尊重程度 无变化 人数(%)	尊重程度 变差 人数(%)	社会地位 改善 人数(%)	社会地位 无变化 人数(%)	社会地位 变差 人数(%)	医患关系 改善 人数(%)	医患关系 无变化 人数(%)	医患关系 变差 人数(%)	政策鼓舞程度 改善 人数(%)	政策鼓舞程度 无变化 人数(%)	政策鼓舞程度 变差 人数(%)
行政管理职务	院长、中心主任	5(7.5)	52(77.6)	10(14.9)	5(7.5)	44(65.7)	18(26.9)	5(7.5)	50(74.6)	7(10.4)	10(14.9)	57(83.8)	0(0.0)
	副院长、中心副主任	10(19.2)	35(67.3)	7(13.5)	10(19.2)	29(55.8)	10(19.2)	13(25.0)	36(69.2)	3(5.8)	13(25.0)	34(65.4)	2(3.8)
	科室主任	35(17.9)	127(65.1)	33(16.9)	35(17.9)	100(51.5)	49(25.3)	45(23.2)	105(53.8)	42(21.5)	48(24.6)	126(65.6)	14(7.3)
	科室副主任	22(21.8)	63(62.4)	16(15.8)	22(21.8)	51(51.0)	27(27.0)	22(22.0)	57(56.4)	15(14.9)	29(28.7)	62(62.0)	14(14.0)
	护士长	23(19.8)	73(62.9)	20(17.2)	23(19.8)	58(50.4)	33(28.7)	24(20.9)	61(53.0)	21(18.3)	33(28.7)	82(71.3)	10(8.7)
	无管理职务	186(14.1)	901(68.1)	236(17.8)	186(14.1)	760(57.5)	393(29.8)	168(12.7)	812(61.6)	260(19.7)	246(18.7)	951(72.5)	84(6.4)
工作年限/年	<5	150(15.0)	673(67.2)	179(17.9)	150(15.0)	576(57.6)	275(27.5)	149(14.9)	607(60.9)	198(19.9)	191(19.2)	718(72.2)	59(5.9)
	5~	40(12.5)	222(69.6)	57(17.9)	40(12.5)	176(55.2)	100(31.3)	43(13.5)	200(62.7)	58(18.2)	61(19.1)	219(69.7)	21(6.7)
	10~	55(17.8)	210(68.0)	44(14.2)	55(17.8)	176(57.0)	83(26.9)	50(16.2)	192(62.3)	48(15.6)	68(22.1)	218(70.6)	26(8.4)
	20~	28(17.9)	98(62.8)	30(19.2)	28(17.9)	81(52.6)	46(29.9)	27(17.5)	86(55.1)	30(19.2)	40(25.6)	106(68.8)	10(6.5)
	30~	1(8.3)	7(58.3)	4(33.3)	1(8.3)	7(63.6)	4(36.4)	0(0.0)	8(66.7)	2(16.7)	2(16.7)	10(83.3)	1(8.3)

续表

项目		尊重程度			社会地位			医患关系			政策鼓舞程度		
	地市	改善 人数(%)	无变化 人数(%)	变差 人数(%)	改善 人数(%)	无变化 人数(%)	变差 人数(%)	改善 人数(%)	无变化 人数(%)	变差 人数(%)	改善 人数(%)	无变化 人数(%)	变差 人数(%)
地市	拉萨市	44(21.3)	117(56.5)	46(22.2)	38(18.4)	87(42.2)	81(39.3)	60(29.0)	91(44.0)	56(27.1)	22(10.6)	135(65.2)	50(24.2)
	日喀则市	78(23.4)	210(62.9)	46(13.8)	61(18.4)	180(54.2)	91(27.4)	90(27.0)	199(59.8)	44(13.2)	13(3.9)	245(74.2)	72(21.8)
	山南市	16(8.3)	143(74.1)	34(17.6)	17(8.9)	114(59.4)	61(31.8)	29(15.0)	130(67.4)	34(17.6)	11(5.8)	128(67.7)	50(26.5)
	林芝市	28(16.5)	98(57.6)	44(25.9)	33(19.5)	65(38.5)	71(42.0)	46(27.1)	81(47.6)	43(25.3)	16(9.5)	92(54.4)	61(36.1)
	昌都市	63(11.5)	401(73.0)	85(15.5)	67(12.2)	354(64.5)	128(23.3)	76(14.0)	370(68.0)	98(18.0)	31(5.7)	421(77.4)	92(16.9)
	那曲市	18(8.2)	160(72.7)	42(19.1)	28(12.7)	135(61.4)	57(25.9)	32(14.6)	146(66.7)	41(18.7)	10(4.6)	156(71.9)	51(23.5)
	阿里地区	34(18.8)	122(67.4)	25(13.8)	33(18.2)	107(59.1)	41(22.7)	46(25.3)	104(57.1)	32(17.6)	21(11.5)	135(74.2)	26(14.3)

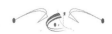

第七节　医务人员身心健康现状

医务工作者作为特殊的一个职业群体,在保障人民健康方面起到重要的作用。然而,由于医疗卫生行业本身具有高负荷、高强度等特性,普遍研究表明医务工作者的健康状况不容乐观,身心健康较令人担忧。目前,我国存在的突出的医患关系矛盾导致医务人员的人身安全得不到保障,同时身心健康受到了极大的冲击。本次调查反映医务人员身心健康和危害健康行为的相关问题分别是被诊断疾病或健康问题(多选题)、过去6个月内曾有不适或者健康问题情况(多选题)、总体健康状况以及吸烟、饮酒、久坐时间、体育锻炼情况(锻炼频次和强度)。本节对医务人员的身心健康状况采用了频数、率、构成比等统计指标进行描述分析。

一、医务人员身心健康

(一)总体情况

本节反映医务人员身心健康的3个题目分别是被诊断疾病或健康问题(多选题)、过去6个月内曾有不适或者健康问题情况(多选题)和总体健康状况。

分析显示,根据医务人员被诊断疾病或者健康问题的报告情况,医务人员被诊断的疾病或者健康问题占比最高的是其他疾病,其次依次是高血压、抑郁或者焦虑、高血脂、冠心病或心绞痛、糖尿病、心肌梗死和脑卒中。心肌梗死、冠心病或心绞痛、高血压、高血脂、脑卒中、糖尿病、抑郁或焦虑以及其他八种疾病或者健康问题中,患有两种疾病的有208人,达到总应答人数(1775)的11.7%;患有三种疾病的有93人(5.2%);患有四种疾病的有42人(2.4%);患有五种疾病的有12人(0.7%);患有六种疾病的有6人(0.3%);患有七种疾病的有5人(0.3%);患有八种疾病的有2人(0.1%)。详见表20-7-1。

医务人员近6个月内报告不适或者健康问题情况占比最高的是颈椎或后背疼痛,其次依次是严重的疲惫乏力、其他、持续的头痛、膝盖和腿部疼痛。详见表20-7-2。

近6个月内医务人员认为自身健康好的比例仅占11.8%,认为比较好的接近三分之一(29.8%),认为自己健康状况一般的占到一半,认为比较差(11.6%)和差(2.42%)的相对较少。总体上,医务人员对自身健康状况的评价不太乐观。详见表20-7-3。

(二)比较分析

1. 医务人员被诊断的疾病和健康问题情况

调查地区医务人员存在的疾病,除其他疾病外,男性的占比均高于女性;除了其他类型的疾病和健康问题,均呈现随着年龄的增加而发病占比增高的趋势;学历上,除其他疾病外,存在的健康问题均主要集中在高血压、抑郁或焦虑上,本科学历医务人员疾病的发病占比最大;在婚的医务人员相比不在婚的医务人员发生慢性病的占比高,疾病以高血压、抑郁或焦虑为主;医务人员的职称越高,高血压、高血脂、抑郁或焦虑的发病占比越高,而其他疾病与之相反;拥有执业资格的医务人员当中,执业医师患慢性病占比最高,其次是执业助理医师;大型医疗机构医务工作者发病占比均高于基层,医院占比最高,其次是社区卫生服务中心,乡镇最低;不知道自己是否有编制的医务人员和在编医务人员慢性病发病占比高于不在编的医务人员,而其他疾病与之相反;中医科医务人员其他疾病类型的发病占比最高,而慢性病发病占比最高的为外科医务人员;不同地市医务人员所患疾病中,基本呈现那曲市医务工作者的发病占比最高,林芝市医务人员抑郁或焦虑的发病占比最高。详见表20-7-1。

表 20-7-1　　　　　西藏自治区医务人员被诊断健康问题或者疾病占比

人口学特征		心肌梗死		冠心病或心绞痛		高血压		高血脂		脑卒中		糖尿病		抑郁或焦虑		其他	
		n	%	n	%	n	%	n	%	n	%	n	%	n	%	n	%
性别	男	14	2.3	55	9.2	110	18.4	93	15.5	13	2.2	26	4.3	82	13.7	385	64.3
	女	23	2.0	74	6.3	126	10.7	70	6.0	10	0.9	27	2.3	131	11.1	904	76.9
年龄段/岁	<25	7	1.8	14	3.5	26	6.6	11	2.8	1	0.3	5	1.3	22	5.6	341	86.1
	25~	14	1.8	46	5.8	84	10.6	55	6.9	8	1.0	20	2.5	103	13.0	601	75.9
	35~	10	2.4	44	10.4	78	18.4	59	13.9	6	1.4	16	3.8	59	13.9	264	62.3
	45~	6	3.7	25	15.3	48	29.4	38	23.3	8	4.9	12	7.4	29	17.8	83	50.9
学历	硕士及以上	0	0.0	6	12.5	7	14.6	7	14.6	0	0.0	2	4.2	5	10.4	33	68.8
	本科	19	2.1	64	7.1	138	15.4	92	10.2	16	1.8	36	4.0	128	14.3	631	70.3
	大专	15	2.5	41	6.8	70	11.6	49	8.1	5	0.8	10	1.7	64	10.6	450	74.3
	大专以下	3	1.3	18	8.1	21	9.4	15	6.7	2	0.9	5	2.2	16	7.2	175	78.5
婚姻状况	不在婚	11	1.6	31	4.5	53	7.8	38	5.6	6	0.9	12	1.8	57	8.3	562	82.3
	在婚	26	2.4	98	9.0	183	16.8	125	11.4	17	1.6	41	3.8	156	14.3	727	66.6
职称	高级	4	4.3	17	18.1	34	36.2	22	23.4	4	4.3	9	9.6	26	27.7	39	41.5
	中级	6	1.8	34	10.3	74	22.4	56	16.9	7	2.1	18	5.4	56	16.9	194	58.6
	师(初)级	11	1.8	42	6.9	70	11.4	50	8.2	6	1.0	13	2.1	74	12.1	447	73.0
	士级	10	3.2	13	4.1	25	7.9	15	4.7	2	0.6	3	0.9	29	9.2	256	81.0
	无职称	6	1.4	23	5.5	33	7.8	20	4.7	4	0.9	10	2.4	28	6.6	353	83.6

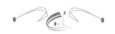

续表

人口学特征		心肌梗死		冠心病或心绞痛		高血压		高血脂		脑卒中		糖尿病		抑郁或焦虑		其他	
		n	%	n	%	n	%	n	%	n	%	n	%	n	%	n	%
执业资格	执业医师	15	2.9	49	9.4	106	20.3	79	15.1	12	2.3	25	4.8	96	18.4	321	61.5
	执业助理医师	4	2.3	8	4.7	20	11.7	19	11.1	1	0.6	2	1.2	22	12.9	121	70.8
	中医执业（助理）医师	3	2.4	10	8.1	28	22.6	13	10.5	4	3.2	8	6.5	14	11.3	87	70.2
	注册护士	2	0.5	33	7.6	29	6.7	18	4.2	2	0.5	5	1.2	43	10.0	339	78.5
	其他	13	2.5	29	5.5	53	10.1	34	6.5	4	0.8	13	2.5	38	7.2	421	80.0
机构类型	医院	33	2.3	105	7.3	194	13.5	145	10.1	20	1.4	41	2.9	181	12.6	103	72.0
	社区卫生服务中心	2	1.5	6	4.6	16	12.3	6	4.6	1	0.8	1	0.8	14	10.8	100	76.9
	乡镇卫生院	2	1.0	18	8.6	26	12.4	12	5.7	2	1.0	11	5.2	18	8.6	156	74.3
是否在编	是	30	2.1	109	7.8	208	14.9	143	10.2	22	1.6	48	3.4	189	13.5	981	70.2
	否	4	1.3	17	5.5	18	5.8	12	3.9	0	0.0	2	0.6	17	5.5	254	81.9
	不知道	3	4.4	3	4.4	10	14.7	8	11.8	1	1.5	3	4.4	7	10.3	54	79.4
所在科室	内科	4	1.4	19	6.6	40	14.0	32	11.2	3	1.0	6	2.1	36	12.6	206	72.0
	外科	4	1.8	15	6.8	42	19.2	34	15.5	4	1.8	5	2.3	45	20.5	132	60.3
	妇产科	8	4.2	11	5.8	18	9.4	10	5.2	3	1.6	3	1.6	27	14.1	143	74.9
	儿科	0	0.0	6	8.0	6	8.0	6	8.0	2	2.7	3	4.0	14	18.7	55	73.3
	中医科	0	0.0	2	2.6	8	10.4	9	11.7	2	2.6	2	2.6	2	2.6	62	80.5
职务晋升	是	10	2.2	39	8.7	85	19.1	57	12.8	13	2.9	18	4.0	58	13.0	303	67.9
	否	27	2.1	84	6.6	143	11.3	102	8.0	10	0.8	33	2.6	153	12.0	940	74.0
职称晋升	是	18	2.6	66	9.6	113	16.5	81	11.8	14	2.0	29	4.2	99	14.5	472	69.0
	否	19	1.8	55	5.3	118	11.4	78	7.6	9	0.9	21	2.0	112	10.9	768	74.5
地市	拉萨市	1	0.5	10	4.9	19	9.3	14	6.9	0	0.0	3	1.5	16	7.8	156	76.5
	日喀则市	6	2.1	23	7.9	43	14.7	33	11.3	5	1.7	15	5.1	45	15.4	214	73.3
	山南市	4	2.4	10	6.1	41	25.0	20	12.2	4	2.4		3.7	15	9.1	98	59.8
	林芝市	5	3.3	11	7.2	16	10.5	17	11.1	3	2.0	7	4.6	31	20.3	98	64.1
	昌都市	8	1.5	37	6.8	56	10.3	24	4.4	3	0.6	11	2.0	65	12.0	414	76.2
	那曲市	8	3.4	22	9.3	44	18.6	33	13.9	3	1.3	10	4.2	18	7.6	175	73.8
	阿里地区	5	2.7	16	8.8	17	9.3	22	12.1	5	2.7	1	0.5	23	12.6	134	73.6

2. 医务人员近6个月内报告不适或者健康问题情况

医务人员近6个月内报告不适或者健康问题情况男女基本无异;年龄越大,发生颈椎或后背疼痛、严重的疲惫乏力、膝盖和腿部疼痛的占比越大;严重的疲惫乏力、膝盖和腿部疼痛问题的比例在硕士及以上学历的医务人员中占比最高;在婚医务人员报告不适或健康问题的占比高于不在婚的医务人员;无职称的医务人员出现其他问题的占比最高;颈椎或后背疼痛、严重的疲惫乏力问题占比中,拥有执业医师资格的医务人员均比其他执业资格的医务人员高;分布在各科室的人员中,妇产科医务人员发生不适或健康问题占比最高,其次是外科、儿科医务人员,均是颈椎或后背疼痛占首位,其次是严重的疲劳乏力。详见表20-7-2。

表 20-7-2　　　　　　　西藏自治区医务人员报告不适或者健康问题占比

人口学特征		颈椎或后背疼痛		持续的头痛		严重的疲惫乏力		膝盖和腿部疼痛		其他	
		n	%	n	%	n	%	n	%	n	%
性别	男	231	41.3	133	23.8	206	36.9	118	21.1	168	30.1
	女	501	45.0	263	23.6	382	34.3	271	24.3	326	29.3
年龄段/岁	<25	98	29.3	59	17.6	108	32.2	61	18.2	136	40.6
	25~	332	43.9	191	25.3	252	33.3	162	21.4	222	29.4
	35~	207	49.3	105	25.0	158	37.6	119	28.3	109	26.0
	45~	95	58.6	41	25.3	70	43.2	47	29.0	27	16.7
学历	硕士及以上	19	43.2	7	15.9	18	40.9	11	25.0	7	15.9
	本科	407	47.7	224	26.2	330	38.6	213	24.9	221	25.9
	大专	236	41.4	130	22.8	188	33.0	126	22.1	179	31.4
	大专以下	70	34.1	35	17.1	52	25.4	39	19.0	87	42.4
婚姻状况	不在婚	234	38.2	129	21.1	212	34.6	120	19.6	208	34.0
	在婚	498	46.9	267	25.2	376	35.4	269	25.4	286	27.0
职称	高级	45	49.5	24	26.4	55	60.4	20	22.0	13	14.3
	中级	186	55.4	92	27.4	138	41.1	90	26.8	77	22.9
	师(初)级	271	46.0	142	24.1	202	34.3	145	24.6	172	29.2
	士级	112	37.7	65	21.9	116	39.1	66	22.2	89	30.0
	无职称	118	32.8	73	20.3	77	21.4	68	18.9	143	39.7

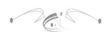

续表

人口学特征		颈椎或后背疼痛		持续的头痛		严重的疲惫乏力		膝盖和腿部疼痛		其他	
		n	%	n	%	n	%	n	%	n	%
执业资格	执业医师	264	52.0	123	24.2	210	41.3	130	25.6	125	24.6
	执业助理医师	63	38.9	34	21.0	56	34.6	34	21.0	53	32.7
	中医执业(助理)医师	53	47.3	29	25.9	39	34.8	36	32.1	25	22.3
	注册护士	173	42.1	100	24.3	144	35.0	106	25.8	116	28.2
	其他	179	37.3	110	22.9	139	29.0	83	17.3	175	36.5
机构类型	医院	597	44.0	330	24.3	499	36.8	319	23.5	394	29.1
	社区卫生服务中心	58	53.2	23	21.1	33	30.3	23	21.1	25	22.9
	乡镇卫生院	77	37.0	43	20.7	56	26.9	47	22.6	75	36.1
是否在编	是	608	46.0	334	25.3	487	36.8	324	24.5	345	26.1
	否	104	36.6	50	17.6	79	27.8	54	19.0	115	40.5
	不知道	20	29.9	12	17.9	22	32.8	11	16.4	34	50.7
所在科室	内科	111	42.0	64	24.2	92	34.8	60	22.7	77	29.2
	外科	102	47.7	44	20.6	89	41.6	55	25.7	58	27.1
	妇产科	86	49.4	64	36.8	81	46.6	46	26.4	35	20.1
	儿科	34	45.3	11	14.7	35	46.7	21	28.0	21	28.0
	中医科	27	40.3	8	11.9	12	17.9	15	22.4	20	29.9
行政职务	院长(主任)	29	46.8	9	14.5	28	45.2	23	37.1	12	19.4
	副院长(副主任)	20	44.4	17	37.8	15	33.3	8	17.8	10	22.2
职务晋升	是	195	46.3	95	22.6	175	41.6	104	24.7	118	28.0
	否	517	43.1	286	23.8	396	33.0	276	23.0	360	30.0
职称晋升	是	307	46.0	154	23.1	268	40.1	152	22.8	186	27.8
	否	408	42.9	228	24.0	305	32.1	223	23.4	287	30.2
地市	拉萨市	94	55.6	39	23.1	58	34.3	36	21.3	30	17.8
	日喀则市	140	48.1	64	22.0	100	34.4	72	24.7	83	28.5
	山南市	75	41.4	35	19.3	77	42.5	42	23.2	49	27.1
	林芝市	89	53.9	41	24.8	56	33.9	51	30.9	38	23.0
	昌都市	179	37.7	102	21.5	144	30.3	61	12.8	175	36.8
	那曲市	77	35.8	69	32.1	86	40.0	70	32.6	71	33.0
	阿里地区	78	44.1	46	26.0	67	37.9	57	32.2	48	27.1

3. 医务人员总体健康状况

男性医务人员认为总体健康状况"好"和"比较好"的比例高于女性；随着年龄的增加，医务人员认为健康状况"好"和"比较好"的比例呈下降趋势，认为"比较差"的比例呈现明显的上升趋势；不在婚的医务人员的健康状况报告"好"的比例高于在婚人员；拥有执业资格的医务工作者中，执业医师自认为其健康状况最差；不同类型的医疗机构当中，医院医务工作人员健康状况最差，基层医疗卫生机构的医务工作者健康状况相对较好；职称越高，健康状况越差。总体看来，医务人员普遍处于亚健康状态。详见表 20-7-3。

表 20-7-3　　　　　　　西藏自治区医务人员总体健康状况

人口学特征		好	比较好	一般	比较差	差
		人数（%）	人数（%）	人数（%）	人数（%）	人数（%）
性别	男	81(12.8)	202(31.9)	276(43.5)	58(9.1)	17(2.7)
	女	129(10.2)	328(25.9)	635(50.1)	149(11.8)	26(2.1)
年龄段/岁	<25	53(12.5)	147(34.7)	189(44.6)	23(5.4)	12(2.8)
	25～	106(12.4)	236(27.7)	407(47.7)	86(10.1)	18(2.1)
	35～	39(8.5)	116(25.4)	229(50.1)	66(14.4)	7(1.5)
	45～	12(7.2)	31(18.6)	86(51.5)	32(19.2)	6(3.6)
学历	硕士或博士研究生	7(13.5)	16(30.8)	26(50.0)	2(3.8)	1(1.9)
	本科	120(12.4)	261(27.0)	458(47.5)	108(11.2)	18(1.9)
	大专	53(8.2)	181(27.9)	316(48.7)	78(12.0)	21(3.2)
	大专以下	30(12.8)	72(30.6)	111(47.2)	19(8.1)	3(1.3)
婚姻状况	不在婚	90(12.3)	217(29.8)	351(48.1)	56(7.7)	15(2.1)
	在婚	120(10.2)	313(26.7)	560(47.8)	151(12.9)	28(2.4)
职称	高级	5(5.2)	18(18.6)	57(58.8)	17(17.5)	0(0.0)
	中级	28(8.0)	100(28.4)	175(49.7)	41(11.6)	8(2.3)
	师（初）级	70(10.6)	169(25.6)	318(48.3)	86(13.1)	16(2.4)
	士级	44(12.7)	86(24.8)	169(48.7)	36(10.4)	12(3.5)
	无职称	63(14.1)	157(35.2)	192(43.0)	27(6.1)	7(1.6)
执业资格	执业医师	68(12.3)	142(25.8)	262(47.5)	66(12.0)	13(2.4)
	执业助理医师	16(9.0)	43(24.2)	88(49.4)	27(15.2)	4(2.2)
	中医执业（助理）医师	14(10.9)	35(27.3)	61(47.7)	16(12.5)	2(1.6)
	注册护士	46(9.6)	130(27.1)	243(50.6)	51(10.6)	10(2.1)
	其他	66(11.7)	180(31.9)	257(45.6)	47(8.3)	14(2.5)

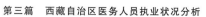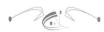

续表

人口学特征		好	比较好	一般	比较差	差
		人数(%)	人数(%)	人数(%)	人数(%)	人数(%)
机构类型	医院	149(9.8)	417(27.3)	746(48.9)	176(11.5)	38(2.5)
	社区卫生服务中心	27(19.4)	51(36.7)	47(33.8)	12(8.6)	2(1.4)
	乡镇卫生院	34(14.4)	62(26.3)	118(50.0)	19(8.1)	3(1.3)
是否在编	是	162(10.9)	388(26.0)	725(48.6)	183(12.3)	34(2.3)
	否	43(12.6)	119(34.9)	152(44.6)	19(5.6)	8(2.3)
	不知道	5(7.4)	23(33.8)	34(50.0)	5(7.4)	1(1.5)
所在科室	内科	33(10.7)	99(32.0)	141(45.6)	30(9.7)	6(1.9)
	外科	24(10.2)	64(27.1)	106(44.9)	37(15.7)	5(2.1)
	妇产科	12(6.0)	56(28.1)	104(52.3)	22(11.1)	5(2.5)
	儿科	9(10.8)	15(18.1)	44(53.0)	13(15.7)	2(2.4)
	中医科	13(16.2)	26(32.5)	33(41.2)	5(6.2)	3(3.8)
	药剂科	8(7.1)	39(34.5)	54(47.8)	11(9.7)	1(0.9)
	放射科	11(16.7)	15(22.7)	37(56.1)	2(3.0)	1(1.5)
	预防保健科（公共卫生）	4(7.1)	16(28.6)	29(51.8)	6(10.7)	1(1.8)
	其他	94(12.7)	193(26.0)	360(48.5)	79(10.6)	17(2.3)
行政管理职务	院长、中心主任	6(8.8)	19(27.9)	34(50.0)	8(11.8)	1(1.5)
	副院长、中心副主任	5(9.6)	14(26.9)	22(42.3)	6(11.5)	5(9.6)
	科室主任	23(11.7)	47(23.9)	89(45.2)	36(18.3)	2(1.0)
	科室副主任	6(5.9)	29(28.7)	49(48.5)	14(13.9)	3(3.0)
	护士长	8(6.9)	22(19.0)	64(55.2)	22(19.0)	0(0.0)
	无管理职务	162(11.9)	399(29.2)	653(47.8)	121(8.9)	32(2.3)
工作年限/年	<5	102(12.9)	267(33.7)	352(44.4)	53(6.7)	19(2.4)
	5~	51(12.2)	107(25.7)	209(50.1)	43(10.3)	7(1.7)
	10~	40(8.9)	105(23.4)	229(51.0)	67(14.9)	8(1.8)
	20~	15(6.6)	46(20.3)	113(49.8)	44(19.4)	9(4.0)

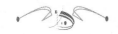

续表

人口学特征		好	比较好	一般	比较差	差
		人数（%）	人数（%）	人数（%）	人数（%）	人数（%）
现机构工作年限/年	<5	118(11.4)	331(32.0)	471(45.5)	90(8.7)	25(2.4)
	5～	34(10.6)	73(22.7)	171(53.3)	35(10.9)	8(2.5)
	10～	25(8.0)	69(22.1)	170(54.5)	45(14.4)	3(1.0)
	20～	9(5.8)	33(21.2)	73(46.8)	34(21.8)	7(4.5)
	30～	1(8.3)	5(41.7)	6(50.0)	0(0.0)	0(0.0)
主要从事专业类别	临床医疗	105(11.5)	246(27.0)	432(47.4)	104(11.4)	24(2.6)
	护理	47(8.9)	144(27.3)	266(50.4)	57(10.8)	14(2.7)
	公共卫生	14(19.7)	21(29.6)	27(38.0)	9(12.7)	0(0.0)
	医技	28(13.5)	56(27.1)	103(49.8)	16(7.7)	4(1.9)
	药剂	8(6.5)	47(38.2)	54(43.9)	13(10.6)	1(0.8)
地区	拉萨市	27(12.9)	47(22.4)	109(51.9)	25(11.9)	2(1.0)
	日喀则市	64(18.7)	102(29.8)	128(37.4)	40(11.7)	8(2.3)
	山南市	23(11.4)	61(30.3)	101(50.2)	13(6.5)	3(1.5)
	林芝市	10(5.7)	52(29.9)	79(45.4)	28(16.1)	5(2.9)
	昌都市	47(8.5)	169(30.7)	269(48.9)	50(9.1)	15(2.7)
	那曲市	26(11.0)	52(21.9)	126(53.2)	27(11.4)	6(2.5)
	阿里地区	13(7.0)	47(25.1)	99(52.9)	24(12.8)	4(2.1)

二、医务人员危害健康行为

(一)总体情况

本次调查反映医务人员危害健康行为的问题有 5 个:您现在的吸烟状况？您的饮酒频率是多少？您一天一般有多长时间久坐（小时数）？近 6 个月内,您平均每周锻炼几次？您平均每次锻炼的强度是多大（呼吸、心跳加快的感觉）？

分析显示,被调查医务人员目前每天吸烟的有 239 人,达到总应答人数的 12.7%,81.7% 的医生表示不吸烟;医务人员每周喝酒不到 1 次的有 473 人,占比 25.1%,每周喝酒 1～2 次的有 6.8%,每周喝酒至少 3 次的有 1.3%,表示不喝酒的医务人员达到66.8%;被调查的医务人员报告每天坐着工作的平均时间为(4.42±2.56)小时,最长为16 个小时;被调查医务人员每周锻炼 1～2 次的比例最高（32.3%）,其次为不到 1 次（27.3%）和 3～5 次（19.0%）,从不锻炼的医务人员比例为 14.3%;大多数医务人员表示其平均每次锻炼的强度为轻度,比例达到 61.3%,中等强度的比例为 35.9%,2.8% 的医

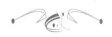

务人员表示锻炼的强度为重度。详见表 20-7-4。

表 20-7-4　西藏自治区医务人员危害健康行为情况

危害健康行为类型		应答人数及构成比
您现在的吸烟状况？	每天吸	239(12.7%)
	非每天吸	105(5.6%)
	不吸烟	1535(81.7%)
您的饮酒频率是多少？	不喝酒	1261(66.8%)
	每周不到 1 次	473(25.1%)
	每周 1~2 次	128(6.8%)
	每周至少 3 次	25(1.3%)
您一天一般有多长时间久坐（小时数）？		4.42±2.56
近 6 个月内，您平均每周体育锻炼几次？	6 次及以上	134(7.1%)
	3~5 次	361(19.0%)
	1~2 次	613(32.3%)
	不到 1 次	517(27.3%)
	从不锻炼	271(14.3%)
您平均每次锻炼的强度是多大（呼吸、心跳加快的感觉）？	轻度	1126(61.3%)
	中度	659(35.9%)
	重度	51(2.8%)

（二）比较分析

1. 吸烟、饮酒情况

男性医务人员吸烟、饮酒率均比女性高；高级职称医务人员吸烟、饮酒率高于其他职称的医务人员。详见表 20-7-5、表 20-7-6。

表 20-7-5　西藏自治区医务人员吸烟情况

人口学特征		每天吸	非每天吸	不吸烟
		人数（%）	人数（%）	人数（%）
性别	男	168(26.5)	79(12.5)	387(61.0)
	女	71(5.7)	26(2.1)	1148(92.2)
年龄段/岁	<25	49(11.6)	19(4.5)	354(83.9)
	25~	93(11.0)	43(5.1)	709(83.9)
	35~	70(15.6)	29(6.5)	350(78.0)
	45~	27(16.6)	14(8.6)	122(74.8)

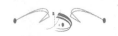

续表

人口学特征		每天吸	非每天吸	不吸烟
		人数（%）	人数（%）	人数（%）
学历	硕士或博士研究生	7(13.5)	3(5.8)	42(80.8)
	本科	126(13.2)	64(6.7)	768(80.2)
	大专	68(10.6)	30(4.7)	541(84.7)
	大专以下	38(16.5)	8(3.5)	184(80.0)
职称	高级	25(25.8)	13(13.4)	59(60.8)
	中级	61(17.5)	28(8.0)	260(74.5)
	师（初）级	54(8.4)	23(3.6)	567(88.0)
	士级	40(11.7)	16(4.7)	287(83.7)
	无职称	59(13.2)	25(5.6)	362(81.2)

表 20-7-6　　　　　　　　　西藏自治区医务人员饮酒情况

人口学特征		不喝酒	每周不到1次	每周1~2次	每周至少3次	p 值
		人数（%）	人数（%）	人数（%）	人数（%）	
性别	男	334(52.8)	221(34.9)	69(10.9)	9(1.4)	<0.001
	女	927(73.9)	252(20.1)	59(4.7)	16(1.3)	
职称	高级	50(51.5)	32(33.0)	14(14.4)	1(1.0)	<0.001
	中级	203(57.8)	114(32.5)	27(7.7)	7(2.0)	
	师（初）级	470(72.3)	143(22.0)	25(3.8)	12(1.8)	
	士级	235(68.3)	80(23.3)	28(8.1)	1(0.3)	
	无职称	303(68.1)	104(23.4)	34(7.6)	4(0.9)	
学历	硕士或博士研究生	35(67.3)	11(21.2)	6(11.5)	0(0.0)	<0.001
	本科	635(66.1)	253(26.3)	61(6.3)	12(1.2)	
	大专	429(66.9)	162(25.3)	41(6.4)	9(1.4)	
	大专以下	162(69.5)	47(20.2)	20(8.6)	4(1.7)	

2. 体育锻炼情况

被调查医务人员中,男性每周参加体育锻炼的次数多于女性,初级职称医务人员参加锻炼的次数最低。详见表 20-7-7。

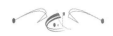

表 20-7-7 　　　　　　　　**西藏自治区医务人员体育锻炼情况**

人口学特征		6 次及以上	3～5 次	1～2 次	不到 1 次	从不锻炼	p 值
		人数（%）	人数（%）	人数（%）	人数（%）	人数（%）	
性别	男	51(8.1)	135(21.3)	215(34.0)	155(24.5)	77(12.2)	0.03
	女	83(6.6)	226(17.9)	398(31.5)	362(28.7)	194(15.4)	
职称	高级	8(8.3)	18(18.8)	24(25.0)	31(32.3)	15(15.6)	<0.001
	中级	26(7.4)	58(16.4)	134(38.0)	84(23.8)	51(14.4)	
	师（初）级	41(6.2)	106(16.1)	190(28.8)	216(32.8)	106(16.1)	
	士级	16(4.6)	70(20.3)	123(35.7)	95(27.5)	41(11.9)	
	无职称	43(9.7)	109(24.6)	142(32.1)	91(20.5)	58(13.1)	

第二十一章　主要发现和政策建议

一、主要发现

（一）现有卫生技术人员数量提高明显，但人员结构不尽合理，"青黄不接"状况仍未改善

截至 2018 年，西藏自治区卫生技术人员数达到了 24018 人，比 2013 年增加了 9683 人，每千人卫生技术人员数、医生数和护士（师）人数达到了 5.54、2.41 和 1.62，比 2013 年分别增加了 1.79、0.74 和 0.85；但是考虑到西藏地广人稀，高山湖泊众多，部分地方交通、信息依然不畅的基本情况和由此导致的卫生服务半径较大的特殊情况，卫生技术人员总体数量仍显不足。

调查数据显示，西藏医护人员性别分布不均衡现象明显；平均年龄比 2013 年低了 2.7 岁，年龄普遍中等偏小；学历以大学本科最多，硕士或博士研究生比例仅为 2.7%；专业技术职称以师（初）级职称为主；持有执业医师资格证者不到 1/3；在编医务人员比例超过 3/4；医务人员从事公共卫生工作的比例低；医务人员工作年限及现单位工作年限小于 5 年的占比最大，达到 20 年以上的比例低。

（二）医务人员工作时间长，工作负荷重，基层医务人员工作负荷更重，且晋升等机会不多

调查数据显示，西藏医务人员每周平均工作时间为 50.6 小时，每周工作时间超过 40 小时的比例超过 60.0%，该比例在基层医务人员中更高；医务人员每月平均在单位值夜班的次数约为 6 次；西藏医生最近一日的平均门诊接诊时间约为 6 小时，平均每日接诊患者 26 人；护士最近一日的平均护理时间为 4.2 个小时，平均每日需要护理的患者为 12 人。

西藏各级医院医务人员职称晋升机会比基层医疗卫生机构更多。调查发现，无论是医院、社区卫生服务中心，还是乡镇卫生院，均有超过 50.0% 的医务人员同意工作中获得晋升的机会很少。社区卫生服务中心的医务人员到上级机构接受培训的机会少于各级医院的医务人员。

（三）大多数医务人员认为自己的工作意义大，工作负荷大，各亚组情况略有差异

调查数据显示，西藏超过 96.0% 的医务人员认为自己的工作意义比较大，年轻、高学

历、高职称、儿科、担任行政副职、工作年限大于 30 年的医务人员和林芝市医务人员认为医务工作有意义的比例在各组中最大。

超过 96.0% 的调查地区医务人员认为自己在工作时间内工作负荷过重。其中,年龄为 25～34 岁的医务人员,具有硕士或博士研究生学历的医务人员,士级职称的医务人员,注册护士、外科、儿科、药剂科医务人员,担任副院长、中心副主任和护士长职务的医务人员,工作年限小于 5 年的医务人员,现机构工作 10～19 年的医务人员和阿里地区的医务人员认为工作时间内工作负荷大的占比在各组中最高。

96.0% 的医务人员认为自己在工作时间外的工作负荷大。其中,女性,25～34 岁的医务人员,在婚的医务人员,具有硕士或博士研究生学历的医务人员,师(初)级职称的医务人员,乡镇卫生院和医院的医务人员,外科、中医科医务人员,担任副院长、中心副主任职务的医务人员,工作年限为 20～29 年的医务人员,现机构工作 5～19 年的医务人员和拉萨市的医务人员认为自己在工作时间外工作负荷大的占比在各组中最高。

(四)医务人员对工作环境感知体验处于一般水平,既有令人满意的地方,也存在很多不足之处

男性医务工作人员认为工作回报低的比例高于女性,在工作主观正面因素、单位因素以及单位制度因素方面,满意度均表现为男性低于女性;乡镇卫生院认为工作回报低的比例高于医院,对于工作单位能提供的支持条件表现为消极态度的比例较大;不同地市的医务人员比较,阿里地区的医务人员工作满意度较高,而拉萨市的医务人员认为单位制度因素制约性较大。

(五)医务人员过去五年离职意愿有所下降,工作满意度有所增加,工作投入度依然高,奉献意识依然强,工作动机良好

数据显示,与前五年相比,西藏医务人员总体离职意愿有下降趋势,医院医务人员对工作的满意度有所增加,特别是山南市、女性、25 岁以下年龄段的医务人员对工作的满意度较高;绝大多数医务人员对工作投入依然较高,在三个维度中,"奉献"维度的表现最佳;近六成的医务人员工作动机"好"。

(六)医务人员自感受到患者和社会的尊重,但是尊重程度感受在不同学历、职称和专业之间有所不同

调查显示,与五年前相比,医务人员越来越感到受到患者和社会整体的尊重。男性及年龄段在 45 岁及以上的医务人员感到受患者和社会尊重的比例偏高;医疗机构级别越低,医务人员自感受到社会和患者尊重的比例越高;随着学历的提高,自感社会对医务人员的尊重程度逐渐下降;妇产科和儿科的医务人员认为受到社会和患者尊重的比例最低;护士长自感受社会尊重程度最低;山南市和日喀则市医务人员自感受到患者尊重的比例较高,昌都市最低;阿里地区和山南市医务人员自感受到社会尊重的比例较高,林芝市最低。山南市和阿里地区医务人员社会地位自我评价分值较高,林芝市最低。

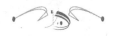

（七）医患关系总体融洽，患者对医生提供服务的信任度和满意度较高，但是仍然有许多问题需要关注

大多数医务人员表示当前的医患关系比较融洽和谐，特别是具有高级职称、担任院长等行政职务、年龄 45 岁及以上、在婚、大专以下的医务人员自感医患关系较好，山南市医务人员感知医患关系"好"的比例最高。

与五年前相比，医务人员所提供的服务越来越受到患者的满意和信任；医院级别越低，满意度越高。

然而，本次调查也发现，只有近 1/3 的医务人员表示在最近 6 个月内未受到过任何的患者语言侮辱和肢体暴力，超过一半的医务人员表示最近 6 个月内曾经历过患者带有负面情绪的沟通交流，甚至 6.9％的医务人员受到过辱骂，1.7％的医务人员表示受到过肢体暴力。可见，西藏医生与患者仍然关系紧张，故有必要对整个体制进行改革，促进医疗资源的公正、平衡、合理分配，以患者为中心，为患者及家属提供更好的体验，同时确保医务人员的权益和安全。

（八）大多数医务人员认为就医整体环境改善明显，工作强度有所增加，个人待遇和社会尊重程度有所改善

调查显示，与五年前相比，大多数医务人员认为工作机构的就医环境、医疗设备、医疗技术水平和药品供应有改善，工作强度有所增加。医务人员表示个人收入水平、相对收入水平、职称晋升机会、培训和能力提升机会及医院绩效考核方面有所改善的比例分别为 78.7％、77.1％、66.1％、72.5％和 74.3％，认为社会对医务人员的尊重程度、医务人员的社会地位、医患关系和医改政策的鼓舞力度有所改善的比例分别为 67.5％、56.4％、60.7％和 71.4％。

（九）医务人员的身心健康状况不容乐观，不良健康行为发生情况也令人担忧

调查显示，医务工作者被诊断的疾病或者健康问题占比最高的是其他疾病，其次是高血压和抑郁或焦虑，报告的不适或健康问题主要是颈椎或后背疼痛、严重的疲劳乏力，尤其是 45 岁及以上医务人员患病率和报告健康问题的比例最高，心血管疾病、颈椎或后背疼痛、严重的疲惫乏力和抑郁或焦虑值得关注。医务人员的自我评价健康状况不理想，自我评价健康状况"好"的仅有 11.8％，"较好"者接近三分之一（29.8％），"一般"者占一半，提示医务人员普遍处于亚健康状态。

医务人员中不良健康行为普遍存在。男性医务人员吸烟率和饮酒率均高于女性，有 41.6％的医务人员基本没有体育锻炼的习惯，医务人员久坐时间偏长。

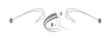

二、政策建议

（一）持续加强卫生技术人员队伍建设，充分发挥国家扶持政策，完善人员结构，优化队伍素质，减少现有人员离职

通过扩招本地高校医药卫生专业学生和订单定向等招生方式，持续加大卫生技术人员人才源头培养，鼓励具有高级职称的高年资人员延迟退休、续聘工作，以确保各地卫生技术人员的"金字塔"结构。根据健康发展实际需求，统筹人力资源配置。

充分利用国家组团式医疗援藏等资源，响应国家扩大研究生招生和培养的政策，通过有效的激励机制，充分调动在职医务人员学习的积极性，拓宽医务人员继续教育或者晋升的渠道来促进自我发展，从而保障医疗卫生后备力量的成长和发展。

关注医务人员尤其是年轻工作者的工作感受和满意度，侧重加强对重点科室和部门的投入，改善工作环境，建立符合各自单位的人才引进机制；关注重点科室医务人员的工作现状并给予相应的政策支持，从而提升医务人员的工作积极性，促进人才队伍的稳步发展。

（二）完善医疗卫生机构管理系统，合理安排医务人员工作，关注医务人员工作特征，有针对性地缓解医务人员的工作负荷和压力

科学的医疗卫生机构管理系统旨在提供合理的工作安排和分工设计，良好的工作安排和分工设计能有效缓解医务人员的工作压力和负荷。决策部门和管理部门需要密切关注医疗卫生人员特有的工作特征，重点关注低年龄、高学历、高职称医务人员，做好压力疏导工作，以提升工作满意度和工作绩效。

（三）关注基层医疗卫生技术人员的工作，加强基层队伍建设

基层医疗卫生机构是我国实施基本公共卫生服务的重要机构。关注基层医务人员的工作情况并有针对性地进行工作意义方面的宣传教育。加强乡镇卫生院医疗设施的配备以及人才的输送，带动乡镇地区医疗水平的提高。

（四）建立行之有效的激励机制，同时提倡奉献精神，物质和精神鼓励并重，提高医务人员的获得感和满意度

切实保证医务人员工作报酬的应获应得，这是影响医务人员对工作环境满意度的重要因素。医务人员的获得感和满意度与薪酬待遇等激励机制密切相关。医疗卫生机构管理部门应根据西藏不同地方的情况，制定合理、完善的医务人员薪酬管理制度和奖惩制度，并建立对医务人员的工作成绩及时认可和给予相应奖励的有效机制，以提高医务人员的获得感，保障医务人员队伍的稳定性和高效性。

重点关注海拔高、路途远地市医务人员的激励机制，宣传推广优秀职业操守。继续发扬高原医务人员的救死扶伤精神和忘我的工作投入精神，探索本调查中发现的阿里地区等地医务人员工作投入高的原因，将先进经验推广到其他地市。探索男性、低学历人

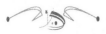

员、公共卫生专业人员和偏远地区医务人员的工作动机优于其他人员的原因,强化医务人员工作动机,探索形成上述原因的医学教育培养体制和机制。

(五)维护现有的良好医患关系,切实重视医患关系存在的问题,提高医务人员的社会地位

虽然西藏自治区的医患关系呈现总体良好的发展趋势,但是近年来医疗纠纷以及辱骂、肢体暴力等伤害医务人员的恶性事件也时有发生,给当事医务人员的身心健康和职业生涯造成巨大的伤害,同时对其他医务人员产生强烈的心理冲击,甚至影响卫生人才队伍的稳定。因此,首先,相关政府部门应重视加强立法执法,充分考虑医疗卫生事业的特殊性,在重视保护患者利益的同时,加大对医务人员正当权益的保护力度。其次,要重视加强对民众的医学知识普及,使之能意识到医学的局限性,要对医疗效果有合理的期望,能理性地对待疾病和死亡。最后,要重视改善舆论环境,减少偏颇不实的医学报道,多报道正面事件,以科学、理性、宽容的心态评价医疗卫生行业和医务人员,提高医务人员的社会地位,切实改变社会对医疗卫生行业的偏见,为培养医患之间的信任与和谐关系营造良好的大环境。

(六)充分重视各阶段、各级别医务人员的身心健康,营造全社会医务人员重视自身健康的良好局面

(1)政府支持,促进医务人员身心健康。卫生部门、医疗机构和社会相关部门需要充分考虑各医疗机构的经营模式以及医务人员的性别、年龄、职称等因素,有针对性地进行健康检查和健康促进教育,提高自我防范意识,以促进医务人员身心健康。加强引导,营造良好的医务人员个人卫生保健环境。

(2)社会支持,营造医务人员重视自身健康的有利环境。医务人员作为健康守护者,保健知识水平高于普通群众,但是医务人员本身的健康状况也需要整个社会的关心和支持。动员医院工会等部门的力量,鼓励医务人员自身方面需要放松心情,保持积极向上的心态,不断完善和提高各方面的能力,学会自我管理,营造健康的工作环境。

(3)完善就医环境,加强社会支持,促进医务人员身心健康。医务人员是人民健康的守护人,要倡导社会对医务人员给予更多的鼓励,让更多的娱乐场所给予医务人员优惠,从而释放工作压力,减少危害健康的行为,提高医务人员的健康水平。

附　录

附录一

西藏自治区第六次国家卫生服务调查项目调查人员名单

拉萨市：阿布都、边巴卓玛、次白、次旦卓玛、次央、德央、加永克珠、晋美、拉姆次仁、尼玛卓嘎、袁芳、卓玛旺姆（以上人员为城关区调查点调查员）；巴桑卓玛、次旦央吉、次仁卓嘎、次仁卓玛、次旺措拉、旦增、旦增曲珍、旦珠、格尼卓嘎、贡吉卓嘎、拉巴、米玛拉珍、尼诊、曲宗（以上人员为墨竹工卡县调查点调查员）。

日喀则市：熊海、多吉卓玛、扎西达娃、旦增、卓嘎、拉巴普赤、吉拉、次仁央拉、次仁卓嘎。

山南市及林芝市：拉巴桑珠、达娃卓玛、白玛扎西、贡嘎曲桑、德央、拉巴、次仁、德吉措姆、普布央宗。

昌都市：四郎曲扎、次旺拉姆、格桑平措、四郎曲珍、扎西卓玛、白玛卓嘎、扎西群培、伦珠次仁、索朗多吉。

那曲市：曲拉、次旦扎西、次仁珠、拉珍、嘎桑江才、达瓦顿珠、普布桑珠。

阿里地区：央宗、次旦卓嘎、索朗仁庆、索朗加措、洛桑、尼玛卓嘎、尼玛琼达。

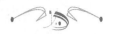

附录二

西藏自治区第六次国家卫生服务调查样本区(县)名单

地市	区(县)	区(县)代码
拉萨市	城关区	540102
	墨竹工卡县	540127
日喀则市	桑珠孜区	540202
	南木林县	540221
	昂仁县	540226
	谢通门县	540227
	白朗县	540228
	吉隆县	540234
山南市	乃东区	540502
	措美县	540526
	加查县	540528
林芝市	巴宜区	540402
	朗县	540426
昌都市	卡若区	540302
	江达县	540321
	贡觉县	540322
	类乌齐县	540323
	察雅县	540325
那曲市	那曲县	542421
	比如县	542423
	聂荣县	542424
	班戈县	542428
阿里地区	噶尔县	542523
	革吉县	542525

主要参考文献

［1］龙虎,陈文,张菊英.四川省卫生服务调查研究(2013)［M].成都:四川大学出版社,2016.

［2］欧珠罗布,扎西达娃,拉巴桑珠,等.西藏自治区卫生服务调查与体系建设研究报告［M].上海:复旦大学出版社,2018.